Volker Klimpel

Reifes Alter – Reife Leistung

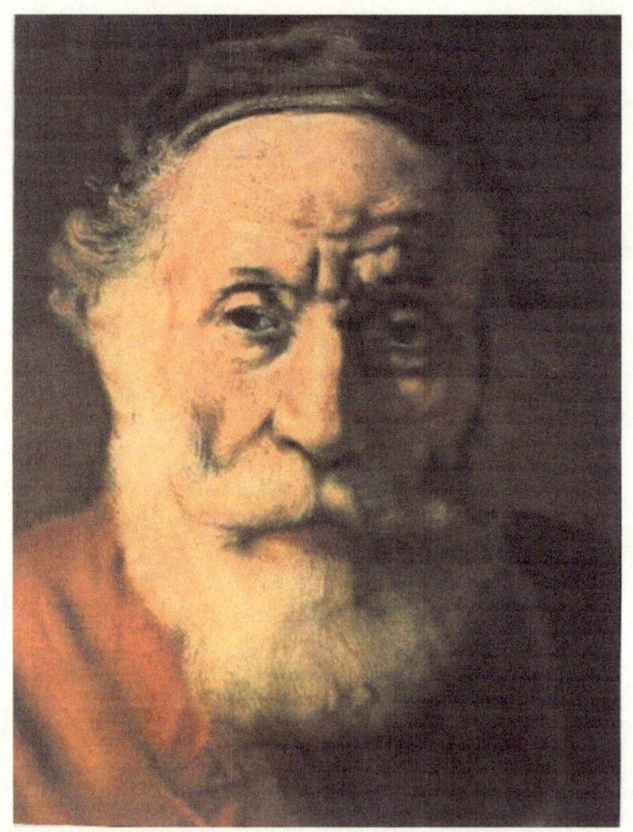

Rembrandt van Rijn (1606–1669) *Alter Mann*

Volker Klimpel

Reifes Alter – Reife Leistung

Biographische Notizen zu hochbetagten Chirurginnen und Chirurgen

Königshausen & Neumann

Bibliografische Information der Deutschen Nationalbibliothek

Die Deutsche Nationalbibliothek verzeichnet diese Publikation in der Deutschen Nationalbibliografie; detaillierte bibliografische Daten sind im Internet über http://dnb.d-nb.de abrufbar.

Gedruckt auf säurefreiem, alterungsbeständigem Papier
Umschlag: skh-softics / coverart
Umschlagabbildung: Image-Source:
Chirurgen bei der Arbeit im Operationssaal © envato.com

Printed in Germany

ISBN 978-3-8260-7996-2
eISBN 978-3-8260-8434-8

www.koenigshausen-neumann.de
www.ebook.de
www.buchhandel.de
www.buchkatalog.de

Inhalt

Vorwort

> *„Ich weiß nicht, ob schon jemals ein Chirurg einen Mann von 105 Jahren operiert hat. Ich habe es gegen meinen Willen tun müssen“. Das schrieb 1954 der damals 79jährige Professor Paul Rosenstein (1925–1964) in seinen Erinnerungen. Es handelte sich um eine Herniotomie, die unter stationären Bedingungen durchgeführt wurde und erfolgreich war; der Greis hat dann noch ein Jahr beschwerdefrei gelebt.*[1]

Das zum Einstieg.

Das Phänomen der immer älter werdenden Menschheit hat auch die Chirurgie erfasst. Da sind auf der einen Seite die kranken alten Menschen, die sich immer öfter und mit hohem Risiko auf den Operationstisch legen müssen, und da sind auf der anderen Seite die in die Jahre gekommenen Chirurgen beiderlei Geschlechts, die noch das Skalpell in der Hand haben. Ein kurzer Blick in die Geschichte zeigt, dass mit den alten Menschen auf der einen Seite sorgsam umgegangen worden ist und ihre Erfahrungen genutzt worden sind, dass wir aber andererseits in der jüngeren Vergangenheit leider auch einen so genannten Jugendwahn konstatieren müssen. Um so sinnvoller erschien es nun, den Beweis anzutreten, zu welchen Leistungen gerade die Chirurgen lebenslang in der Lage waren und sind. Dass ein langes Leben mehr ein Geschenk als eigenes Verdienst ist, steht außer Frage. Was der Mensch – hier der Chirurg – aus einem solchen Leben macht, dürfte auf seine individuellen Fähigkeiten, seine Charaktereigenschaften und seinen Umgang mit den äußeren, gesellschaftlichen Verhältnissen zurückzuführen sein. In diesem Zusammenhang spielen die Fachgesellschaften keine unwesentliche Rolle. In weit über 200 Einzelfällen wird an hochbetagten VertreterIn-

---

1 Rosenstein, P.: Narben bleiben zurück. Die Lebenserinnerungen des großen jüdischen Chirurgen. München 1954, S. 222–223.

nen der schneidenden Zunft über die Ländergrenzen hinaus dargestellt, wie Neigung, Begeisterung, Ideenreichtum und Zähigkeit zu der Rolle geführt haben, welche die Betreffende, der Betreffende in ihrem Arbeitsbereich, in ihrem Land, ja in der Geschichte der Chirurgie eingenommen haben. Dabei spiegelt jedes Lebensbild seine Epoche, wobei die Zahl derer, die am zweiten Weltkrieg teilnehmen mussten, auffällig hoch ist.

In der heutigen Zeit ist es schwer, ein solches Buch herauszubringen. Viele Hürden und manche Enttäuschung mussten überwunden werden. Die größte Unterstützung ist mir durch meine Frau Ingrid zuteil geworden. Schließlich haben sich Herr Prof. Johannes Königshausen und der Verlag Königshausen & Neumann in Würzburg des Projektes in dankenswerter Weise angenommen und in ihr anspruchsvolles Verlagsprogramm eingegliedert.

Dresden 2023
Volker Klimpel

Wenn du sehr alt werden willst,
musst du beizeiten anfangen.
Spanisches Sprichwort

Oldies

Es hätte hier auch der Ausspruch des Arztes Paul Lüth (1921–1986)[2] an den Anfang gestellt werden können: *„Vom Altern heißt es seit jeher, es sei keine Krankheit. Aber die gegenteilige Auffassung hat auch ihre Geschichte. Danach wäre das Altern die Krankheit schlechthin"*.[3]

Das Thema ist so alt wie sein Name: Altern! Wo man hinsieht – die Menschen werden immer älter. Deutschland altert! Die Alterspyramide! Und wir selbst mittendrin. Hielten wir als Schüler – der Verfasser ist Jahrgang 1941 – nicht Lehrer, die in den Mittvierzigern waren, also im besten Mannesalter, für greisenhaft? Jetzt sind wir fast doppelt so alt wie jene und noch aktiv. „Turnschuh-Opas" schieben Kinderwagen, ältere Herren stellen Nachwuchs beim Arzt vor und müssen sich verweisen lassen: „Opa holt dich dann wieder hier ab", um selber missbilligend zu korrigieren: „Entschuldigen Sie mal, das ist mein Sohn/meine Tochter!"

Betrachten wir einmal das schöne Ölbild des Berliner Malers Ismael Gentz (1862–1914) von den Gründungsvätern der Deutschen Gesellschaft für Chirurgie (DGCH) (Abb. 1). Die Szene spielt im Jahr 1872. Sehen nicht viele der Männer wie Methusalems aus? Dabei handelt es sich bei den meisten um Mit- bis Endvierziger, lediglich Bernhard von Langenbeck (1810–1887) und Viktor von Bruns (1812–1883) hatten die 60 erreicht bzw. überschritten. Der Ober-Rauschebart Adolf von Bardeleben (1919–1895) war zu jenem Zeitpunkt gerade einmal 53 Jahre alt! Als der Maler 1894 das Bild zum 25. Jahrestag der Gründung obengenannter Gesellschaft der Öffentlichkeit übergab, lebten nur noch von Esmarch, von Bardeleben und Gurlt, im selben Jahr starb Billroth. Von allen Dargestellten ist keiner 85 Jahre alt geworden, geschweige denn 90.

---

2 Volker Klimpel: Zugeeignet. Medizinhistorische und andere Erinnerungen aus fünf Jahrzehnten. Dr. Kaden Verlag. Heidelberg 2018. S. 115–116.

3 Paul Lüth: Das Ende der Medizin? Entdeckung der neuen Gesundheit. DVA Stuttgart 1986, Seite 267.

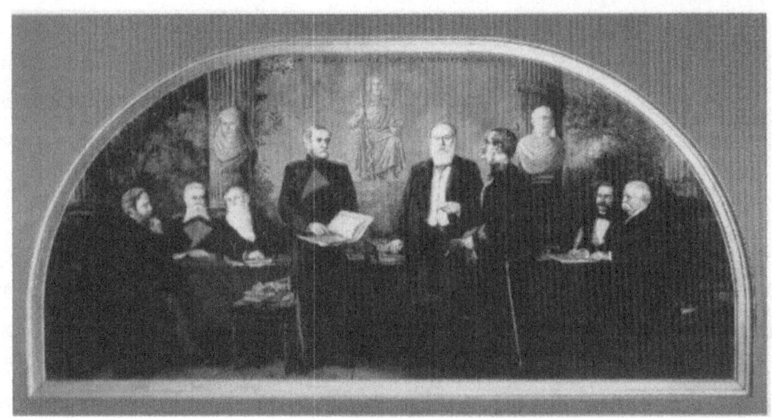

Abb. 1: Ismael Gentz: Die Begründer der Deutschen Gesellschaft für Chirurgie (1894)

Ende der 1980er Jahre war die Zahl 40 im Lebensalter die neue 30. Zehn Jahre später interpretierte man 50 Lebensjahre als „die neuen 40“, und an der Wende zum neuen Jahrtausend galt die Zahl 60 als flotte 50 (Abb. 2). Es scheint, als feiere Lucas Cranachs d.Ä. Bild „Der Jungbrunnen“ fröhliche Urständ’ (Abb. 3).

Germane
18 Jahre
Mittelalter
20 Jahre
15. Jahrh.
23 Jahre
17. Jahrh.
25 Jahre
18. Jahrh.
30 Jahre
1850
38 Jahre
1900
46 Jahre
1921
53 Jahre
1928–1933
54 Jahre
1945
55 Jahre
1949
60 Jahre
1953
65 Jahre
1957
67 Jahre

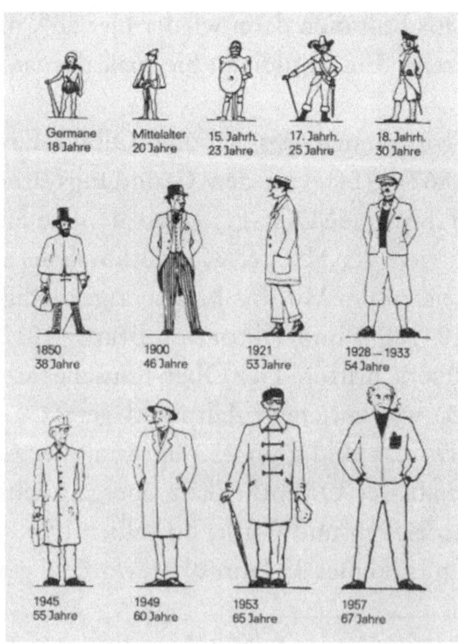

Abb. 2: Mittlere Lebenserwartung deutscher Männer zu verschiedenen Zeiten

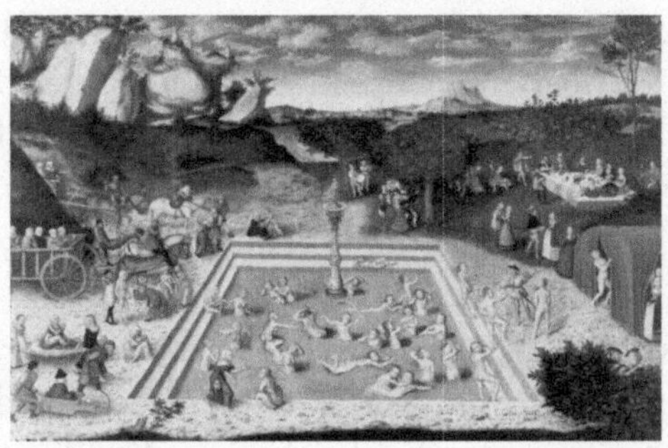

Abb. 3: Lucas Cranach d.Ä.: Der Jungbrunnen (1546)

„Unser Leben währt siebenzig Jahr, und wenn's hoch kommt, so sind's achtzig Jahr..." Dieses Bibelwort (Psalm 90, 10) galt wohl zu seiner Entstehungszeit eher für die Ausnahmen als heute. Zu allen Zeiten haben sich Mitmenschen um ihre Alten gekümmert, mehr oder weniger gut. Aus dem Altertum kennen wir das Gerokomeion, ein Haus für Alte, denn diese erfuhren seit Nestors Zeiten besondere Anerkennung aufgrund ihrer Lebenserfahrung. Schon Cicero war 44. v.Chr. von der geistigen Überlegenheit des Greises überzeugt („Cato maior sive de senectute"). In Griechenland schätzte man die Presbois und Geronten, in Karthago die Senioren, in Rom die Senatoren und in der altchristlichen Kirche die Presbyter, wie uns ein Mann wissen lässt, der mit 91 Jahren in seiner Person Langlebigkeit und Vitalität verkörperte wie nur wenige: der Pädiatrieprofessor Hans-Rudolf Wiedemann (1915–2006). In dessen beiden inspirierenden Werken zu den Themen „Altersbriefe bedeutender Menschen" und „Langlebigkeit und geistige Vitalität" findet sich unter insgesamt 104 Personen kein Chirurg, was jedoch, wie im Folgenden zu zeigen sein wird, durchaus einer Korrektur bedarf. Fest steht allerdings, dass die durchschnittliche Lebenserwartung um 1925 für männliche Neugeborene 56 Jahre und für weibliche 59 Jahre betrug. Demgegenüber besaß 1994 ein neugeborener Knabe eine Lebenserwartung von 73 und ein Mädchen von 79 Jahren. Heute – 2023 – sieht das schon wieder etwas anders aus: Laut statistischem Bundesamt hat ein 80-jähriger Mann eine Restlebenserwartung von 8, 09 Jahren und eine Frau gleichen Alters noch eine durchschnittliche Lebenspanne von 9,61 Jahren vor sich. Außerdem, so noch einmal Wiedemann im Jahre 1995, sei auch die Zahl der so genannten Hochbegabten und Langlebigen gestiegen. Wurden noch 1965 „nur" über 200 Bundesbürger [West] älter als 100 Jahre, so waren es 1990 über 300! Daraus ergibt sich, dass der größte Teil der zu operierenden Patienten in unseren Krankenhäusern aus älteren Menschen besteht, Tendenz steigend. Die Chirurginnen und Chirurgen ihrerseits reagieren auf diesen für ihre Arbeit einschneidenden demographischen Wandel und schenken ihm ihre volle Aufmerksamkeit in puncto Operationsindikation, Anästhesie, postoperativem und rehabilitativem Management. Dieser Problematik widmen die einschlägigen Fachgesellschaften ganze Thementage. Hand in Hand damit geraten die Menschen in den Fokus, die jene Alten zu operieren haben und womöglich selbst alt sind. Man stellt sich die Frage nach der Gestaltung des Arbeitsplatzes und der Arbeitszeit der Chirurgin/des Chirurgen von 60plus, auf deren Erfahrung man tunlichst nicht verzichten möchte. So ist die Diskussion darüber, wann ein Chirurg in den Ruhestand gehen sollte, seit Jahren Gegenstand in seriösen und unseriösen Blättern, in Fachartikeln und Talk-Runden. Da wird die Geschichte eines alten Chirurgen kolportiert, der sich nach einer von ihm durchgeführten Operation von seinem Assistenten in sein Chefzimmer bringen ließ, weil er nicht mehr wusste, wo sich dieses befand... Das Argument, die alten, nicht von ihrem Arbeitsplatz weichen wollenden Kollegen nähmen den jüngeren die Stellen weg, lässt sich ganz einfach durch die Tatsache widerlegen, dass die Altvorderen in der Regel ihren Platz längst geräumt haben und nebenamtlich tätig sind, soweit das in einer Klinik funktioniert. *„Es würde mir nichts ausmachen, mich von einem 91-jährigen Chirurgen operieren zu lassen"*, befand der weiter unten porträtierte US-Herzchirurg Michael DeBakey, als er selbst schon 91 Jahre alt und noch operativ tätig war. So scheint es eine Binsenweisheit zu sein, dass Chirurgen mit zunehmendem Alter besser werden, wie eine französische Studie zeigt.[4] Es ist beileibe nicht die einzige Übersicht, die belegt, dass – von Ausnahmen abgesehen – alte Chirurgen sicher das Messer führen. Die langjährigen beruflichen Erfahrungen scheinen die Abnahme motorischer und visuelle Leistungen im Alter wettzumachen. Die Alten müsse man indes trainieren wie die Jungen, ihnen die Angst vor Veränderungen nehmen und Selbstvertrauen geben. Eine kritische Übersichtsarbeit zu dieser Problematik veröffentlichte im Februar 2009 der Detroiter Chirurg Ralph B. Blasier.[5] Die Mehrzahl der in dieser

---

4 https://www.bmj.com/content/344/bmj.d8041

5 Clin Orth Relat Res. (2009) 467: 402–411.

Schrift ohne Anspruch auf Vollständigkeit aufgelisteten Chirurginnen und Chirurgen hat hinlänglich bewiesen, dass sie durchaus auch in hohem Alter noch in der Lage war, anspruchsvolle operative Eingriffe konzentriert und souverän durchzuführen. Der im Alter von 100 Jahren erblindete, aber noch geistig rege indische Chirurg Dr. Sariya Khan gab seinen Kollegen diesbezügliche Ratschläge; er zählte in den 1970er und 1980er Jahren zu den bekanntesten Chirurgen von Mumbai (Bombay) und war Arzt der Bollywood-Stars. Der kirgisische Chirurg Mambet Mamakeev (*1927) operierte in seinem 93. Lebensjahr noch fleißig, sagte: *„Meine Hand zittert nicht!“* und trug sich als ältester Chirurg der Welt 2020 in das Guiness-Buch der Rekorde ein (seine konkurrierende Kollegin Lewuschkina, siehe unten, war inzwischen verstorben). Professor Mamakeev steht seit 1953 im Operationssaal und soll in seinem Leben 100 000 Patienten operiert haben (Abb. 4). Oder nehmen wir aus der Gegenwart den persisch-deutschen Neurochirurgen Madjid Samii (*1937) in Hannover, der auch mit 84 Jahren noch nicht ans Aufhören denkt. Berühmt geworden ist er durch seine mikrochirurgischen Hirn- und Rückenmarksoperationen und durch die Gründung des International Neuroscience Institute in Hannover. Erst kürzlich wurde eine 54-jährige Frau aus dem Bekanntenkreis des Verfassers von Prof. Samii erfolgreich an einem Optikusmeningeom operiert.

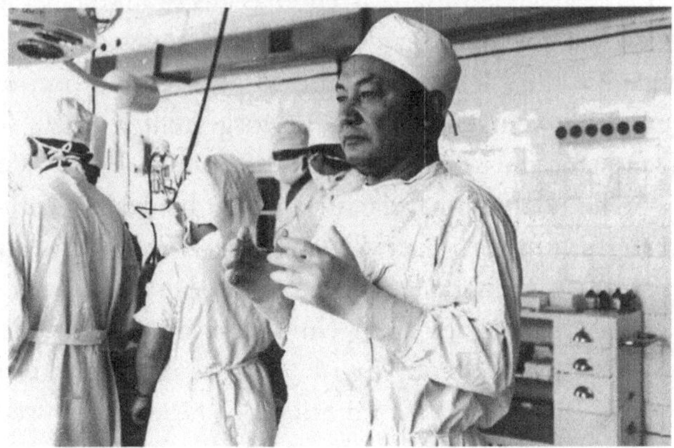

Abb. 4: Mambet Mamakeev

Wie alt kann ein Mensch denn überhaupt werden? Mit dieser Frage haben sich seit Hippokrates von Kos, dem unterschiedlichen Quellen zufolge ein Alter von 85 bis gar von über 100 Jahren zugeschrieben wird, Heerscharen von Alchimisten, Ärzten, Philosophen, Astrologen und Theologen beschäftigt. An dieser Stelle seien beispielhaft der Humanist Luigi Cornaro (1467–1565) mit seinem „Traktat vom maßvollen Leben", der Arzt Christoph Wilhelm Hufeland (1762–1836) mit seiner „Makrobiotik oder Die Kunst, das menschliche Leben zu verlängern" (1796), der Psychiater Jean-Marie Charcots (1825–1893) „Leçons clinique sur les maladies des veillards et les maladies chroniques" (1874), der Philosoph Eduard Spranger (1882–1963) mit „Das Wesen der Lebensalter" (1941) oder der Priester Romano Guardini (1885–1968) mit seinem Werk „Die Lebensalter" genannt. Der Goethe-Freund, königliche Leibarzt und Mitbegründer der Berliner Universität, Hufeland, brachte es in seiner „Makrobiotik" auf den Punkt: „Wir finden, dass alle, die ein sehr hohes Alter erreichen, solche Menschen waren, die in ihrer Jugend Mühe, Arbeit, Strapazen ausgestanden haben". Und da wir gerade Goethe nannten, sei hier seine Sentenz aus den „Schriften zur Literatur" wiedergegeben: „Denn das ist, bei manchem Entbehren, der große Vorteil des hohen Alters, sich ein ganzes Jahrhundert vorführen zu können und es beinahe als persönlich gegenwärtig anzuschauen". In der Literatur findet man die kuriosesten Darstellungen von über 100-jährigen Menschen, nehmen wir nur einen englischen Stich von 1635 der einen Greis von 152 (!) Jahren darstellt und auf einer Legende beruhen dürfte, oder eine gewisse Elisabeth Thomas aus Frankreich, die 1827 114 Jahre alt gewesen sei und von der die Ärzte gesagt hätten, sie könne noch weitere 25 Jahre leben. Es gehörte zum guten Ton, dass solche Langlebigen den jeweiligen Herrschern vorgestellt wurden, so auch ein gewisser Jean Jacob mit seinen 120 Lebensjahren in Paris.[6] Wir kommen an anderer Stelle noch einmal darauf zurück. In der Öffentlichkeit des 21. Jahrhunderts wird gern über die langlebigen und noch aktiven Ärzte diskutiert. An Beispielen mangelt es nicht. So gab 2020 der französische Arzt Christian Chenay der BBC ein Interwiew, das die deutsche Illustrierte STERN verbreitete: „Er ist 98 Jahre alt: Frankreichs ältester Arzt lässt seine Patienten nicht im Stich..."[7]. Dr. Chenay weilt auch im April 2021 noch unter den Lebenden. Oder die US-Amerikanerin Leila Denmark aus Georgia (1898–2012), die 114 Jahre alt geworden ist und

---

[6] s. Illustrierte Geschichte der Medizin. Hrsg. v. J.-Ch. Sournia, J. Poulet u. M. Martiny. Andreas & Andreas Salzburg. Band 6. Seite 2075–2101.

[7] STERNonline v. 29.04.2020.

mit 103 Jahren (!) immer noch praktiziert hat. Beide sind allerdings praktischer Arzt bzw. Kinderärztin und keine Chirurgen gewesen.

Als der austro-amerikanische Arzt Ignaz Leo Nascher (1863–1944) 1916 den Begriff „Geriatrie" prägte, hatte dies Folgen sowohl in praktischer als auch in theoretischer Hinsicht. Mit der Geriatrie verbindet sich die therapeutisch ausgerichtete Altersmedizin, ihr gegenüber steht die Gerontologie als Alterslehre, die sich mit den Ursachen und Formen des Alterns beschäftigt, wobei es im ärztlichen und pflegerischen Alltag fließende Übergänge gibt. Was aus wissenschaftlicher Sicht generell zur „Greisenheilkunde" zu sagen ist, hat 1965 schon der Bonner Medizinhistoriker Johannes Steudel (1901–1973) in seinem historischen Abriss innerhalb des „Handbuches der praktischen Geriatrie" ausführlich dargestellt.

Auf die Frage, wie alt nun ein Mensch werden könne, zurückkommend, vermuten einige Wissenschaftler, dass die Grenze bei 100 Jahren liegt, aber auch längeres Leben möglich sei. In diesem Zusammenhang ging 2017 durch die Presse die Schlagzeile „Eine heute 72-Jährige wird vermutlich im Jahr 2070 ihren 125. Geburtstag feiern können". Wie kaum anders zu erwarten, diskutierten auch die Nobelpreisträger für Medizin und Naturwissenschaften bei ihren Tagungen in Lindau über Langlebigkeit und fanden heraus, dass die durchschnittliche Lebenserwartung bei Frauen in jedem Jahr um drei Monate steigt, bei Männern etwas langsamer (2016). Unbedingt erwähnenswert ist in diesem Zusammenhang die italienische Neurobiologin Rita Levi Montalcini (1909–2012), die 1986 den Nobelpreis für Medizin erhielt und 103 (!) Jahre alt geworden ist. Natürlich hänge diese Entwicklung von sozialen und geographischen Faktoren ab, so die Lindauer Redner. Für Aufsehen sorgte die Aussage „Länger Leben mit Nobelpreis", die dadurch untermauert wurde, dass, wer einen Nobelpreis erhält, bis zu zwei Jahre zusätzlicher Lebenszeit hinzubekommt. Von den vier chirurgischen Nobelpreisträgern trifft dies nur auf Joseph Edward Murray zu, der 93 Jahre alt geworden ist (s. biographischer Teil), während Theodor Kocher (1841–1917), Alexis Carrel (1873–1944) und Werner Forßmann (1904–1979) bei ihrem Ableben gestandene „70er" gewesen sind.

1827 sagte Goethe in einem Gespräch: „Wir leben, so lange es Gott bestimmt; aber es ist ein großer Unterschied, ob wir im Alter jämmerlich wie arme Hunde leben, oder wohl und frisch, und darauf vermag ein kluger Arzt viel". Damit brachte es der Alte aus Weimar genau auf den

Punkt, auf den es auch heute ankommt: in welcher Lebensqualität der Zugewinn an Jahren verbracht wird. – Hatte man das 20. Jahrhundert aus guten Gründen wie Senkung der Säuglingssterblichkeit, Impfungen und anderes als „Zeitalter des Kindes" genannt, so dürfte man das laufende 21. Jahrhundert als „Jahrhundert der Senioren" proklamieren. Für die Aufnahme in dieses kleine Biographikon war das 90. Lebensjahr bis auf eine Ausnahme die untere Grenze. Das mag vielleicht ungerecht gegenüber den 89-Jährigen sein, hätte aber den Umfang dieser Darstellung in nicht vertretbarem Maße erweitert.

Wie bereits erwähnt, tauchen in der Fach- und Laienpresse Headlines auf wie „Ältere Chirurgen wollen noch gebraucht werden!", „Rente mit 70! Soll der Chirurg jenseits der 60 noch operieren?" oder „Der Chirurg, der sich als Rentner langweilte". Es besteht augenscheinlich ein öffentliches Interesse an diesem Thema, insbesondere dann, wenn von selbsternannten Experten hinausposaunt wird: „Chirurgen zwischen 35 und 50 arbeiten am besten!", wenn gar „Die Sterblichkeit der Patienten steigt, je älter die Mediziner sind" oder „Der alternde Chirurg: Wenn die Berufung zur Last wird oder das Loslassen schwer fällt".

Folgte man Aulus Cornelius Celsus (26 v.Chr.–50 n.Chr.), der sagte: „Der Chirurg soll ein Mann in den besten Jahren sein oder doch von diesem Alter nicht weit entfernt...", dann käme man heute nicht weit und würde auf einen Großteil der jenseits dieser Grenze noch vorzüglich Operierenden verzichten müssen. Was Celsus sonst dazu noch sagte, gilt jedoch auch heute, nämlich eine „gelenke, feste Hand, die nie zittert" zu haben, „mit der Linken so gewandt wie mit der Rechten" und „im Gemüt unerschütterlich" zu sein. Was das „scharfe und helle" Auge des Greises betrifft, so lässt sich da heute Vieles mit Hilfe der Ophthalmologie und Optik machen.

Googelt man den Begriff „Der alte Chirurg", so stößt man zuerst auf einen ominösen Blog mit dem Namen „Der Gesundheitsnazi", der nicht politisch, sondern satirisch gemeint ist und wo unter dem Motto „Mens mala in corpore sano" Kritisches über die innere Verfassung der Chirurgie verbreitet wird, vermutlich aus der Hand eines oder mehrerer Studenten. Als Beispiel dient ein alter Chirurg als Lehrmeister, wie es heute nur noch wenige Exemplare gibt. Vielleicht ist das alles ganz amüsant zu lesen, es würdigt jedoch die Verdienste der Altvorderen ungerechterweise herab. Ganz anders die Intention der vorliegenden Schrift: Obwohl der Verfasser persönlich noch die Lebensbahn des Nestors der

Altersmedizin, Prof. Max Bürger (1885–1966), in Leipzig gekreuzt und bei dessen Schüler Prof. Werner Ries (1921–2007) an der Medizinischen Universitätsklinik Leipzig famuliert hat, handelt es sich im Folgenden nicht um die Ergebnisse gerontologischer Forschung, sondern um „Lebenssplitter“ bekannter und unbekannter Vertreter der chirurgischen Zunft aus aller Welt, die ungewöhnlich lange gelebt und viel geleistet haben. Wie gesagt, hier sollen nicht die Ursachen hohen Alters diskutiert werden, seien sie genetischer oder sozialer Art. Dass die Lebensweise eine große Rolle beim Erreichen einer hohen Anzahl von „Jahresringen“ spielt, dürfte unumstritten sein. Dabei sind weniger Askese als Ausgewogenheit, Maß und Freude an der Arbeit entscheidend. Zu widerlegen ist die landläufige Meinung „Chirurgen werden nicht alt – zu viel Arbeit, zu viel Stress!“ Betrachtet man die Zeitepochen, in denen die Protagonisten/Innen gewirkt haben, so kann man feststellen: Auch in früheren Zeiten sind Chirurginnen und Chirurgen alt geworden. Dass genetische Faktoren dabei offensichtlich eine Rolle spielen, zeigt sich am Beispiel der Familie von Frisch. Der österreichische Chirurg und Urologe Anton Ritter von Frisch (1849–1917) hatte zwei Söhne: den Zoologen und Verhaltensforscher Karl Ritter von Frisch (1886–1982), der 96 Jahre alt geworden ist, und den Chirurgen Otto von Frisch (1877–1956), ein von Eiselsberg-Schüler. Bruder Karl schrieb im Alter von 92 Jahren einen Brief zum 100. Geburtstag seines amerikanischen Freundes Carl Davis. Den „großen alten Mann“ der schwedischen Zahnheilkunde, Prof. Dr. med. et Dr. med. dent. Göran Frostell (1920–2020) wollen wir hier erwähnen, weil er auch chirurgisch auf dem Gebiet der oralen und kranio-fazio-zervikalen Chirurgie gearbeitet und ein Lebensalter von 99 Jahren erreicht hat. Einen anderen hochbetagten Arzt und Wissenschaftler müssen wir hier ausklammern, denn er war, wie er selbst zu sagen pflegte, ein „kalter Chirurg“. Gemeint ist der Rechtsmediziner Wolfgang Spann (1921–2013) mit einer Lebensspanne von 92 Jahren. Der Autor hat wie gesagt für die hier Dargestellten die Grenze bei 90 Jahren gezogen, ein Alter, das man als extrem hoch bezeichnen muss, insbesondere bei Chirurgen. Diese Grenze mag willkürlich sein und vielleicht auch etwas ungerecht erscheinen, denn es entfallen Größen in ihren achtziger Lebensjahren wie Karl-Heinrich Bauer, August Bier, die Böhlers, E.K. Frey, Franz Mörl, Leo Koslowski, Fritz König, Richard Overholt, Jean-Louis Petit, Jacques Reverdin, Karl-Ludwig Schober, Werner Usbeck und viele andere. Der Autor hat noch über 130 Chirurgen zwischen dem 85. und 89.Lebensjahr namhaft gemacht, die jedoch hier, wie bereits angedeutet, nicht dargestellt werden können.

Natürlich ist Alter kein Verdienst, die Lebensleistung wohl aber schon. Die Korrelation von Alter und Leistung ist einer Betrachtung wert, wobei eine solche Auswahl zwangsläufig subjektiv bleiben muss und sowohl Chirurginnen und Chirurgen in hervorgehobener Position als auch weniger bekannte Personen aufgenommen wurden. Von einigen Ausnahmen abgesehen, sind Orthopäden und Urologen nicht berücksichtigt worden.

Georg Christoph Lichtenberg (1742–1799), der alte Spötter und scharfe Beobachter menschlicher Unzulänglichkeit, hat einmal gesagt:

> *„Man adjungiert alten Leuten junge, ich glaube, es wäre besser, wenn man manchen jungen Leuten alte adjungierte“.*[8]

Ein wenig ist dies auch das Motto dieser Schrift.

Nun ist es mitnichten so, dass die erwähnten Persönlichkeiten erst im Alter zum Gipfelpunkt ihrer Leistungen gelangten; in den meisten Fällen legten sie dazu schon in jüngeren Jahren den Grundstein und entwickelten sich dann kontinuierlich bis hin zu jenem Status, der die Aufnahme in diese Studie rechtfertigte. Die Bandbreite umfasst ChirurgInnen auf internationalem Parkett bis hin zu jenen, die in kleinen Stadt- und Landkrankenhäusern gewirkt haben.

---

[8] aus: Sudelbuch L (1796–1799) [projekt-gutenberg.de].

Hochbetagte von A bis Z

Goethe versus Schiller. Der erste meinte in der Gretchen-Szene des „Faust" „Name ist Schall und Rauch", während Schiller 1803 im „Siegesfest" dichtete: „Von des Lebens Gütern allen ist der Ruhm das Höchste doch. Wenn der Leib zu Staub zerfallen, lebt der große Name noch". Wir tendieren hier mehr zu Schiller. Im Folgenden wird es neben berühmten Namen auch unbekannte geben. Sie alle haben gemeinsam, dass sie Spuren in der Chirurgie hinterlassen haben und sehr alt geworden sind.

Julius Heribert Åkerman wurde am 12. September 1861 in Tyringe in der südschwedischen Provinz Schonen geboren, studierte in Lund und Stockholm Medizin, unternahm wissenschaftliche Reisen nach Frankreich und Deutschland und habilitierte sich bereits ein Jahr nach seiner Promotion 1890 für Chirurgie in Stockholm. Nachdem er u.a. als Prosektor gearbeitet hatte, ging Åkerman 1895 als „dirigierender" chirurgischer Oberarzt an das Krankenhaus von Christianstadt und erhielt im Januar 1896 eine außerordentliche Professur für Chirurgie am Karolinska-Institut der Universität von Stockholm. Gleichzeitig fungierte er als Oberchirurg am Königlichen Serafiner Lazarett und später als Leitender Arzt der schwedischen Reichsversicherungsanstalt. Auch nach seiner Emeritierung 1926 war Prof. Åkerman noch aktiv im gesellschaftlichen und medizinischen Leben Stockholms. Vier Monate vor Vollendung des 90. Lebensjahres verstarb er am 7. Mai 1951 in Stockholm. Åkerman hinterließ ein beachtliches chirurgisch-wissenschaftliches Werk mit den Schwerpunkten Allgemein- und Unfallchirurgie und Versicherungsmedizin. Aufsehen hatte seinerzeit die von ihm ausgeführte Oberkieferresektion erregt. Ins Deutsche übersetzt wurde seine „Operative Behandlung der Microcephalie" (1894).

Der Chirurg **Fritz Albert**, der am 14. Januar 1889 in der ältesten belgischen Stadt Tongres in Flandern geboren wurde, hat seine Ausbildung und sein ganzes chirurgisches Leben in Lüttich verbracht. Die Geschichte der Chirurgie in dieser Stadt, insbesondere die der Chirurgischen Universitätsklinik, war in der Vergangenheit entscheidend geprägt worden durch die Billroth-Schüler Carl Gussenbauer (1842–1903) und Alexander von Winiwarter (1848–1917). Albert promovierte dort 1913, als Winiwarter Ordinarius war. 1924 habilitierte Albert, wurde 1931 außerordentlicher und 1936 ordentlicher Professor der Chirurgie an der Universität Lüttich. Bekannt geworden ist er durch die Etablierung der experimentellen Chirurgie mit einem eigenständigen Labor und die Förderung der Transplantationschirurgie. Der Vielgeehrte wurde 1959 emeritiert und hat danach noch in nationalen und internationalen Fachgesellschaften mitgearbeitet. Als er am 20. Juni 1980 in Lüttich starb, war er 91 Jahre alt.

Man konnte sich seiner Persönlichkeit nicht entziehen, auch aus der Ferne nicht, vor allem aber nicht der Wirksamkeit seiner Lehre: **Martin Allgöwer** hatte zahlreiche Buch- und Leseschüler auch jenseits der damals noch unüberwindlichen Grenzen zwischen Ost und West. Mit seiner „Chirurgie“ hat er eine Generation von Chirurgen geprägt. Martin wurde am 5. Mai 1917 als Sohn eines Textilfabrikanten in St. Gallen geboren, maturierte dort und studierte in Genf, Zürich und Basel, wo er 1942 zum Dr. med. promovierte und den Mittelpunkt seines akademischen Lebens finden sollte. Die Kriegsjahre waren auch in der neutralen Schweiz nicht einfach, und so gelangte Dr. Allgöwer als wissenschaftlicher Mitarbeiter in die Forschungsabteilung der CIBA AG in Basel. Den ursprünglichen Wunsch, Internist zu werden „weil er für die Chirurgie zu große Hände habe“, bald ad acta legend, begann Allgöwer seine chirurgische Laufbahn an der Baseler Chirurgischen Universitätsklinik noch unter Carl Henschen (1877–1957) und Otto Schürch (1896–1952), erhielt jedoch seinen „letzten Schliff“ bei Rudolf Nissen (1896–1981), dessen Nachfolger er einmal werden sollte – ob er damals schon davon träumte? Nissen erkannte schnell die Begabung seines Assistenten, ernannte ihn zum Oberarzt und führte ihn 1956 zur Habilitation. Noch im selben Jahr heuerte Allgöwer als Chef der Chirurgie im Graubündener Kantonsspital in Chur an; die selbständige Stellung bereitete ihn auf alle Eventualitäten im Hochschulbereich vor und bot ansonsten jedwede Entfaltung. So fiel Allgöwers Großtat, die Begründung und Verbreitung der modernen operativen Knochenbruchbehandlung zusammen mit seinen Kombattanten→ Maurice E. Müller (s.u.) in

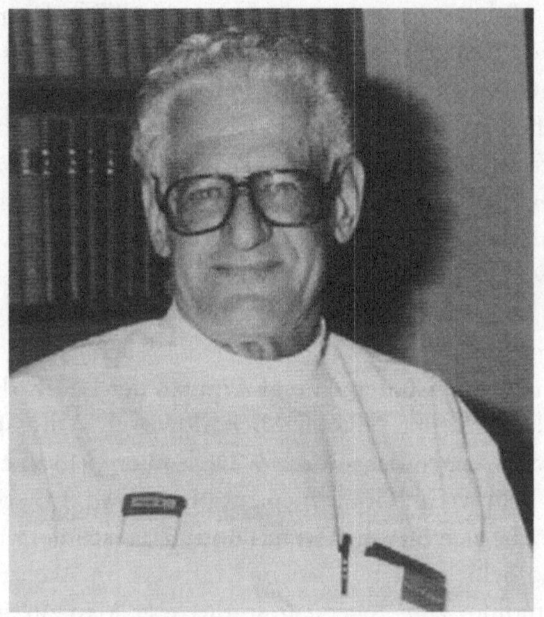

Abb. 5: Martin Allgöwer

Bern und Hans Willenegger (1910–1998) in Liestal in seine Zeit in Chur, mündend in der „Arbeitsgemeinschaft für Osteosynthese" (AO) und in das „Manual der Osteosynthese". Dieses Werk hat den Verfasser in seiner Fachausbildung und -tätigkeit ebenso begleitet wie die persönliche Begegnung mit zwei Persönlichkeiten aus der Basler Chirurgie, die in enger Beziehung mit Rudolf Nissen und Martin Allgöwer standen. Da war zum Ersten Nissens langjähriger erster Oberarzt, der „Tessiner Preuße" und „Fundoplicatio-Mann" Prof. Mario Rosetti (1926–2007), den der Autor als Facharztkandidat und Promovend 1969 bei einem Zwerchfell-Symposium im thüringischen Bad Berka kennenlernte. Man ging zusammen zu Tisch.

Rosetti hat dann bis zu seinem Weggang nach Liestal auch noch bei Allgöwer gearbeitet. Dessen Meisterschüler und Nachfolger Prof. Felix Harder (*1939) wiederum traf Unterzeichnender am 26. April 2016 bei der Sitzung der Arbeitsgruppe „Geschichte und Traditionspflege“ der Deutschen Gesellschaft für Chirurgie in Berlin, wo Harder in anschaulicher Weise Szenen aus dem Leben seines großen chirurgischen Vorfahren Nissen schilderte. Seine Mitarbeiter sahen Allgöwer immer als unermüdlichen Operateur und „Macher“, Forscher und Organisator. Viele Chirurgengesellschaften der Welt ernannten ihn zu ihrem Mitglied bzw. Ehrenmitglied. Es war bekannt, dass Martin Allgöwer, der getrennt lebende Vater zweier Töchter, auch den schönen Dingen des Lebens zugetan war. So leistete er sich u.a. ein Privatflugzeug mit Privatpiloten. Als Prof. Martin Allgöwer am 27. Oktober 2007 in einer gepflegten Seniorenresidenz in seinem geliebten Chur, wo er 10 Jahre lang Chefarzt des Kantonsspital gewesen war, verstarb, hatte er das 90.Lebensjahr bereits vollendet (Abb. 5).

„Herzen in meiner Hand“ war ein in den 1960er Jahren ein beliebtes Geschenk für Medizinstudenten und Ärzte in der DDR. Ihr Autor: der sowjetische Herzchirurg **Nikolai Michailowitsch Amossow**. Sein außergewöhnliches Leben begann am 6. Dezember 1913 in einer Bauernfamilie von Olchowo im Gouvernement Nowgorod. Im nordrussischen Tscherepowez besuchte er die Grund- und Berufsschule, wurde Maschinenbauer und Schichtleiter in einem Kraftwerk in Archangelsk. Nach einem Fernstudium zum Ingenieur studierte er Medizin an der Hochschule von Archangelsk und schloss 1939 mit Auszeichnung ab. Seine chirurgische Laufbahn am heimatlichen Krankenhaus von Tscherepowez wurde durch den zweiten Weltkrieg eine kriegschirurgische. Amossow leitete Lazarette und Feldhospitäler und wurde noch 1945 in die Mandschurei kommandiert, wo er in einem Lager typhuskranke japanische Gefangene zu betreuen hatte. Anschließend erhielt er nach einer Hospitation in Moskau die Leitung der chirurgischen Abteilung des Kreiskrankenhauses von Brjansk. 1952 wechselte er an das weit größere Veteranenhospital in Kiew, promovierte 1953 an der dortigen Universität und spezialisierte sich ab 1955 auf die Herzchirurgie. Er durfte ins westliche Ausland reisen und sich z.B. in Mexiko und in den USA über die Fortschritte auf diesem Gebiet informieren. Zu Hause baute er eine Herz-Lungen-Maschine nach und setzte sie erfolgreich ein, wobei ihm seine technischen Kenntnisse von großem Nutzen waren. In dem von ihm durchgesetzten Klinikneubau in Kiew – seit 1983 selbständiges Institut für Herzchirurgie – sollen alljährlich 4000 kardiochirurgische Eingriffe vorgenommen worden sein. Bis zum 79. Lebensjahr operierte

Amossow noch selbst. Ein Herzleiden zwang ihn zum allmählichen und nur widerwillig eingestandenen Rückzug und schließlich zu einer Herzoperation in – Bad Oeynhausen! Prof. Nikolai M. Amossow hat

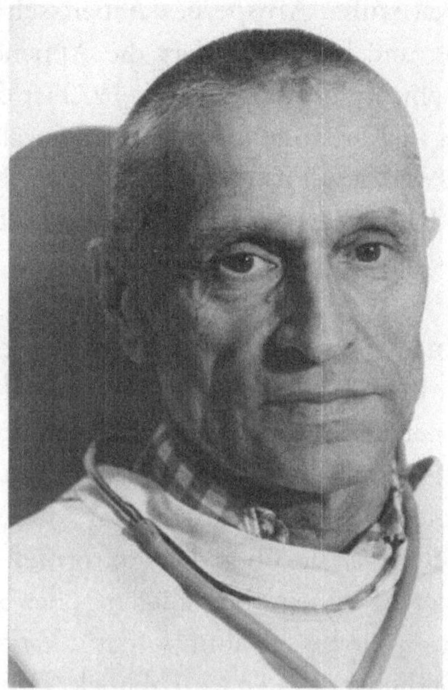

Abb. 6: Nikolai M. Amossow

die höchsten Auszeichnungen seines Landes wie z.B. den Lenin-Orden erhalten und ist Abgeordneter des Obersten Sowjets der UdSSR gewesen, ohne je Mitglied der Kommunistischen Partei gewesen zu sein. Neben dem eingangs erwähnten Bestseller hat er weitere Romane und Essays veröffentlicht. Prof. Amossow ist am 12. Dezember 2002 am Beginn seines 90.Lebensjahres in Kiew verstorben (Abb. 6).

93 Jahre ist er geworden: **Ludwig Arnsperger**. Am 23. Oktober in Karlsruhe in eine Beamtenfamilie geboren, studierte er vorwiegend in Heidelberg, kurz auch in Berlin, promovierte 1901 an der Ruperto Carola und wurde im gleichen Jahr in Heidelberg approbiert. Seine chirurgische Ausbildung erhielt er an der Heidelberger Universitätsklinik bei Prof. Albert Narath (1864–1924), bei dem er 1906 habilitierte. Arnsperger erlebte dann den Wechsel im Ordinariat auf Max Wilms (1867–1918) und seine Ernennung zum a.o. Professor im Jahre 1912.

Seit 1911 war er bereits zum Chefarzt der Chirurgischen Abteilung am St. Vincentinus-Krankenhaus in Karlsruhe berufen worden. 42 Jahre lang blieb er in dieser Stellung, die mit der Leitung des gesamten Klinikums verbunden war, und wurde so zu einer herausragenden Persönlichkeit der Stadt Karlsruhe. Arnsperges Arbeitsschwerpunkte war die Abdominalchirurgie, und hier besonders die Appendizitis, die Gallenwegs- und Pankreaschirurgie. Am 20. April 1970 ist der Träger des Bundesverdienstkreuzes in Karlsruhe verstorben. Sein älterer Bruder Hans Arnsperger (1872–1955) war Professor der Inneren Medizin und Leiter der Medizinischen Klinik des Stadtkrankenhauses Dresden-Friedrichstadt.

Wer sich in früheren Zeiten zum Chirurgen ausbilden ließ, der machte schon in den ersten Lehrjahren Bekanntschaft mit der Babcock-Sonde. Das war ein biegsamer Draht unterschiedlicher Kalibrierung, der in der Regel über eine Leistenschnitt in die Vena saphena magna eingeführt und bis zum Malleolus internus vorgeschoben wurde. Dort wurde über eine zweite Inzision die Vene über der gekröpften Sonde ligiert und kranialwärts extrahiert. So in groben Zügen – die Seitenast- und Perforans-Ligaturen seien noch erwähnt – das „Varizen-Stripping", die operative Krampfaderbehandlung nach Babcock. Der Inaugurator dieser weltweit verbreiteten Methode war der US-amerikanische Chirurg **William Wayne Babcock**. Seine Wiege hatte seit dem 10. Juni 1872 im Stadtteil East Worcester von New York gestanden. Studiert und promoviert hatte Babcock dann in Baltimore und war anschließend zu einem Zusatzstudium nach Philadelphia gegangen, wo er zum zweiten Mal promovierte und seinen Lebensmittelpunkt fand. Hier arbeitete er an verschiedenen Kliniken, erwarb sich ein pathologisch-anatomisches Fundament für die nachfolgende chirurgische Karriere, die ihn 1903 auf das Ordinariat an der Temple Universität führte. Nach seiner Emeritierung 1943 war Babcock noch als Beratender Chirurg am Philadelphia General Hospital und als Vorstand mehrerer Fachgesellschaften tätig. Weltberühmt ist Babcock nicht nur durch die Varizen-Exhairese geworden, sondern auch durch die Einführung der Spinalanästhesie in den USA und durch Operationstechniken bei thorakalen Aneurysmen und kolorektalen Tumoren. Ein bekanntes Gemälde des Künstlers Furman Finch (1900–1997) zeigt Babcock bei einer Operation im Jahre 1944. William Wayne Babcock, Verfasser auch eines mehrfach aufgelegten

„Textbook of Surgery", verstarb am 27. Februar 1963 91-jährig in Bala-Cynwyd/Pennsylvania.

Er zählte zu den wenigen „Nordic Pioneers" im chirurgischen Fach, die es in die Geschichtsbücher geschafft haben: der Norweger **Nils Backer-Grœndahl.** Er wurde am 11. Oktober 1877 in eine Osloer Musikerfamilie geboren, die Mutter war eine gefeierte Konzertpianistin, der Vater Gesangspädagoge, ein Bruder ebenfalls Pianist. Nils jedoch wandte sich der Medizin zu, studierte in Oslo, der damals einzigen Universitätsstadt im Lande, eine Zeit lang auch in Kopenhagen bei dem durch das Appendizitis-Zeichen bekannten Chirurgen Thorhild Rovsing (1862–1927). Backer-Grœndahl promovierte 1911 in seiner Heimatstadt mit einer Arbeit über die Fettembolie und arbeitete danach an Kliniken in Bergen, Stavanger und vor allem im Reichshospital von Oslo, wo er auch die Facharztanerkennung als Chirurg erwarb. 1916 veröffentlichte er das erste Lehrbuch der Anästhesie in Skandinavien. Von 1927 bis 1948 sehen wir ihn als Chefarzt der Chirurgie am Haukeland-Krankenhaus in Bergen, wo er 1946 zu den Mitbegründern der Universität gehörte. Prof. Backer-Grœndahl war auch im Bereich von Sport und Tourismus Norwegens sowie in der Krankenpflege aktiv. 1958 verlieh ihm „seine" Universität Bergen die Ehrendoktorwürde. Mit einem Co-Autor schrieb er eine zweibändige Geschichte der Medizinischen Fakultät der Universität Bergen. Nils Backer-Grœndahl, u. a. Mitglied der Norwegischen Akademie der Wissenschaften, der Deutschen Gesellschaft für Chirurgie und des International College of Surgeons, wurde 97 Jahre alt ! Er ist am 4. Juni 1907 auf der Insel Ormœya verstorben.

Der Generalssohn **Edward Arthur Ballock** wurde am 2. Januar 1857 in Somersworth/New Hampshire geboren und kam im Alter von 9 Jahren aufgrund einer Versetzung des Vaters zusammen mit der Familie, zu der noch sechs weitere Geschwister gehörten, nach Washington D.C. Er studierte an der später berühmten Princeton-University in New Jersey, wo er auch graduiert und promoviert wurde. Nach seinem medizinischen Staatsexamen erhielt Ballock eine Ausbildungsstelle an der Howard University in Washington, die zu seiner akademischen Heimat wurde und an der er 50 Jahre lang arbeitete. Hier machte er Karriere als Chirurg, wurde Professor und Dekan der Medizinischen Fakultät. Ballock, der als uneigennütziger und begeisternder Lehrer beschrieben wird, zählte zu den Gründungsmitgliedern des American College of Surgeons. Im Jahr seiner Emeritierung 1929 erhielt er die Ehrendoktorwürde seiner Universität. Die größte Tragödie in seinem sonst so erfolgreichen Leben war der Tod seines einzigen Kindes, eines Sohnes, zwei Tage nach der Geburt. Prof. Edward Arthur Ballock wurde 91 Jahre alt und starb am 2. März 1948 in Washington D.C.

Kommen wir nun zu einem stolzen Römer. Sein Name ist **Raffaele Bastianelli**, geboren am 26. Dezember 1863 in der Tiberstadt. Hier ging er zur Schule, hier studierte er und hier ließ er sich zum *Chirurgico* ausbilden. Bastianelli habilitierte sich, war Hauptchirurg aller römischen Krankenhäuser, eine vorwiegend administrative Funktion, und von 1902 bis 1932 Ordinarius für Chirurgie an der Universität von Rom. Prof. Bastianelli pflegte intensive Kontakte in die USA und nach London, war bei Crile und Cushing sowie in der Mayo-Klinik. Er wurde Mitglied des American College of Surgeons und des Royal College of Surgeons in London. Prof. Bastianelli war Leibarzt sowohl des italienischen Königs als auch von Mussolini, bei dem er Hitler vorgestellt wurde. Zu allen Zeiten und bei allen Bevölkerungsschichten galt er als angesehener römischer Chirurg, selbst die Bauern im tiefen italienischen Süden verehrten ihn, wie es der antifaschistische Schriftsteller-Arzt Carlo Levi in seinem Roman „Christus kam nur bis Eboli“ beschreibt. Auch nach seiner Emeritierung war Bastianelli aktiv, leitete eine Poliklinik und mit 87 Jahren noch das Krebsforschungsinstitut „Regina Elena“ in Rom. 1937 hatte er Berlin besucht, war mit Bier und Sauerbruch zusammengekommen und zum Ehrenmitglied der Berliner Medizinischen Gesellschaft ernannt worden. Nach allgemeiner Einschätzung war Bastianelli mehr der Operateur, Organisator und Rhetor als ein Mann der Feder. Er verstarb am 1. September 1961 im gesegneten Alter von 97 Jahren in Rom.

Wir trafen uns im D-Zug nach Berlin zu einem DDR-Chirurgenkongress und kamen ins Gespräch. Von **Alfred Leonhard Baudrexl** wusste ich, dass er Chefarzt der Thoraxchirurgie in der Lungenklinik Coswig bei Dresden und eigentlich Bayer war. Geboren am 11. Oktober 1927 in Stadtbergen bei Augsburg, also Schwaben, wurde Alfred noch zum „Reichsarbeitsdienst“ herangezogen, legte in Regensburg das Abitur ab und studierte in München bis zum Staatsexamen und der Promotion 1952. Nach Pflichtassistenz und einem Jahr in der Pathologie von Regensburg ging Dr. Baudrexl in die örtliche Lungenklinik, wo sich bereits der Beginn seiner thoraxchirurgischen Berufung abzeichnete. Ungeachtet des zunehmenden Ost-West-Konfliktes zog es ihn nach Leipzig. Grund war der überregionale Ruf des Chirurgen Prof. Franz Mörl (1889–1979) am Krankenhaus St. Georg. Bei dessen nicht minder

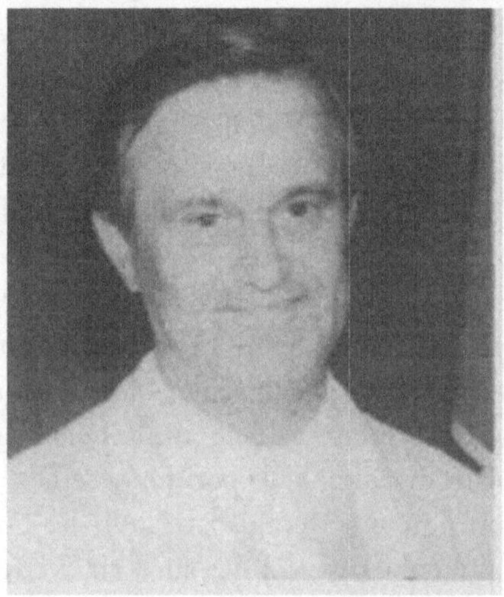

Abb. 7: Alfred Baudrexl

angesehenem Nachfolger Prof. Gerhard Rothe (1911–1978) hat Baudrexl seine thoraxchirurgische Ausbildung vervollkommnet. Beim Mauerbau 1961 entschied er sich, inzwischen Oberarzt bei Rothe und politisch ohne jegliche Nähe zum Regime, dennoch in der DDR und in seinem Umfeld zu bleiben. Mit seiner Berufung als Chef der Thoraxchirurgie an die traditionsreichen Heilstätten im sächsischen Coswig fand Baudrexl seine Lebensaufgabe; 1990 übernahm er zu seiner operativen Tätigkeit auch die administrative des Ärztlichen Direktors. Die Chirurgie des Bronchialkarzinoms und die Schaffung eines Tumor-Registers lagen ihm besonders am Herzen. Trotz seiner zahlreichen Vorträge und wissenschaftlichen Veröffentlichungen entsagte er einer akademischen Karriere. Für die Rekonstruktion und den Neubau des Coswiger Fachkrankenhauses legte er noch den Grundstein, bevor er mit 68 Jahren in den Ruhestand ging. In einer Laudatio zu seinem 90.

Geburtstag wird Baudrexl als „außergewöhnlicher Arzt, Lehrer und Mensch" und als „zu bescheiden" beschrieben.[9] Unter körperlichen Tributen ans Alter ist er bis zum Schluss geistig rege geblieben. Die Nachricht von seinem Ableben am 2. April 2021 im Alter von 93 Jahren kommt aus dem Bördeland (Abb. 7).

Mit 85 Jahren saß er noch an seinem Lieblingsplatz, dem Schreibtisch, und erstellte Gutachten für die Schlichtungsstelle für Arzthaftpflichtfragen, so wie er das schon 25 Jahre lang tat. Die Rede ist von Privatdozent Dr. med. **Armin Bauermeister** aus Elmshorn. Er wurde am 31. März 1927 in Kiel geboren und ist im Alter von 94 Jahren am 21. April 2021 in Elmshorn verstorben, wo er von 1969 bis 1992 chirurgischer Chefarzt und Ärztlicher Direktor des Städtischen Krankenhauses gewesen war. In seiner Heimatstadt an der Förde hat er die Ausbildung vom Gymnasiasten bis zum Doktor der Medizin absolviert, ebenso die Chirurgenlehre an der Universität. Seine Lehrer dort waren Robert Wanke und Bertold Löhr. Nicht lange nach seiner Habilitation und Oberarzttätigkeit wurde Doz. Bauermeister 1969 zum Chefarzt der Chirurgischen Klinik am Elmshorner Krankenhaus berufen, die Übernahme des ärztlichen Direktorats erfolgte nur wenig später. An der Planung und Errichtung des neuen Krankenhauses war der auch als Wissenschaftler angesehene Chirurg maßgeblich beteiligt (1988). Fit hielt sich der Chefarzt mit Tennis und Wassersport. Der Bootsliegeplatz in Travemünde war die zweite Heimat für ihn, seine Ehefrau und die beiden Söhne.[10]

Manchmal scheint es so, als wirkten sich OP-Luft und andere Belastungen nicht negativ quo ad vitam bei einigen ChirurgInnen aus. Der Thoraxchirurg **Ronald Belsey** wurde 97 Jahre alt, und er steht damit nicht allein in diesem Kreise. Der Verfasser hörte seinen Namen zum ersten Mal um 1965 bei einer nach Belsey benannten Fundopliactio in der Bad Berkaer Thoraxchirurgie. Ein weiteres Mal fiel sein Name auf dem internationalen Zwerchfell-Symposium an gleicher Stelle, wo auch Mario Rosetti (1926–2007), der langjähriger Oberarzt von → Martin Allgöwer, über die operative Behandlung der Refluxkrankheit sprach. Ronald

---

9 Protzmann, Th.: Dr. med. Alfred Baudrexl zum 90. Geburtstag. Ärzteblatt Sachsen 11/2017, S. 523.

10 https://www.shz.de/lokales/elmshorner-nachrichten/dr-armin-bauermeister [21.5.2021]; CHAZ 22 (2021), 4.+5. H., S. 178.

Herbert Belsey kam am 2. April 1910 in London als Sohn eines Zahnarztes zur Welt. In Suffolk absolvierte er die Grund- und Oberschule und präsentierte sich von Jugend an als begeisterter und vielseitiger Sportsmann, der vor allem Rugby und Hockey pflegte. Das Medizinstudium schloss er 1934 am St. Thomas Hospital in London ab. Seinen chirurgischen Weg säumten Größen wie Max Page (1882–1963), Hugo Romanis (1889–1972) und Norman Barrett (1903–1979)[11]. Seit 1912 am Brompton Hospital London tätig, begleiteten ihn die „Doyens" der britischen Thoraxchirurgie Tudor Edwards (1890–1946), James Ernest Heleme Roberts (1881–1948), Clemet Price Thomas (1893–1973) und Russell Claude Brock (1903–1980). Belsey erlebte hautnah den Übergang von der Tuberkulose-Chirurgie zur Tumor-und Herzchirurgie. Ein Stipendium führte ihn 1937 an die Harvard Medical School in den USA, wo Edward Churchill (1895–1972) sein Lehrmeister wurde. Zurück in der Heimat, wurde das St. Thomas Hospital seine chirurgische Heimat. Im zweiten Weltkrieg baute er in Westen des Landes thoraxchirurgische Zentren auf. Auch danach gab er all das, was er je gelernt hatte, an den Nachwuchs weiter, sogar in den USA. Selbst nach seiner Emeritierung 1975 nahm er einen Lehrauftrag an der Universität von Chicago wahr, wo er bis 1988 jeweils für ein halbes Jahr tätig war. Belsey galt als „Papst" der Anti-Refux-Operation und des Ösophagusersatzes mit dem Colon descendens. Der begeisterte Schütze, Waffensammler und Angler war mit einer examinierten Krankenschwester verheiratet und hatte drei Töchter; eine wurde OP-Schwester, die andere praktische Ärztin. Bis zum 94. Lebensjahr versorgte er sich noch weitgehend selbst. Danach bedurfte er stationärer Pflege und starb am 22. Mai 2007 in einem Seniorenheim in Denbury.

Er war Schweizer und Zenker-Schüler. Das sagt viel. Die Rede ist von **Rudolf Berchthold,** geboren am 27. März 1919 in Solothurn, gestorben kurz vor Vollendung seines 92. Lebensjahres am 21. März 2011 in Bern. Nach dem Medizinstudium in Genf und Bern legte er 1944 in der Bundeshauptstadt das eidgenössische Staatsexamen ab. Das für die geplante Chirurgenlaufbahn dienliche pathologische Wissen erwarb sich Dr. Berchthold am Berner Universitätsinstitut (Wegelin), bevor er, jung und aufgeschlossen, sechs Jahre an der Chirurgischen Universitätsklinik

---

11 „Barrett-Ösophagus".

Zürich unter dem Sauerbruch-Schüler Prof. Alfred Brunner (1890–1972) ausgebildet wurde. Es folgten drei Jahre im Thurgauischen Kantonsspital Münsterlingen bei Prof. Adolf Ritter (1890–1973). Berchtold kam also als fertig ausgebildeter Chirurg 1957 nach Marburg zu Rudolf Zenker (1903–1984), was nicht ganz einfach war. Berchthold jedoch verfügte über Eigenschaften, die es ihm ermöglichten, sich nicht nur rasch in die neuen Verhältnisse einzuarbeiten, sondern alsbald das Vertrauen seines Chefs zu erlangen, Oberarzt zu werden und Zenker nach München begleiten zu dürfen. Zu diesen Eigenschaften zählten neben dem von seinem Chef als selbstverständlich erachteten Fleiß und Einsatzbereitschaft auch Freundlichkeit, Empathie, Compliance und ein unerschütterlicher Optimismus. Bei Zenker habilitierte sich Berchthold 1959 mit einer Arbeit über die portale Hypertension. Als Privatdozent ging Berchthold für 10 Jahre als Chefarzt der Chirurgie an das Kantonsspital seiner Heimatstadt Solothurn, von wo aus ihn 1971 – nach seiner Ernennung zum außerplanmäßigen Professor der Chirurgie in Basel – der Ruf auf das Ordinariat in Bern erreichte. Ohne Zögern nahm Prof. Berchthold an, das war die Krönung seiner chirurgischen Laufbahn! In Bern amtierte er äußerst erfolgreich bis 1985, wo er zwei Jahre zuvor die erste Lebertransplantation in der Schweiz durchgeführt hatte. Im Schweizer Endemiegebiet galt eine seiner vielen Interessen der Chirurgie des Kropfes, ohne das Berchthold je der Viszeralchirurgie, speziell der Pfortaderchirurgie, untreu gewesen wäre.

Walter Manfred Bergmann, der sich im englischen Exil den Namen **Fred Brent** gab, steht weit vorn im Buch „Die Verfolgten“, das die Deutsche Gesellschaft für Chirurgie 2019 herausbrachte. Es ist ein trauriges und gleichzeitig Respekt erheischendes Leben, dem die Autorin Rebecca Schwoch hier nachgegangen ist. Bergmann wurde am 12. Oktober 1907 in Leipzig geboren und stammte aus einer sächsischen Kaufmannsfamilie. Er studierte in Leipzig, Freiburg i.Br. und Wien, kehrte in seine Heimatstadt zurück, promovierte und wurde als Arzt approbiert (1933/34). Seit 1933 verheiratet, arbeitete Dr. Bergmann zunächst als Arzt am Israelitischen Krankenhaus von Leipzig, dem Eitingon-Krankenhaus, ab 1938 deklassiert nur noch als so genannter jüdischer Krankenbehandler. Obwohl über die Jahre chirurgisch ausgebildet, verweigerte ihm die nationalsozialistische Ärzteführung die Facharztanerkennung. Zwei Tage vor Kriegsbeginn floh die Familie über die Niederlande nach England. Die Eltern von Bergmanns Frau wurden nach Auschwitz deportiert und dort ermordet. Die Geretteten hatten sich in London mit allen Widrigkeiten des Exilantenlebens auseinanderzusetzten: Abhängigkeit von Hilfen und Spenden fremder Menschen, Gelegenheitsarbeiten, Einschränkungen in allen Lebensbereichen. Erst nach dem Krieg konnte Dr. Fred Brent das englische Staatsexamen ablegen und die Approbation für das Vereinigte Königreich erhalten, da war er 38 Jahre alt. Dr. Bergmann arbeitete in der Notfallmedizin, als Assistent in chirurgischen Abteilungen und als praktischer Arzt. Seine Tochter Renate (Renée), Jahrgang 1934, schrieb 2008 ein Buch über das Überleben der Familie Bergmann in diesem fremden Land, das zur zweiten Heimat geworden war und wo Dr. Walter Manfred Bergmann alias Fred Brent 93 Jahre alt wurde (†2000).

Im Laufe der Recherchen zu betagten Chirurgen fand sich auch die interessante Biographie von **Georg Bertele**. Der Allgäuer, geboren am 18. Juli 1907 in Oberauerbach bei Mindelheim, studierte und promovierte in München, verbrachte ein Jahr in der dortigen Pathologie bei Max Borst (1869–1946) und in der Inneren bei Ernst von Romberg (1865–1933), bevor er sich an der Berliner Charité zu Sauerbruch begab und Chirurg wurde. Bis 1940 arbeitete Bertele an der II. Chirurgischen Universitätsklinik in Berlin, war zwischenzeitlich auch einmal kurz bei dem Sauerbruch-Schüler Wilhelm Jehn (1883–1934) in Mainz und ging dann zu dem anderen Sauerbruch-Schüler Hermann Krauss (1899–1971) an das Urban-Krankenhaus in Berlin-Kreuzberg. Das war in den Jahren 1940 bis 1946. Über Kriegseinsätze liegen keine Angaben vor. Berteles große Zeit begann 1946, als er zunächst Oberarzt und dann Chefarzt der chirurgisch-orthopädischen Klinik „Johanneum“ von Prof. Dr. Alfred Mendler (1879–1955) in Ulm wurde. Als dieser sich dann aus der Klinik zurückzog und sich ganz der Malerei widmete, machte sich Dr. Bertele mit der „Chirurgisch-orthopädischen Privatklinik Dr. Bertele GmbH & Co. KG“ in der Ulmer Weststadt selbständig. Die Klinik besaß einen modernen Operationstrakt, ein eigenes Schwesternhaus und konnte sich mit großen Kliniken messen. Bertele implantierte in seinem Haus am Michelsberg 1969 das erste künstliche Hüftgelenk in der Region. Bis über das 75. Lebensjahr hinaus operierte Bertele, „der Chef“, noch fleißig, 1983 übergab er das wohl bestellte Haus seiner Tochter Frau Dr. med. Christa Großpeter-Bertele, die es mit ihrem

Mann bis 2007 weiterführte und es dann der Ulmer Hospiz-Stiftung als Schenkung übergab. Chefarzt a.D. Dr. Bertele, der auch aktives Mitglied der Bayerischen Chirurgenvereinigung war, erhielt 1986 das Bundesverdienstkreuz. Gestorben ist er mit 93 Jahren am 9. Mai 2000 in Ulm.

Am 15. September 2017 gestaltete die Medizinische Fakultät der Heinrich-Heine-Universität Düsseldorf ihrem ehemaligen Mitglied Prof. **Wolfgang Bircks** ein würdiges Festprogramm zu dessen 90. Geburtstag – in Gegenwart des rüstigen Jubilars! Der Sohn eines Arztehepaares, geboren am 7. September 1927, stammte aus dem nordrheinischen Rommerskirchen, besuchte das Quirinus-Gymnasium in Neuss mit Notabitur 1944 und wurde umgehend zum Wehrdienst eingezogen. Nach Aushändigung des offiziellen Reifezeugnisses 1946 war Wolfgang Bircks Krankenpfleger und Bauhelfer, bevor er endlich mit 20 Jahren Medizin studieren konnte. Das geschah in Bonn, Freiburg i.Br., Hamburg und Düsseldorf, wo er 1953 nach dem Staatsexamen auch promovierte. Die Pflichtassistenz absolvierte Dr. Bircks am St. Martinuskrankenhaus in Düsseldorf. Nach einigen Jahren bei dem Pathologen Hubert Meessen (1909–1992) am Institut der Medizinischen Akademie trat er 1958 als planmäßiger Assistent in die Chirurgische Klinik der Medizinischen Akademie Düsseldorf (seit 1965 Universität) unter Prof. Ernst Derra (1901–1979) ein. Dr. Bircks unterzog sich der üblichen Rotation durch alle Abteilungen der Klinik, um sich dann, dem Beispiel seines Chefs folgend, intensiv mit der Herzchirurgie zu beschäftigen. Zahlreiche mit seinem Kollegen Wolfgang Irmer (1920–1979) verfasste Arbeiten zur Thorax- und Herzchirurgie, insbesondere das Buch „Dringliche Thoraxchirurgie“ haben auch den Verfasser viele Jahre begleitet. Derra, Bircks und Irmer in Düsseldorf waren das, was Zenker, Borst und Klinner in München waren. 1964 habilitierte Wolfgang Bircks „Über das Risiko herzchirurgischer Eingriffe“, 1970 übernahm er als ordentlicher Professor das Direktorat der Klinik für kardiovaskuläre Chirurgie an der Universität Düsseldorf. Bis zu seiner Emeritierung 1992 konnte Prof. Bircks auf mehr als 300 wissenschaftliche Einzelmitteilungen, auf mehrere Monographien und Handbuchbeiträge zurückblicken, darunter Kapitel in der Neuauflage der Operationslehre „Bier-Braun-Kümmel“ und in dem Handbuch „Spezielle Chirurgie für die Praxis“. 1977 war Prof. Bircks Präsident der Deutschen Gesellschaft für Thorax-, Herz- und Gefäßchirurgie, 1995 wurde er ihr Ehrenmitglied.

Zweimal hat man dem fünffachen Familienvater das Bundesverdienstkreuz angeheftet. Er ist jetzt 92 Jahre alt.

Gerd Walter Biron stammte aus Schneidemühl in Westpreußen (heute Pila, PL), wo er am 23. Juni 1928 geboren wurde. Als Halbwüchsiger aus der Heimat vertrieben, studierte er in Berlin, wurde dort 1954 approbiert und 1955 promoviert. An verschiedenen Kliniken der noch schwer zerstörten ehemaligen Reichshauptstadt und in Wolfsburg erlernte er die Chirurgie. Im Auftrag der Bundesrepublik Deutschland übernahm Dr. Biron die Leitung des Hôpital Civil in Collo/Algerien (1962–1964) sowie des Centre Médical in Camboma/Kongo-Brazaville (1965–1967). Seinen endgültigen „chirurgischen Schliff" erhielt Biron von 1967 bis 1971 bei Prof. Horst Stiller (1921–2003) am Städtischen Krankenhaus in Hanau. Von dort aus ging er 1971 als Oberarzt der Chirurgie an das Elisabeth-Krankenhaus im hessischen Hünfeld, bevor er 1978 Chefchirurg am Krankenhaus Neuburg vorm Wald wurde. Noch im Ruhestand aktiv, nahm er kritisch am gesellschaftlichen Leben teil, saß im Gemeinderat von Bodenwöhr, seinem Ruhesitz, zählte zu den Kritikern des bayerischen Ministerpräsidenten Seehofer und war kritischer Leserbriefschreiber im Deutschen Ärzteblatt. An seinem 90. Geburtstag nahm auch die Presse lebhaften Anteil. Am 31. Januar 2021 ist ChA Biron in Taxöldern, einem Ortsteil von Bodenwöhr im Alter von 93 Jahren gestorben.

Wenn man den Namen **Carl Blumensaat** googelt, gelangt man umgehend und mehrfach auf sein wissenschaftliches Hauptwerk „Der heutige Stand der Lehre vom Sudeck-Syndrom" von 1956, das heute nur antiquarisch zu erhalten ist. Blumensaat wurde am 13. Oktober 1900 in Linnich/Kreis Jülich geboren, besuchte in Paderborn die Schule und wurde noch als Gymnasiast zum Fahnenjunker ausgebildet, wozu er ein Jahr die Schule unterbrach. Nach dem Abitur 1919 studierte Carl Medizin in Würzburg, Greifswald und Berlin. In der Reichshauptstadt wurde er auch promoviert und approbiert. Es folgten Medizinalassistenz an der Medizinischen Universitätsklinik Münster und drei Jahre am Pathologischen Institut der Berliner Universität (Lubarsch). In dieser Zeit hielt sich Dr. Carl Blumensaat auch zu einem Studienaufenthalt in Paris auf. So gerüstet, trat er Ende 1929 in die Chirurgische Universitätsklinik Münster bei Prof. Hermann Coenen (1875–1956) ein, dessen Schüler er wurde und bei dem er 1935 habilitierte. Ein Jahr später ging Blumensaat als Chefarzt der chirurgischen Abteilung des Elisabeth-Krankenhauses nach Halle an der Saale. De jure dort noch angestellt und 1943 zum Dozenten der Universität Halle ernannt, war Blumensaat jedoch während des gesamten Krieges als Stabsarzt an verschiedenen Frontabschnitten und Lazaretten eingesetzt. Der national gesinnte ehemalige Fahnenjunker war 1933 in die NSDAP eingetreten und wurde nach längerem Entnazifizierungsverfahren 1955 als Mitläufer eingestuft. Von 1946 bis 1965 wirkte er als Chefarzt der Chirurgie am Knappschaftskrankenhaus Bottrop. Während dieser Zeit hat er sich an die Universität Münster umhabilitiert und konnte sich 1952 der Ernennung zum außerplanmäßigen Professor erfreuen. In die medizinische Terminologie hat dieser am 11. Januar 1993 in München verstorbene Chirurg mit der nach ihm benannten Linie in der Röntgendiagnostik des Kniegelenkes Eingang gefunden.

Der 1808 in East Berlin (!), Pennsylvania, geborene und mit 97 Jahren am 3. März 1905 in New Rochelle N.Y. verstorbene **William Bodenhamer** zählte zu den bekanntesten und einflussreichsten Prokto-Chirurgen seines Landes und darüber hinaus. Er absolvierte das Worthington Medical College der Ohio University bis 1839, praktizierte in Paris, Louisville und New Orleans und ließ sich 1859 in New York nieder. Seine Bedeutung resultiert aus seinen Maßstab setzenden Schriften zur Rektumchirurgie. Das erste Werk „Practical Observations on some diseases of the Rectum, Anus and Contiguos Textures“ erschien 1847. Es folgte 1860 „A Practical Treatise on the Aetiology, Pathology and Treatment oft he Congenital Malformations oft the Rectum and Anus“, womit Bodenhamer auch zu einem Pionier der Kinderchirurgie wurde. In vielen Auflagen erschienen 1868 seine „Practical Observations oft he Aetiology, Pathology, Diagnosis and Treatment of Anal Fissure“ sowie 1878 „An Essay of Rectal Medication“. Das Besondere und Einmalige waren zu jener Zeit die Erfahrungen bei Hunderten von Patienten und die Illustration mit anschaulichen Lithographien.

Eduard Kurt Borchers trafen Schicksalsschläge, die manchen Anderen aus der Bahn geworfen hätten. Dank seines Könnens und seines eisernen Willens vermochte er es dennoch, sich auf eine Laufbahn zu begeben, die ihn bis an die Spitze der deutschen Chirurgie führte. So erfolgreich sein Chirurgenleben auch war, die Früchte im Alter zu genießen, war ihm nicht vergönnt. Die letzten zwei Jahrzehnte seines Lebens verbrachte Prof. Borchers nach Schlaganfällen sprach- und gehbehindert in seinem Ferienheim in Bad Tölz. Doch der Reihe nach. Eduard Borchers wurde am 26. Juni 1885 in Vegesack bei Bremen geboren. Er studierte in Freiburg i.Br., Kiel, Heidelberg und München, wo er 1909 zum Dr. med. promovierte. Sein erster chirurgischer Lehrer war der alte Ottmar von Angerer (1850–1918) in München. Dann führte Borchers' Weg über Kliniken in Bremen, Hamburg-Altona, Düsseldorf und Kiel 1913 an die Chirurgische Universitätsklinik Tübingen zu Georg Perthes (1869–1927), den er als einen eigentlichen Lehrer zu bezeichnen pflegte. Noch vor Ausbruch des ersten Weltkrieges durfte Borchers am Johns Hopkins Hospital in Baltimore hospitieren. Der Krieg erforderte Borchers' Einsatz in verschiedenen Lazaretten. 1920 habilitierte er, 1924 wurde er a.o. Professor an der Tübinger Klinik, die er nach dem plötzlichen Tod von Perthes zwei Jahre kommissarisch leitete. Borchers Hoffnung, diesen oder einen anderen Lehrstuhl zu übernehmen, erfüllte sich nicht, und als ihm Martin Kirschner (1879–1942) als Ordinarius vorgesetzt wurde, war Borchers' Bleiben in Tübingen nicht länger. Als ihn der Verwaltungsrat des Aachener Luisenhospitals zum Chefarzt der Chirurgie wählte, erfüllte Borchers das mit Genugtuung ob der neuen Selbstständigkeit, andererseits fühlte er, dass er wohl für immer von einem Ordinariat Abschied nehmen musste. Dem NS-Regime gegenüber zeigte Borchers ein Minimum an Anpassung, trat trotz wiederholter Aufforderung nicht in die NSDAP ein. Bedrohlich wurde es für ihn, als er sich während des Krieges weigerte, das Luisenhaus komplett der Wehrnacht zur Verfügung zu stellen. Einer drohenden Verhaftung entging Borchers nur durch die Intervention eines Freundes von Göring. Seine Familie, zu der 6 Kinder gehörten, brachte er aus der Schusslinie in das Feriendomizil in Bad Tölz. Hier nahte neues Unheil, da die Borchers Kontakt zur Familie der Geschwister Scholl hatte. Ohne Angabe von Gründen wurde Prof. Borchers am 3. September 1944 aus der Klinik heraus von der Gestapo verhaftet – Friedrich Wolfs „Professor Mamlock" lässt grüßen – und in das Messelager Köln, eine Außenstelle des KZ Buchenwald, verbracht. Schwer an Fleckfieber erkrankt, wurde Borchers entlassen, durfte eine Erholungskur absolvieren und dann wieder seine Arbeit im Luisenhospital aufnehmen. Einer seiner Assistenzärzte war der nachmalige Tübinger Ordinarius Leo Koslowski (1921–2007). Besonders schwer lasteten die Zwangsterilisationen auf Borchers, so dass er nach dem Krieg vehement für Refertilisierungsoperationen eintrat. 1952 wurde Borchers als erster nichtuniversitärer Chirurg nach 1945 zum Vorsitzenden der Deutschen Gesellschaft für Chirurgie gewählt, deren 70. Tagung er dann 1953 in München souverän leitete. Seine Eröffnungsrede ist ein Stück Rückbesinnung auf die Geschichte der Gesellschaft und enthält zugleich Mahnungen, die auch fast 70 Jahre danach noch ihre Gültigkeit besitzen. Ausgleich für seine operative und wissenschaftliche Arbeit fand Borchers im Musizieren. Als Hobby-Bratschist gründete er mit Kollegen das „Orchester der Luisenhaus-Ärzte", das sich großer Beliebtheit erfreute. Mit 70 Jahren schied er, zu diesem Zeitpunkt noch rüstig, aus dem Dienst aus. Unsägliches Leid erwartete ihn mit den später eintretenden, oben angeführten schweren Behinderungen, die er so lange und mit vollem Bewusstsein ertragen musste. Bis zum Schluss von seiner Frau gepflegt, war sein Tod am 24. Februar 1977 im 91. Lebensjahr die sprichwörtliche Erlösung. Borchers' Ende ist als Kontrapunkt zu den anderen Lebensläufen aufzufassen.

„Zenker, Borst und Klinner" – wir lasen schon davon – haben sich seit über 55 Jahren fest in das Gedächtnis eingebrannt. Dem damaligen Doktoranden haben sie mit ihren Arbeiten die ersten Kenntnisse über die operative Behandlung der Mitralstenose vermittelt. Nun ist hier **Hans Georg Borst** an der Reihe, Werner Klinner wird unten folgen. Im Laufe der Zeit wurden einem diese Männer so vertraut, als hätte man sie persönlich gekannt. Die einzige flüchtige Begegnung gab es Jahrzehnte später auf dem 131. Kongress der Deutschen Gesellschaft für Chirurgie in Berlin, als der hochgewachsene, leicht gebeugt gehende Mann im Trachtenjanker, gestützt von seiner Gattin, dem Kollegen begegnete, mit kurzem Handschlag begrüßte und freundlich ein paar Worte wechselte. Hans Georg Borst stand damals bereits im 87. Lebensjahr und ist bei Beginn dieser Niederschrift 93 Jahre alt. Trotz seiner Herkunft – sein Vater Max Borst war 36 Jahre lang Ordinarius für Pathologie an der Ludwig-Maximilians-Universität in München – war des Sohnes Lebensleistung nicht selbstverständlich oder gar vorprogrammiert. Vielmehr war H.G. Borst ein fleißiger Student und harter Arbeiter, der seine Gaben früh zur Entfaltung brachte, der an der Harvard Medical School studierte und dort 1953 zum M.D. promovierte, in Stanford und Harvard sein Handwerk erlernte, das er bei Zenker in Marburg und München zur Vollendung brachte. In Marburg hatte er 1957 noch den deutschen Doktortitel erworben, in München dann habilitiert und die Oberarztstelle in der Thoraxchirurgie eingenommen. Ein neuer und bedeutender Lebensabschnitt Borst's folgte 1968 mit der Berufung auf den Lehrstuhl für Thorax-, Herz – und Gefäßchirurgie an der Medizinischen Hochschule Hannover. Dieses Departement erlangte ebenso Weltgeltung wie die Nachbarklinik für Allgemein- und Transplantationsmedizin unter dem etwas jüngeren Rudolf Pichlmayr (1932–1997). Prof. Hans Georg Borst führte 1987 die erste Herz-Lungen-Transplantation im deutschen Sprachraum durch. 24 Jahre blieb er auf dem Posten und wurde 1996 emeritiert. Er ist ebenso Mitglied der ehrwürdigen LEOPOLDINA[12] wie Ehrenmitglied des Royal College of Surgeons, des American College of Surgeons und anderer Wissenschaftsvereinigungen sowie Träger des Bundesverdienstkreuzes. Am 17. Oktober 2020 feierte der Münchner seinen 93. Geburtstag, und am 8. September 2022 ist er in Sommerholz bei Neumarkt am Wallersee gestorben.

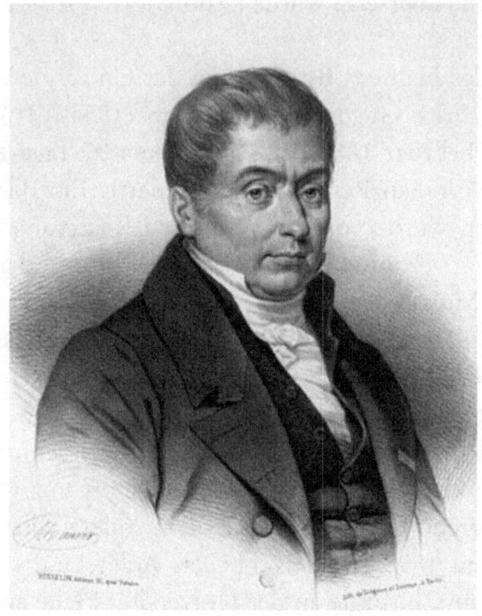

Abb.: 8 Alexis Boyer

12 1652 gegr. *Academia Imperialis Leopoldina Naturae Curiosorum* = Deutsche Akademie der Naturforscher – Nationale Akademie der Wissenschaften (seit 2008).

Sagenhafte 106 Jahre alt ist der französische Anatom und Chirurg **Alexis Boyer** geworden, der am 1. März 1757 in Uzerche/Gebiet Limousin zur Welt kam und diese am 25. November 1863 in Paris verließ. Auf eine Lehre bei einem Barbierchirurgen folgte eine bemerkenswerte Karriere bei „richtigen" Chirurgen, die ihn schon mit 30 Jahren zur Leitung des „Hôpital de la Charité" in Paris befähigte. Pierre-Joseph Desault (1744–1795) war einer seiner Lehrer. Boyer lehrte seinerseits dann auch Anatomie und wurde Professor der Chirurgie und 1805 „Erster Wundarzt", d.h. Chefchirurg bei Napoleon, der ihn zum Baron adelte. Beinahe wäre Boyer Schwiegervater von Guillaume Dupuytren (1777–1835) geworden. Die Verlobung mit Boyers Tochter Adelaide scheiterte 1810 „im letzten Moment", wie die Fama berichtet und die Ursache in Boyers Streitlust sieht. Tochter Adelaide tröstete sich rasch und zog wieder einen Chirurgen an ihre Seite – Philibert Roux (1780–1854). Der alte Boyer wurde 1825 Mitglied der „Académie des sciences". Seinen Ruhm verdankt Boyer einem 11-bändigen Chirurgie-Handbuch, das in Teilen von Cajetan von Textor (1782–1860) in Würzburg ins Deutsche übersetzt wurde (Abb. 8).

Die Nennung des Namens **Bramann** in der Chirurgie weckt zuerst die Assoziation zu Fritz Gustav von Bramann (1854–1913), dem Chirurgen, der am 9. Februar 1888 den todkranken 99-Tage-Kaiser Friedrich III. (1831–1888) in San Remo tracheotomierte. Ein Bilddokument von dieser Operation wurde von der deutschen Regierung konfisziert und seine Verbreitung verboten, hat sich aber bis heute erhalten. Der Kehlkopfkrebs des Monarchen hatte seinerzeit zu diplomatischen Verwerfungen zwischen Deutschland und England geführt, dessen abgesandter Leibarzt Sir Morell Mackenzie (1837–1892) durch seine lange Negierung der Bösartigkeit des Leidens eine verhängnisvolle Rolle bei der Behandlung Friedrich III. gespielt hatte. Dozent Bramann, der in Vertretung seines Berliner Chefs Ernst von Bergmann (1836–1907) den Noteingriff vorgenommen hatte, ist nicht zuletzt dieses und anderer Verdienste wegen 1890 in den erblichen Adelsstand erhoben und auf den Lehrstuhl für Chirurgie an der Universität Halle an der Saale berufen worden, den er bis zu seinem Tode an perniziöser Anämie im Jahre 1913 innehatte. Hier geht es nun um einen seiner vier Söhne, nämlich **Constantin von Bramann**, der am 15. Juni 1899 in Halle/Saale geboren wurde und mit 90 Jahren 1989 in Berlin verstarb. Bramann junior hatte in Berlin studiert, promoviert und seine chirurgische Ausbildung erfahren, im Wesentlichen bei August Bier (1861–1849). Bis zum zweiten Weltkrieg, an dem er als Truppenarzt teilnahm, arbeitete er als niedergelassener Chirurg in Berlin. Nach dem Krieg wirkte er 20 Jahre als Chefarzt der chirurgischen Abteilung des Städtischen Krankenhauses Berlin-Neukölln. Von 1959 bis 1972 war Constantin von Bramann Schatzmeister der Deutschen Gesellschaft für Chirurgie.

An dieser Stelle begegnet uns ein Herzchirurg, der entgegen landläufiger Meinung sehr alt geworden ist, wie auch seine Fachkollegen → Amossow, Bircks, Borst, Cooley, DeBakey, Kantrowitz, Klinner, Prochazka und Wareham in dieser Schrift. Hinzu kommt, dass Bross einer derjenigen war, die der jungen Herzchirurgie in der DDR mit Rat und Tat zur Seite standen – trotz allen Leides, das Deutsche seiner Familie angetan hatten. Eigenartigerweise waren einige Ostblockländer („sozialistische Staaten") in den 1950er Jahren schon weiter mit diesem aufstrebenden Fachgebiet als die DDR. **Wiktor Bross** wurde am 9. August 1903 in Witkowo in Großpolen als Sohn eines Lehrers geboren, besuchte in Gnesen das Gymnasium und studiert nach dem Abitur bis zum Physikum Medizin in Poznan (Posen), danach in Lwow (Lemberg, von 1918 bis 1939 polnisch), wo er 1928 promoviert und approbiert wurde. Nach zweijähriger Pflichtassistenz am Kreiskrankenhaus von Kattowitz unterzog sich der junge Doktor am Allgemeinen Krankenhaus von Lemberg der chirurgischen Ausbildung, die er bei Prof. Tadeusz Ostrowski (1881–1941)[13] an der Chirurgischen Universitätsklinik fortsetzte. Stipendien führten ihn zur thoraxchirurgischen Weiterbildung nach London, zu Sauerbruch in Berlin und zu Carl Semb (1895–1971) in Oslo. In Polen gehörte der 1938 habilitierte Bross zu den ersten, die eine Lobektomie und Pneumektomie durchführten. Im Zweiten Weltkrieg entging er mit viel Glück den durch die Deutschen und die Russen verursachten schrecklichen Ereignissen in und um Lemberg. Anders seine Brüder: der eine fiel beim Einmarsch der deutschen Wehrmacht, der andere wurde Opfer des Massakers von Katyn[14], ein weiterer starb nach KZ-Haft. Nach dem Krieg arbeitete Prof. Bross in der schlesischen Großstadt Kattowitz, von wo aus er auf den Lehrstuhl

13 Prof. Ostrowski wurde Opfer der Lemberger Professorenmorde durch die SS.

14 Erschießung von etwa 4400 polnischen Bürgern durch den sowjetischen Geheimdienst.

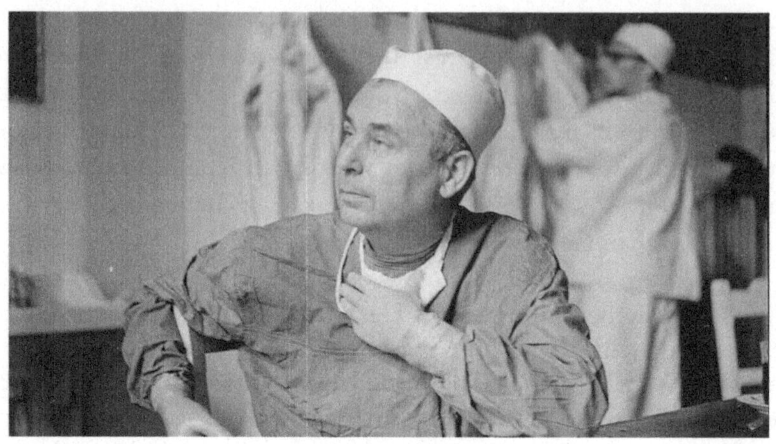

Abb. 9: Wiktor Bross

für Chirurgie an der Universität Wroclaw (Breslau) berufen wurde (Abb. 9). Mit großem historischen Verständnis war er sich der Ehre bewusst, das Amt inne zuhaben, das einst Johannes von Miculicz-Radecki (1850–1905) wahrgenommen hatte. Bross war der führende Herzchirurg in Polen und hat 1958 erstmals am offenen Herzen operiert. Einer seiner Schüler war Waldemar Kozuschek (1930–2009) in Bochum. Prof Bross erhielt jede nur denkbare Ehrung, war mehrfacher Doctor honoris causa und Mitglied der LEOPOLDINA in Halle. Im Alter von 91 Jahren ist er am 19. Januar 1994 an seinem Stammwohnsitz in Kattowitz gestorben. Der Autor Ryszard Rafal Kacala (*1965) hat ihm ein ausführliches Lebensbild unter dem Titel „Wiktor Bross. Chirurg i uczony“ („Chirurg und Gelehrter“) gewidmet. Im Rathaus von Breslau findet sich die Büste von Prof. Wiktor Bross.[15]

Mit Elbwasser getauft: **Henning Brütt**. Geboren am 14. August 1888 in Altona – bis 1866 dänisch und bis 1938 noch selbstständige Stadt außerhalb von Hamburg – besuchte er das Johanneum, das älteste Gymnasium der Hansestadt, studierte in München, Marburg, Freiburg i.Br. und Heidelberg, wo er 1912 promovierte. 1913 kehrte Dr. Brütt als frisch approbierter Arzt nach Hamburg zurück und wurde Volontär am Allgemeinen Krankenhaus in Eppendorf. Nach Stationen in der Pathologie, Inneren Medizin und Frauenheilkunde trat er in die Chirurgische Klinik

---

15 https://de.wikipedia.org/wiki/Wiktor_Bross[27.01.2023]

unter Prof. Hermann Kümmel (1852–1937) ein. 1919 – das Eppendorfer Großkrankenhaus war nunmehr Universitätsklinikum – ernannte ihn Kümmel zum Oberarzt und übergab ihm die urologische Station, ein Jahr später habilitierte Brütt. Er blieb auch bei Kümmels Nachfolger Paul Sudeck (1866–1945) an der Klinik, wurde 1925 a.o. Professor und ging 1930 an das Hamburger Hafenkrankenhaus, wo er bis 1957 als chirurgischer Chefarzt und Ärztlicher Direktor fungierte. Nach seinem Ausscheiden aus dem öffentlichen Dienst operierte Brütt bis ins hohe Alter in den Krankenhäusern Bethanien, Jerusalem und Am Andreasbrunnen. Hatte sich Brütt in früheren Jahren intensiv mit der Urologie beschäftigt und an dem berühmten Handbuch von Lichtenberg, Voelcker und Wildbolz mitgearbeitet (1929), so galt in späterer Zeit der Neurochirurgie sein besonderes Interesse, wozu auch Studienaufenthalte in den USA und Schweden beitrugen. Die Deutsche Gesellschaft für Urologie und die Deutsche Gesellschaft für Neurochirurgie ernannten ihn zu ihrem Ehrenmitglied. Aktiv war Brütt auch in der Vereinigung Nordwestdeutscher bzw. Norddeutscher Chirurgen, und zwar viermal als deren Vorsitzender sowie als Schriftführer. 90 Jahre alt ist er geworden und am 24. Januar 1979 in Hamburg verstorben.

Dieser nun ein Bayer durch und durch: Hofrat Dr. med. **Franz Brunner** in München, einer aus der alten Garde, ist noch Schüler des Geheimrats Prof. Ottmar von Angerer in der Nussbaumstraße gewesen. Als Chefarzt der chirurgischen Abteilung des Krankenhauses rechts der Isar in München gelang es ihm zwischen 1885 und 1909 aus einem bescheidenen Krankenhaus eine moderne Einrichtung zu machen, aus welcher dann viel später – 1967 – die Medizinische Fakultät der TU München wurde. Von 1909 bis 1920 wirkte der noch vom Prinzregenten Luitpold von Bayern (1821–1912) zum Hofrat ernannte Brunner als Chefarzt und Ärztlicher Direktor des neu eröffneten Krankenhauses in München-Schwabing, eine mit allen Neuerungen ihrer Zeit versehenen Krankenanstalt. 1911 zählte Brunner zu den Gründungsmitgliedern der Bayerischen Chirurgenvereinigung. Immer für die Kranken da, galt sein Interesse neben der chirurgischen Behandlung dem Krankenhausneubau. Dr. Franz Brunner ist 94 Jahre alt geworden.

Nun wieder ein Hanseat. Obwohl am 4. Dezember 1910 im schlesischen Glogau (heute Glógow, PL) geboren, wurde Hamburg zu seiner neuen und bleibenden Heimat. Die Rede ist von **Hans-Wilhelm Buchholz**, dessen Name für immer mit der ENDO-Klinik in Hamburg-Altona verbunden bleibt. Buchholz studierte an zahlreichen Orten, wie das seinerzeit üblich war: in Jena, Königsberg, Münster, Berlin (Promotion) und Düsseldorf (Staatsexamen). Bis zur bitteren Neige musste er im zweiten Weltkrieg als Truppenarzt dienen. Danach absolvierte er im Allgemeinen Krankenhaus Hamburg-Heidberg seine chirurgische Ausbildung, die ihn befähigte, 1952 die chirurgische Chefarztstelle am renommierten Hamburger Krankenhaus St. Georg anzutreten. Schon seit Beginn der 1960er Jahre beschäftigte sich Buchholz mit der AO-Technik und dem künstlichen Gelenkersatz und entwickelte die erste alloplastische Hüftendoprothese in Deutschland. Eine geniale Entdeckung von ihm war der mit Antibiotika versetzte Knochenzement. 1971 verlieh ihm der Hamburger Senat den Professorentitel. Im Jahr seiner Pensionierung 1975, als er auch Ehrendoktor der Universität Hamburg wurde, gründete Prof. Buchholz die ENDO-Klinik in Altona, die zu einem Mekka der Endoprothetiker aufstieg. Zu dieser Klinik gehörte eine weitere in Wintermoor in der Lüneburger Heide, in der Rehabilitation und septische Eingriffe durchgeführt wurden. 20 Jahre lang leitete Prof. Buchholz diesen Klinikverbund, zum Schluss war er immerhin 85 Jahre alt! Im 91. Lebensjahr stehend, verstarb Hans-Wilhelm Buchholz am 24. März 2002 in Hamburg.

Wer sich in den 1960er und 1970er Jahren in der DDR der Handchirurgie zuwenden wollte, der kam an **Helene „Leni“ Büchter** nicht vorbei. Waren dem normal sterblichen Chirurgen damals Hospitationen bei Jörg Böhler in Wien oder Erik Moberg in Göteborg aus politischen Gründen verwehrt, so stand ihm in der Hallenser Klinik eine solche Möglichkeit offen. Dort operierte bei Prof. Schober eine Frau, derer wir uns noch heute dankbar erinnern: Helene Büchter. Sie wurde am 12. Februar 1916 als Pastorentochter in Wertherbach am Niederrhein geboren und ist am 3. Juni 2010 in Xanten verstorben. Sie ging den nicht einfachen Weg von der Krankenschwester zur Universitätsprofessorin. Die prekäre wirtschaftliche Situation hatte die junge Frau veranlasst, den Pflegeberuf zu ergreifen, und als examinierte Kranken- und Säuglingsschwester erhielt sie 1941 – der Bedarf an Ärzten war groß im Krieg! – einen Studienplatz, begann in Marburg, setzte das Studium in Graz und Düsseldorf mit kriegsbedingten Unterbrechungen und

Hilfseinsätzen fort und schloss es 1948 an der Medizinischen Akademie in Düsseldorf mit Staatsexamen und Promotion ab. Der Ärztemangel war im Osten Deutschlands am größten, und so sehen wir die junge Ärztin als Assistentin am Kreiskrankenhaus in Schönebeck an der Elbe und an der Chirurgischen Universitätsklinik in Halle an der Saale, wo die Professoren Werner Budde (1886–1960), Franz Mörl (1899–1979) und Karl Ludwig Schober (1912–1999) zu ihren Lehrern und Förderern wurden, was für eine Frau zu jener Zeit entscheidend, aber nicht selbstverständlich war. Als Frau Büchter 1957 die 74. Tagung der Deutschen

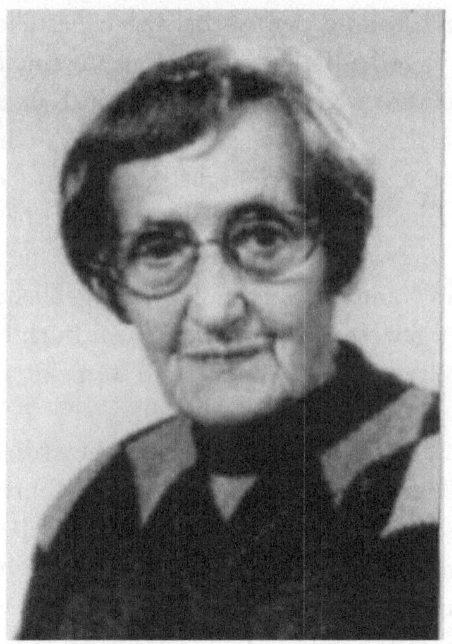

Abb. 10: Leni Büchter

Gesellschaft für Chirurgie in München besuchte, was vor dem Bau der Berliner Mauer 1961 noch möglich war, traf sie dort den „Papst" der europäischen Handchirurgie Prof. Erik Moberg (1905–1993) aus Göteborg. Dank des hartnäckigen Einsatzes ihres Chefs Mörl gelang es, Frau Büchter für fünf Wochen zur Hospitation jenseits des Eisernen Vorhangs nach Schweden zu Moberg zu schicken. Unter seiner Leitung – Moberg sprach deutsch – lernte Frau Dr. Büchter am Sahlgrenska Hospital die diagnostischen und operativen Verfahren der aufkeimenden Handchirurgie. In Halle baute sie dann an der Chirurgischen Universitätsklinik eine Abteilung für Handchirurgie auf, die, wie gesagt, zum Hospitationszentrum für auswärtige Kollegen wurde. 1972 habilitierte Dr. Büchter bei Schober, 1975 wurde sie Extraordinaria. 1972 war mit der „Chirurgischen Behandlung der verletzten und erkrankten Hand" aus ihrer Feder die erste Monographie zur Handchirurgie in der DDR erschienen. 1975 gründete Leni Büchter mit Gleichgesinnten die Arbeitsgemeinschaft für Handchirurgie und entfaltete auf dieser Basis eine nationale und internationale Wirksamkeit. Nach ihrer Emeritierung 1976 stellte Frau Prof. Büchter den Antrag auf Übersiedlung in ihre westdeutsche Heimat. Drei Jahre nach Antragstellung erhielt sie die Genehmigung und konnte den Möbelwagen bestellen. Da war sie 63 Jahre alt und noch voller Tatendrang. Sie nahm eine Stellung als Oberärztin am Evangelischen Krankenhaus in Köln-Kalk an und baute dort die Hand-, Plastische- und Wiederherstellungs-Chirurgie auf. 1990 wurde Frau Prof. Büchter Ehrenmitglied der Deutschen Arbeitsgemeinschaft für Handchirurgie. Ihre allerletzten Jahre waren von Krankheit überschattet. Zu ihrem 90. Geburtstag und noch mehr nach ihrem Tod am 3. Juni 2010 in Xanten erwiesen der ledig gebliebenen und „mit der Arbeit verheiratet gewesenen" Frau Prof. Leni Büchter die Granden der Handchirurgie weltweit Anerkennung und Respekt (Abb. 10).

Am 8. Oktober 2020 feierte in Münster der emeritierte Ordinarius für Chirurgie, Prof. **Hermann Bünte**, seinen 90. Geburtstag. In Nürnberg geboren, spielte sich ein großer Teil seines Berufslebens in Erlangen ab. Dort studierte und promovierte er, dort trat er 1958 in die Chirurgische Klinik der Friedrich-Alexander-Universität ein und wurde Schüler von Gerd Hegemann (1912–1999). Von diesem gefördert, tat sich Bünte auch in der weiten Welt um, war Hospitant in Kliniken von Harvard, New York, London und Edinburgh. 1964 habilitierte er in Erlangen, 1969 wurde er apl. Professor. Als 1973 ein Nachfolger von Prof. Paul Sunder-Plassmann (1905–1984) in Münster gesucht wurde, fiel die Wahl auf den Franken Bünte. In Münster wirkte Bünte fast ein Vierteljahrhundert als Klinikdirektor und Ordinarius für Chirurgie. Mit Ausnahme der Herz- und Neurochirurgie pflegte er die gesamte Bandbreite seines Faches einschließlich der Kinderchirurgie und Urologie. Büntes besonderes Interesse galt jedoch der Abdominalchirurgie, der experimentellen Chirurgie, die folgerichtig in die Transplantationschirurgie mündete und als echter Hegemann-Schüler der Onkochirurgie. Über all das hat er viel veröffentlicht; ein älteres Publikationsverzeichnis umfasst über 250 Einzelarbeiten und zahlreiche Bücher. In den Blick der Öffentlichkeit geriet der Professor, als er 1981 als Konsilarius zu dem schwer verletzten Papst Johannes Paul II. nach Rom gerufen wurde. Ein politischer Wirrkopf hatte ein Attentat auf den Pontifex verübt und ihn mit Pistolenschüssen lebensgefährlich verletzt. Polytrauma! Die meisten Probleme bereiteten die Bauchschüsse mit Dünndarmverletzung und Peritonitis. In einer mehrstündigen Operation retteten die italienischen Chirurgen Prof. Francesco Crucitti (1930–1998) und Prof. Gian Carlo Castiglioni (1921–1994) und Bünte im Gemelli-Krankenhaus dem Papst das Leben. – Hermann Bünte ist auch als Maler hervorgetreten, hat ausgestellt und auch einige medizinische Werke selbst illustriert wie „Die Macht der Einzeller", „Spektrum der Medizin" oder „Chirurgie. Naturwissenschaft und Handwerk". Am 2. März 2021 ist er im 91. Lebensjahr eingeschlafen.

Eine dem Autor befreundete ehemalige Pflegedienstmitarbeiterin der Chirurgischen Universitätsklinik B in Zürich schwärmte von ihrem Chef. Es war die hohe Zeit des Prof. **Hans-Ulrich Buff** in den 1970er Jahren. Der Appenzeller, am 14. März 1913 in Ausserrhoden als Sohn eines Landarztes geboren, studierte er in Zürich, Genf, Bern, Wien und wieder in Zürich, wo er nach einer Vorbildung in der Genfer Pathologie das chirurgische Handwerk erlernte und unter Paul Clairmont (1875–1942), vor allem aber unter Alfred Brunner (1890–1972) diente. Am Ende des zweiten Weltkriegs sehen wir ihn als Mitglied der chirurgisch-orthopädischen Mission der Schweiz für Jugoslawien. Buff leitete ein Ärzteteam im Auftrag der Centrale Sanitaire Suisse (CSS) und behandelte 1945 in Zagreb auch Angehörige von Titos Partisanenarmee.

1951 habilitierte er in Zürich und widmete sich mehr und mehr der Unfall-, Plastischen und Wiederherstellenden Chirurgie. Von 1954 bis 1961 sammelte „Ueli", wie ihn seine Freunde nannten, Leitungserfahrungen als chirurgischer Chefarzt des Bürgerspitals Solothurn, bevor er als Ordinarius nach Zürich berufen wurde. Direktor der Chirurgischen Universitätsklinik A war zur gleichen Zeit Åke Senning (1915–200). Der gut aussehende sportliche Dr. Buff war wegen seiner Offenheit beliebt und gefürchtet gleichermaßen. „Seine" Chirurgische Klinik B in Zürich hat er zu einem Zentrum der Wiederherstellungschirurgie und Sporttraumatologie gemacht, hier hat er das erste Schweizer Verbrennungszentrum eröffnet. Buff war mit einer Französin verheiratet und ein schon fast professioneller Skifahrer. Seit 1984 emeritiert, verbrachte „Ueli" seine letzten Lebensjahre bei geistiger Frische, aber reduzierter Beweglichkeit in seinem Heim in der Kirchgasse in der Zürcher Altstadt. Am 27. März 2004 ist er im Alter von 91 Jahren verstorben.[16]

In den „Personalia" des Ärzteblattes Sachsen wurde ihr jüngst zum 96. Geburtstag am 24. Mai des Jahres 2021 gratuliert: Frau Dr. med. **Edith Burkhardt**. Sie ist Erfurterin des Jahrgangs 1925, Chirurgin und Rehabilitations-Ärztin. Studiert hat sie in Jena, wurde dort 1951 approbiert und promovierte 1954 an der Universität von Halle an der Saale. Ihre chirurgische Ausbildung erhielt die junge Frau als eine der wenigen weiblichen Assistentinnen bei Prof. Egbert Schwarz (1890–1966) an der Medizinischen Akademie Erfurt (gegr. 1954–geschl. 1993). Dr. Burkhardt erlebte noch das kurze Direktorat von Theo Becker (1916–1991) und „diente" dann noch unter dem eigenwilligen Werner Usbeck (1920–2007). Frau Burkhardt ist als Fachärztin für Chirurgie und Urologie bis ins hohe Alter sozialmedizinisch und beratend tätig gewesen. Verheiratet war sie mit OMR Dr. med. Volkmar Burkhardt (1925–2013).

Ein Blick über die Grenzen erweitert den Horizont und führt zu mehreren Hochbetagten in der Gruppe der ausländischen Chirurgen, von denen **Christian Cabrol** einer ist. Er stammte aus Chézy-sur-Marne, unweit des Champagner-Gebietes, geboren dort am 16. September 1925. Als er am 16. Juni 2017 in Paris im Alter von 91 Jahren verstarb, lagen 400 Herztransplantationen hinter ihm! Die Herzchirurgie hat ihn weltweit bekannt gemacht. Cabrol traf Christaan Barnard(1922–2001), hospitierte bei Walton Lillehei (1918–1999) und Norman Shumway (1923–2006) in den USA und fand in der Pariser Salpêtrière seine chirurgische Heimat. Zeitgenossen, Mitarbeiter und Beobachter nannten ihn „einen Mann des Herzens", mutig, freisinnig, enthusiastisch und fantasievoll. 1989 zählte er zu den Gründern von „L'Association France Transplant". Parallel dazu engagierte sich Prof. Christian Cabrol politisch als Mitglied der Republikanischen Partei Frankreichs (später UMP), war mehrfacher Stadtrat in Paris und Europaabgeordneter. Er

16 https://www.uzh.ch/zuvdoku/tz/_Nekrologe/einzelne_Nekrologe-ab_2025/Buff Hans-Ulrich.pdf [24.02.2021].

hat Fachliteratur und Essays geschrieben und ist zweimal verheiratet gewesen, einmal mit einer Anästhesistin und dann mit einer Schauspielerin.

Jeder Chirurg, auch wenn er sich nicht auf Neuro- und Wirbelsäulenchirurgie spezialisiert hat, sollte mit dem Namen Cloward etwas anfangen können. **Ralph Bingham Cloward** war der Mann, der die ventrale und dorsale Wirbelkörperverblockung bei Verletzung und Erkrankung in die Praxis einführte, wobei er im Bereich der Halswirbelsäule den anterioren und im Bereich der Lendenwirbelsäule den posterioren Zugang wählte. R.B. Cloward wurde am 24. September 1908 in der Mormonenstadt Salt Lake City geboren, besuchte die Universitäten von Hawaii, Utah und Chicago, wo er 1934 promovierte. In Hawaii und Chicago – hier unter Prof. Percival Bailey (1892–1973) – erhielt Cloward seine chirurgische und neurochirurgische Ausbildung, unterbrochen vom Kriegsdienst im Pazifik. Bei dem japanischen Überfall auf die US-Flotte in Pearl Harbour hat Cloward der Überlieferung nach in vier Tagen 44 Kraniotomien durchgeführt. Professuren nahm Cloward an den Universitäten von Chicago, Oregon, Hawaii und Südkalifornien wahr. 40 Jahre lang amtierte er als Präsident der Western Neurosurgical Society. Cloward schrieb Lehrbücher und entwickelte über 100 Instrumente für die Neurochirurgie und Neurotraumatologie. Bis ins hohe Alter aktiv und in der ganzen Welt angesehen, wurde Cloward 92 Jahre alt und starb am 13. November 2000 in Honolulu auf Hawaii.

Kurz vor seinem 92. Geburtstag verstarb am 16. Januar 2023 in Pforzheim der Unfallchirurg Prof. **Hans-Günter Coerper**. Der Sohn eines Landarztes wurde am 26. Februar 1931 in Meisenheim in der Pfalz geboren und hat bereits in jungen Jahren seinen Vater zu Patienten über Land begleitet. Dem Medizin-Gen folgend, studierte er in Heidelberg, das auch zu seiner chirurgischen Heimat werden sollte. Seine Lehrer waren Karl-Heinrich Bauer (1890–1978) und Fritz Linder (1912–1994). 1966 ging er als leitender Oberarzt und Chefarztverteter an das Städtische Klinikum in Pforzheim, etablierte dort die Gefäßchirurgie, implantierte den ersten Herzschrittmacher in der Region und führte die ersten Bypassoperationen durch. 1975 wechselte Dr. Coerper an das Siloah-Krankenhaus in Pforzheim, wo er dann von 1982 bis 1997 Chefarzt der gefäßchirurgischen Abteilung war. Bekannt geworden ist er außerdem durch wissenschaftliche Operationsfilme und die Notfallmedizin. Der Hobbyreiter war mit einer Krankengymnastin verheiratet und hatte zwei Söhne, von denen einer Jurist und der andere inzwischen chirurgischer Chef in einer Nürnberger Klinik ist. Mit einem seiner acht Enkelkinder wird der ärztliche Beruf in die vierte Generation getragen.[17]

Auch **Denton Arthur Cooley** schmückte das Literaturverzeichnis der Inaugural-Dissertation des Verfassers. Es war vor allem die von Cooley zusammen mit J.M. Stoneburger verfasste Arbeit „Transventricular mitral commissurotomy" von 1959. Der Texaner Cooley wurde am 22. August 1920 in Huston geboren, und es ist nicht häufig, dass jemand in seiner Geburtsstadt die höchsten Triumphe feiert. Bei Cooley war das der Fall. Denton Arthur studierte zunächst Zoologie in Huston, dann Medizin in Galveston und an der Johns Hopkins University in Baltimore, wo er 1944 promovierte und dem damals schon namhaften Herzchirurgen Alfred Blalock (1899–1964) bei der ersten Operation einer Fallotschen Trilogie assistierte. Cooleys chirurgische Ausbildung vollzog sich an gleicher Stelle von 1944 bis 1950, unterbrochen vom Kriegseinsatz, der ihn u.a. als Sanitätsoffizier in das besetzte Linz an der Donau führte. Nach einem Studienaufenthalt in London erhielt Cooley eine Professur im heimatlichen Huston, wo er mit → DeBakey zusammenarbeitete und 1962 das Texas Heart Institut gründete. 1955 setzte er zum ersten Mal eine Herz-Lungen-Maschine bei Operationen am offenen Herzen ein (zur gleichen Zeit wie Ernst Derra in Düsseldorf). Der ostdeutsche Doktorand konnte dann zur Kenntnis nehmen, dass D.A. Cooley auch zu den Pionieren der Herztransplantation und des temporären Kunstherzens gehörte. Was er damals noch nicht wusste, war der Rekord Cooleys in der Herztransplantation. So führte dieser 1968 vier Herzverpflanzungen in 18 Tagen durch! Erst eng mit seinem Kollegen DeBakey verbunden, kam es 1969 im Zusammenhang mit der ersten Kunstherztransplantation zu einem ernsthaften Zerwürfnis, das erst beim 99. Geburtstag DeBakeys 2007 beendet wurde. Typisch die Anekdote, die über Cooley kolportiert wurde: Von einem Anwalt vor Gericht befragt, ob er sich für den besten Herzchirurgen der Welt halte, bejahte Cooley diese Frage. Der Anwalt insistierte: Ob dies nicht etwas zu un-

---

17 https://www.pz-news.de/pforzheim_artikel,-Pionier-der-Gefaesschirurgie: Hans-Guenter-Coerper-wird-90-_arid,1540284.html [23.04.2023].

bescheiden sei, und Cooley darauf: Ja, vielleicht, aber er stehe ja unter Eid!

Zur deutschen Chirurgie pflegte Cooley enge Beziehungen und war Korrespondierendes Mitglied der Deutschen Gesellschaft für Chirurgie. Das Rekordalter seines Freund-Feindes DeBakey von knapp 100 Jahren verfehlte Cooley um drei Jahre. Denton Arthur Cooley verstarb am 15. November 2016 mit 96 Jahren in Huston.

Kommen wir gleich zu dem soeben erwähnten Herzchirurgen **Michael Ellis DeBakey**. Der Sohn libanesischer Einwanderer namens Dabaghi übertraf bei weitem die von seinen Eltern in ihn gesetzten Hoffnungen. Er studierte Medizin in New Orleans, lernte René Leriche (1879–1955) in Straßburg und Martin Kirschner in Heidelberg kennen, leistete Sanitätsdienst im zweiten Weltkrieg und machte sich schon damals mit

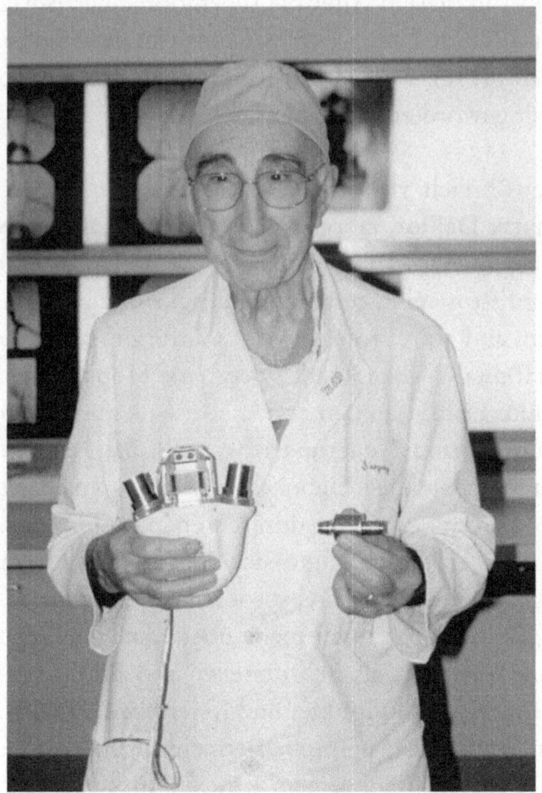

Abb. 11: Michael DeBakey

der „Erfindung“ eines mobilen chirurgischen Krankenhauses einen Namen. Von 1937 bis 1948 an der Chirurgischen Universitätsklinik von Tulane und von 1948 bis 1993 als Professor in Huston, avancierte DeBakey zu einem Herzchirurgen, der sich bis ins hohe Alter mit seinem Kollegen und Rivalen → Cooley darüber stritt, wer wohl von ihnen der größte Chirurg der Welt auf diesem Gebiet sei. Auf DeBakey gehen nicht nur die Entwicklung der Herz-Lungen-Maschine und des Kunstherzens zurück, sondern auch zahlreiche andere herzchirurgische Großtaten wie die Transplantation und die Bypass-Operation. DeBakey hatte die Großen der Welt auf dem OP-Tisch wie den jugoslawischen Staatschef Josip Broz Tito oder den russischen Präsidenten Boris Jelzin. DeBakey war Preisträger und Preisgeber, Ehrenmitglied, Medaillen- und Ordensträger und soll im Laufe seines Chirurgenlebens über 60 000 Operationen durchgeführt haben. Mit 97 Jahren operierte er noch und überstand selbst in diesem Alter die Operation einer Aortenruptur. Am 7. September 1908 in Lake Charles/Louisiana geboren, endete DeBakeys Leben am 11. Juli 2008 in Huston/Texas. Zwei Monate später wäre er 100 Jahre alt geworden (Abb. 11).

Eine außergewöhnlich vielseitige Persönlichkeit begegnet uns in dem Franzosen **Pierre Delbot**, Jahrgang 1861, geboren am 15. November. Er stammte aus dem Ort La Ferté-Gaucher im Departement Seine-et-Marne, hatte in Paris seine gesamte schulische und akademische Ausbildung erhalten und war Professor der Chirurgie geworden, zuerst im berühmten Hôpital Necker und zuletzt im Hôpital Cochin. Wissenschaftlich zählte Delbot zu den ersten konsequenten Aseptikern in seinem Lande und ersann Neuerungen wie z.B. die Peritoneallavage und eine Entlastungsapparat bei Unterschenkelfrakturen. Auch arbeitete er an großen chirurgischen Operationslehren mit. Für einen Chirurgen nicht gerade typisch, beschäftigte sich Delbot mit Ernährungsproblemen und Agrochemie. Zur Krebsprophylaxe empfahl er Magnesiumchlorid. Was Delbot aber noch mehr über seine Zeitgenossen heraushob, war seine Tätigkeit als Schriftsteller und Bildhauer; er reüssierte mit Ausstellungen von Skulpturen und Keramiken. Die Erfahrungen des Alters nutzte er für philosophische Betrachtungen. Mit 96 Jahren starb Delbot am 17. Juli 1957 auf seinem Landsitz im heimatlichen La Ferté-Gaucher.

Wenn man der Lebensbeschreibung dieses Mannes folgt, dann ist aus dem italienischen Einwandererkind ein großer Chirurg und Humanist geworden. **Anthony F. DePalma** kam am 12. Oktober 1904 in Philadelphia in den USA zur Welt. An der Universität von Maryland erhielt er seine akademische Vorbildung und am Jefferson Medical College dieser Hochschule 1929 sein medizinisches Diplom. Eine Art zweijähriger Pflichtassistenz absolvierte Dr. DePalma am General Hospital in Philadelphia, um dann zielstrebig die Chirurgenlaufbahn einzuschlagen, zuerst als Assistent am Staatlichen Krankenhaus von Coldane, einer Bergarbeiterstadt in Pennsylvania, dann in New Jersey und New York. Ab 1942 diente er auf einem Hospitalschiff der US-Navy, darunter auch im Pazifik. Nach Ende des Krieges verweilte er noch einige Zeit im Marinehospital von Philadelphia, setzte dann aber rasch seine Karriere in der Hochschulmedizin fort. DePalma hatte sich auf dem Gebiet der orthopädischen Chirurgie spezialisiert, wurde Professor und Klinikdirektor an der Thomas Jefferson Universität. Seinen Abschied reichte Professor DePalma 1970 nach zwanzigjähriger Tätigkeit ein, zog nach Florida um und blieb weiterhin beruflich aktiv. So nahm er für fünf Jahre ein Angebot des New Jersey College als Chairman der orthopädischen Chirurgie an. Zurück in Pompano Beach, Florida, eröffnete DePalma eine chirurgische Privatpraxis und betrieb diese bis zu seinem 79. Geburtstag. Er hat Lehrbücher geschrieben und ist Chefredakteur der seinerzeit bedeutenden amerikanischen Fachzeitschrift „Clinical Orthopaedics & Related Research“ gewesen. Am 6. April 2005 ist Anthony DePalma im Alter von 100 (!) Jahren in Pompano Beach gestorben. In der Jefferson-Universität gibt es einen Hörsaal, der seinen Namen trägt. Von seinen drei Kindern dürfte der Filmregisseur Brian DePalma das bekannteste sein.

„Ja, ja, der alte Hofrat“, sprachen die Tübinger, wenn sie den Emeritus durch die Stadt gehen und sogar noch auf die höchsten Anhöhen steigen sahen. Alte Professoren gab es in der Universitätsstadt genügend, aber der Professor Dick war schon etwas Besonderes. Ein Dutzend Jahre hatte er die Chirurgie an der Eberhard-Karl-Universität vertreten und so manchem Bürger das Leben gerettet. Seine Wiege hatte in Deutsch-Beneschau (heute Benesov nad Cernou, Tschechien) in Südböhmen gestanden, wo er am 1. Juni 1899 das Licht der Welt erblickte. Nach dem Abitur in Budweis diente **Walter Dick** in der Tiroler-

Gebirgsartillerie, man lebte ja noch in der k.-u-k.-Monarchie. Prag war dann der Ort seines Medizinstudiums, seiner Promotion 1925 und seiner chirurgischen Ausbildung. Sein Lehrer war in erster Linie Hermann Schloffer (1868–1937) gewesen, dann Viktor Lieblein (1869–1939), nachdem er sich am Histologischen und am Pathologischen Institut der Deutschen Universität Prag entsprechen vorbereitet hatte. 1937 habilitierte sich Dick bei Schloffer und erhielt die Möglichkeit, sich bei

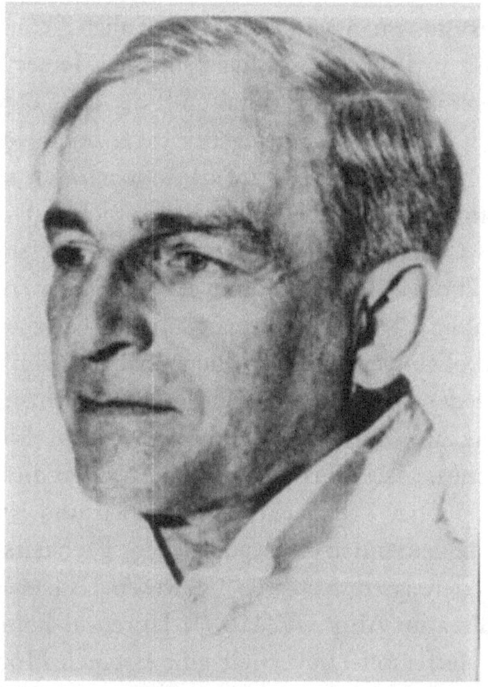

Abb. 12: Walter Dick

Prof. Herbert Axel Olivecrona (1891–180) in Stockholm neurochirurgisch weiterzubilden. Nach dem Tod von Schloffer und Lieblein zweimal bei der Berufung auf das Prager Ordinariat übergangen, wechselte Dick 1940, inzwischen außerplanmäßiger Professor, als Vorstand der Chirurgischen Klinik an das Stadtkrankenhaus Bulowka. Hier operierte er zusammen mit dem Ordinarius der Chirurgischen Universitätsklinik, Josef Hohlbaum (1884–1945), den am 27. Mai 1942 bei einem Attentat schwer verletzten SS-Obergruppenführer und stellvertretenden Reichsprotektor von Böhmen und Mähren, Reinhard Heydrich, der eine

Woche später seinen Verletzungen erlag. Nach dem Krieg begann Dicks Odyssee, zunächst am Krankenhaus Baden bei Wien, dann als Primarius am Landeskrankenhaus in Klagenfurt. Wenn auch der neue österreichische Staat das Führen des Adelstitels verboten hatte, so erlaubte er doch die Verleihung alter Titel wie den eines Hofrats, obwohl es keinen (Kaiser)Hof mehr gab. Dick blieb also nach 1945 weiter österreichischer Hofrat und bekam – ausgleichende Gerechtigkeit – dann noch sein Ordinariat, und zwar in der Bundesrepublik Deutschland. 1950 folgte er dem Ruf nach Köln als Nachfolger des Österreichers Hans von Haberer (1875–1958), der förderndes Mitglied der SS gewesen war. Fünf Jahre später wechselte Dick auf den Lehrstuhl in Tübingen, das über eine modernere Klinik verfügte als Köln, und blieb dort bis zu seiner Emeritierung 1967. Dick wurde als „Mann mit goldenen Händen" beschrieben, sorgfältig und trotzdem rasch operierend, bescheiden in seinem Wesen und immer darauf bedacht, ein guter Arzt und Lehrer zu sein. „Nicht sprechen" stand über den Tübinger Operationssälen und bei der Indikationsstellung zur Operation ist von ihm der Satz überliefert „Wir können es machen, aber schauen Sie, nützen wir dem Kranken wirklich?" Zwar ist er Ehrenmitglied der Deutschen Gesellschaft für Chirurgie gewesen, nicht aber ihr Präsident. Aber das waren ja Kern, Schwaiger und andere auch nicht, nicht einmal der große Billroth. Seine letzten Lebensjahre verbrachte Hofrat Dick im idyllischen St. Kanzian am Klopeiner See in Kärnten, wo er am 10. September 1990 verstarb. Er ist 91 Jahre alt geworden.

Ein für seinen Geburtsjahrgang in Deutschland fast typischen Lebensweg hatte Dr. **Hans-Hermann Dietrich** hinter sich, als ihm seine große Familie und die örtlichen Honoratioren im Jahre 2012 zu seinem 90. Geburtstag gratulierten. 1922 als Sohn eines Offiziers in Torgau an der Elbe geboren, musste er noch vor Beendigung des Gymnasiums in den Krieg und an mehreren Frontabschnitten schon als 19-Jähriger das Skalpell in die Hand nehmen. In Innsbruck konnte Hans-Hermann das Physikum ablegen, bevor er wieder an die Ostfront kommandiert wurde. Obwohl ohne Staatsexamen, setzte man ihn als Truppenarzt ein. Während des Rückzuges geriet er in russische Gefangenschaft, die bis 1949 dauerte und ihn als Lager- und Lazarettarzt forderte. Danach war es Dietrich möglich, in Rostock sein Studium abzuschließen und am Kreiskrankenhaus seiner Heimatstadt Torgau die chirurgische Facharztausbildung zu absolvieren. Die bürgerlich-christliche Familie wurde von der Staatssicherheit der DDR observiert und drangsaliert, so dass sie sich 1958 entschloss, in die BRD zu flüchten. Über das Notaufnahmelager in Berlin-Marienfelde kam die inzwischen vierköpfige Familie nach Bad Oldesloe, wo der junge Chirurg an einem bald geschlossenen kleinen konfessionellen Krankenhaus noch seinen zweiten Facharzttitel erwarb, und zwar den für Orthopädie. Auf der Suche nach einem Arbeitsplatz landete Dr. Dietrich in der Kleinstadt Frankenberg im Ederkreis. Hier blieb er nun sein ganzes weiteres Leben, wurde als langjähriger Oberarzt des Krankenhauses eine stadtbekannte Persönlichkeit, auch, weil er sich sozial engagierte und über Jahrzehnte im DRK, im Ärztlichen Kreisverein und in der Lebenshilfe e.V. mitarbeitete. Mit 92 Jahren hat er noch praktiziert! Und am 20. Juni 2017 ist er, 95-jährig, in Frankenberg eingeschlafen.

Da kam ein untersetzter, eher kleiner Mann am Morgen in das Stationszimmer und teilte den Famulus in gepflegtem Sächsisch zur Sitzwache bei einer Frischoperierten ein. Das war Oberarzt Dr. med. **Alfred Dippmann,** der es jedoch nach über 8 Stunden „vergaß“, den Studenten von seinem Posten ablösen zu lassen. Da musste man erst intervenieren. Dippmanns Weg vom „gelernten Bauchchirurgen“, als den er sich gern bezeichnete, zum Thoraxchirurgen war dann später nachzuverfolgen. Dippmann war 1962 als junger Facharzt mit seiner Frau Gertrud vom Bergarbeiterkrankenhaus Annaberg im Erzgebirge ins thüringische Bad Berka gekommen, wo Prof. Eberhard Hasche (1920–1973) die Thoraxchirurgie aus- und die Herzchirurgie aufbaute. Beide Dippmanns waren Chirurgen, beide wurden als Oberärzte eingestellt. Sie hatten sich beim Studium in Leipzig kennengelernt und am 28. Juni 1956 geheiratet. Alfred hat in Bad Berka anfangs noch allgemeinchirurgische Eingriffe durchgeführt, diese aber mit der Profilierung der Klinik zu einem Zentrum der Thorax- und Kardiochirurgie aufgeben und sich dem neuen Spezialgebiet widmen müssen. Mit der Trennung in eine Klinik für Thoraxchirurgie und eine für Herzchirurgie Ende der 1970er Jahre, brachte es Dr. Alfred Dippmann sogar bis zum Chefarzt der Thoraxchirurgie. Ehefrau Dr. Getrud Dippmann (1928–2009) vertrat die „Abteilung Wissenschaft“ innerhalb der Familie und war gewissermaßen „die rechte Hand“ des Professors. Alfred war mehr Praktiker und oft kurz angebunden. Wenn er einmal vom Chef zu einem Vortrag „verdonnert“

wurde, dann war das schweißtreibende Arbeit, so geschehen auf der II. Thorax-Tagung 1966 in Bad Berka, die noch vom Altmeister der Lungenheilkunde, Prof. Adolf Tegtmeier (1894–1975) geleitet wurde. Herr Dippmann sprach über „Allgemeinchirurgische Eingriffe bei komplizierenden Lungenkrankheiten“ und konnte hier seine Erfahrungen einbringen. OA Dr. Alfred Dippmann war ein sehr sorgfältiger, aber auch sehr langsamer Operateur. Dazu sei eine Szene angeführt, die sich während einer Lobektomie etwa um 1970 abspielte. Die Anästhesie hatte auch in Bad Berka längst Fuß gefasst und war eine selbständige Abteilung mit einem versierten Chef geworden. Einer von dessen Mitarbeitern, angehender Facharzt, saß nun am Kopfende am Gerät und überwachte die Narkose. Der Zeitfaktor und die Parameter des Patienten bereiteten ihm Sorgen. Er wirft einen Blick über die Abdeckung,

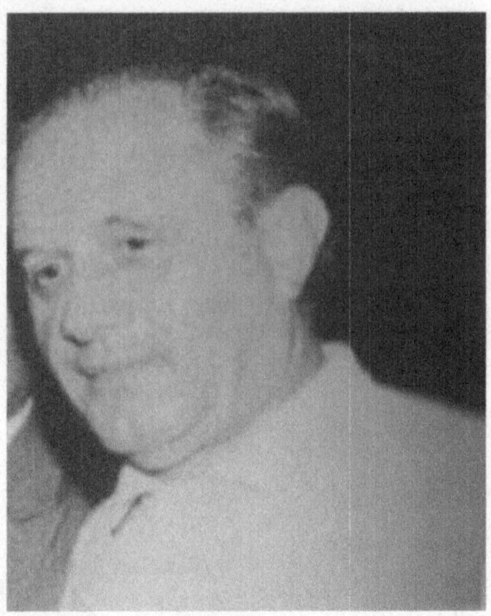

Abb. 13: Alfred Dippmann

nimmt Blickkontakt mit dem Operateur auf und sagt höflich: „Herr Oberarzt, dem Patienten geht es nicht gut, könnten Sie bitte etwas schneller operieren?“ Der so Angesprochene kann sich nur mühsam beherrschen und poltert zurück: „Nu wärd'n se mal nich flääzsch, Bedäubungsbulle!“ Totenstille. Auch wenn es danach nicht schneller ging, kam die Operation zu einem guten Ende.

Die Dippmanns, die kinderlos geblieben waren, schieden fast zeitgleich aus dem Berufsleben aus. Alfred Dippmann, geboren am 16. Mai

1922 in Frankenberg im tiefen Sachsen, überlebte seine Ehefrau um fast 10 Jahre. Da war seine reife Leistung am Operationstisch längst umnebelte Vergangenheit. Er litt in seinen letzten Lebensjahren an Altersdemenz und verstarb am 7. Dezember 2018 in einem Pflegeheim in Markranstädt bei Leipzig, 96 Jahre alt (Abb. 13).

Den Namen Dönitz in eine PC-Suchmaschine eingeben heißt, tausend Mal auf den Namen des Admirals und Kriegsverbrechers Karl Dönitz zu stoßen. Wir meinen aber Professor Dr. med. **Alfred Dönitz**, den Chirurgen und Schüler von August Bier. Die biographischen Daten sind dünn. Er muss, 1878 geboren, eng mit Berlin verbunden gewesen sein. Ein Gruppenbild aus der I. Chirurgischen Universitätsklinik Berlin (Ziegelstraße) zeigt die Mannschaft um den Chef August Bier in der

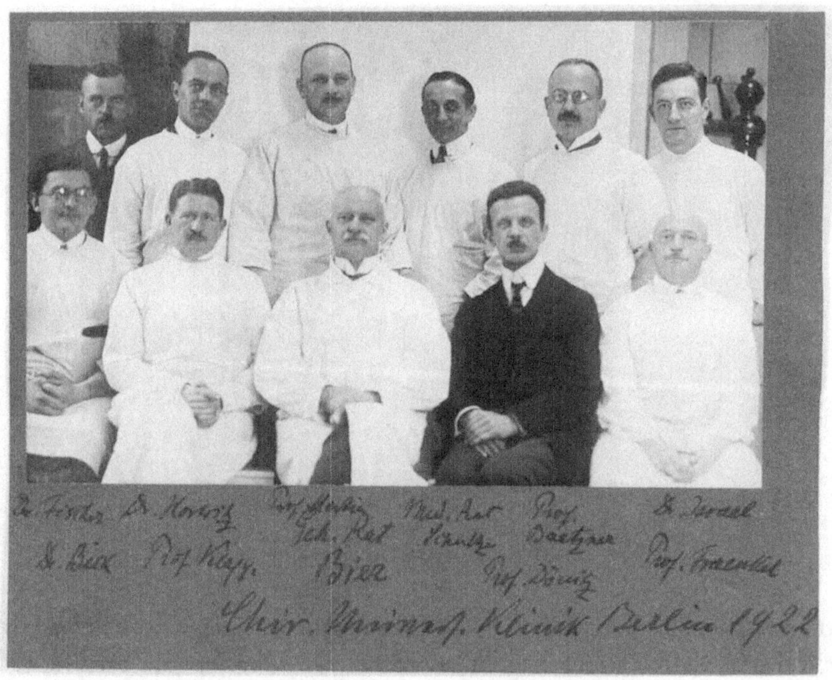

Abb. 14: Alfred Dönitz (in schwarzer Jacke)

Mitte, umgeben von seinen ärztlichen Mitarbeitern, alle männlichen Geschlechts, darunter die Professoren Klapp, Baetzner, Dönitz, Fraenkel, Israel und Martin. Links neben dem Meister sitzt der bei diesem habilitierte Prof. Alfred Dönitz , als einziger nicht im weißen Arztkittel, sondern im Zivilanzug mit Stehkragen und Krawatte. Angeregt von August Bier beschäftigte er sich u.a. mit der Spinalanästhesie und mit einer Stauungsbinde, um die Anästhesiehöhe an Extremitäten steuern zu können. Prof. Dönitz hat von 1928 bis 1935 als chirurgischer Chefarzt am Kreiskrankenhaus in Groß-Lichterfelde gewirkt, wo vor ihm auch der berühmte Carl Ludwig Schleich (1859–1922) tätig gewesen ist. Prof Dönitz hat 1940 noch in der Steglitzer Schlossstraße 33 gewohnt und ist 1969 in Berlin im Alter von 91 Jahren gestorben. Von einem seiner Mit-Professoren bei Bier, Arthur Israel, wissen wir, dass dieser, ein Sohn des namhaften Urologen Prof. James Israel (1848–1926), Oberarzt bei Bier, 1933 entlassen, dann Chefarzt am Israelitischen Krankenhaus in Hamburg und 1940 in die USA emigriert ist. Israel praktizierte in New York und kehrte 1959 nach Deutschland zurück (Abb. 14).

Bei vielen der alten Meister in des Wortes doppelter Bedeutung ist festzustellen, dass sie zu ihrer Zeit an ihrem Wirkungsort und häufig auch darüber hinaus einen hohen Bekanntheitsgrad besaßen, bewundert und verehrt worden sind, nach ihrem Tod noch einen gewissen Nachklang hatten, dann aber der Vergessenheit anheimzufallen drohen, die Familie

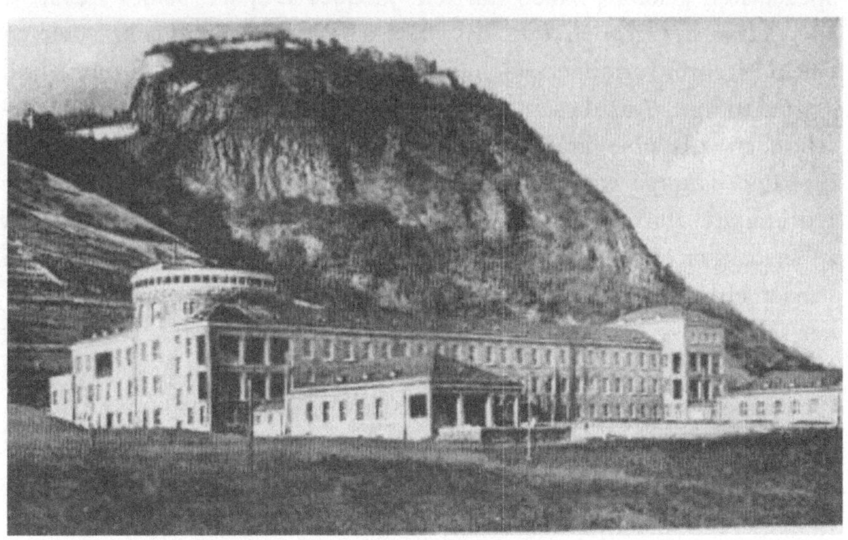

Abb. 15: Das Krankenhaus Singen am Hohentwiel

freilich ausgenommen. Der langjährige Chef der Chirurgie des eindrucksvollen Krankenhauses am Fuße des Hohentwiel in Singen, Prof. Dr. med. **Joseph Dortenmann** war ein solches Vorbild, was man daran erkennen kann, dass er sowohl die Unfallchirurgie, erlernt bei Jörg Böhler, betrieb als auch die Lungenchirurgie in der Fachklinik Wangen im Allgäu. Geboren am 29. September 1919 in Tübingen, wurde die dortige Chirurgische Universitätsklinik zu seiner Ausbildungsstätte und der legendäre → Prof. Walter Dick, der „Hofrat", zu seinem Lehrer. An der Eberhard-Karl-Universität habilitierte Dortenmann und wurde Professor. 20 Jahre lang, von 1955 bis 1975, führte er mit Geschick und Erfolg die Chirurgie am Hohentwiel und stand von 1970 bis 1975 als Ärztlicher Direktor dem gesamten Klinikum (der heutigen Hegau-Bodensee-Klinik) (Abb. 15) vor, auch äußerlich von imponierender Gestalt. Er hat eine Zeit lang in Gaienhofen gewohnt und hat dort den berühmten Maler Otto Dix kennengelernt, der im Ortsteil Hemmenhofen lebte. Gestorben ist Dix übrigens in Singen. Im 92. Lebensjahr vollendete sich in Hirschau am 18. März 2012 das Leben des Chirurgen Joseph Dortenmann.

Er muss ein großer Mann gewesen sein, wenngleich ihn hierzulande nur Spezialisten gekannt haben dürften: **Jacques Duparc**, seines Zeichens „der letzte der großen französischen Chefs der Orthopädie", wie in einem Nachruf formuliert. Gemeint ist die orthopädische Chirurgie und Traumatologie. Auf diesem Gebiet hat Professor Duprac auch viel geschrieben, z.B. über Frakturen und chirurgische Techniken in der Orthopädie. Duprac war ein Meister der Handchirurgie ebenso wie der Extremitätenchirurgie. Über seine Vorgeschichte wissen wir nicht viel, außer dass er 1924 geboren wurde, viel später Professor wurde und im Pariser Hospital Bichat seine chirurgische Heimat fand. Ein Teamworker sei er gewesen, aber auch ein gestrenger Lehrmeister. Duprac war Mitbegründer der European Federation of National Association of Orthopaedics and Traumatology (EFORT). Lange über sein Ausscheiden aus der aktiven operativen Tätigkeit ist er noch als Präsident und beratend in wissenschaftlichen Gesellschaften tätig gewesen, bevor er am 15. April 2022 im sagenhaften Alter von 98 Jahren in Paris dieser Welt ade sagte.

Wir nehmen an, dass er ein feuriger Sizilianer war, schließlich wurde **Francesco Durante** am 29. Juni 1844 in Letojanni Gallodoro auf dieser Insel geboren. Er ist nicht zu verwechseln mit dem Barock-Komponisten gleichen Namens. Unser Francesco war der Sohn des Dorfbürgermeisters von Gallodoro, der seinen Sohn gern als Ingenieur gesehen hätte, sich dann aber mit dem Medizinstudium versöhnte. Francesco studierte im heimatlichen Messina, dann in Neapel, wo er auch promovierte. Seine chirurgischen Anfänge sind in Florenz zu verorten, es schloss sich eine Studienreise durch Europa an, die ihn auch zu Langenbeck in Berlin, zu Billroth in Wien und zu anderen führte. In Rom wurde Dr. Durante dann sesshaft, stieg zum Professor der Chirurgie auf und war einer der Pioniere der italienischen Neurochirurgie. Außerdem hatte er 1872 in Rom mit einem Kollegen das chirurgisch-poliklinisches Institut „Umberto I" gegründet. In Rom amtierte Durante ferner als Dekan der Medizinischen Fakultät, war Mitbegründer der italienischen Chirurgengesellschaft und gehörte der französischen, englischen und deutschen Chirurgenvereinigung an. Welches Ansehen Prof. Durante in seiner Heimat genoss, zeigt seine Wahl zum Senator des Abgeordnetenhauses. In seinem Heimatort Letojanni, wo er mit 90 Jahren am 2. Oktober 1934 starb, errichtete man ihm ein Denkmal.

Prof. **Dr. Ben Eisemann** „war ein Riese in der Chirurgie des 20. Jahrhunderts", so in einem Nachruf.[18] Ben Eisemann wurde am 2. November 1917 in St. Louis, Missouri, geboren und besuchte die John Burroughs Schule seiner Heimatstadt. Grundlagen der späteren Karriere des begabten Schülers wurden bereits auf den Elite-Universitäten von Yale und Harvard gelegt. In Harvard schloss er 1943 das Medizinstudium mit der Promotion ab und ging als Praktikant an das Massachusetts General Hospital. Im zweiten Weltkrieg diente Dr. Eisemann bei der US-Navy als Bataillonsarzt und Chirurg und nahm u.a. an Gefechten in der Normandie, auf den Philippinen und Okinawa teil. Nach Kriegsende blieb er Reservist, wurde für den Vietnamkrieg und den zweiten Golfkrieg reaktiviert und erhielt seinen Abschied als Konteradmiral (!). Eisemanns chirurgische Laufbahn führte ihn zunächst an das Barnes Hospital Missouri, ein Haus mittlerer Größe, um dann 1953 im Denver

---

18 https://medschool.cuanschutz.edu/surgery/unpublishes-pages/news/remembering-ben-eisemann [02.02.2021].

Veterans Hospital Chefarzt der Chirurgie zu werden. 1961 gründete er das Departement für Chirurgie an der Universität von Kentucky. Prof. Eisemann nahm innerhalb von Denver die Chefarztpositionen am General Hospital (10 Jahre) und am Rose Medical Center (11 Jahre) ein. Er soll ein begnadeter Chirurg, mitreißender Lehrer und Freund der Jugend gewesen sein. Allgemeinchirurgische Themen interessierten ihn

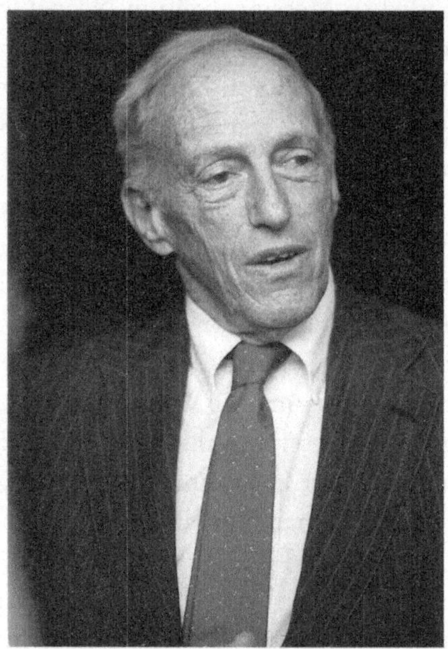

Abb. 16: Ben Eisemann

ebenso wie spezielle Fragestellungen, besonders aus der Gefäßchirurgie. So entwickelte er mit seinem Team in den 1970er Jahren eine neuartige Teflonbeschichtung bei Gefäßendoprothesen. Der Vater von vier Kindern fand in der Natur beim Bergsteigen und Wandern seinen Ausgleich. In seinem Literaturverzeichnis sind 450 Arbeiten, darunter 8 Bücher, gelistet. Der vielfach ausgezeichnete Prof. Ben Eisemann ist bis zu seinem Tod aktives Mitglied der Medizinischen Fakultät in Denver gewesen und dort am 19. November 2012 im Alter von 95 Jahren gestorben (Abb. 16).

Prof. **Harold Ellis** lebt heute (2021) als 94-jähriger Emeritus der Chirurgie in London. Hier wurde er am 13. Januar 1926 geboren. Mit dem medizinischen Staatsexamen verließ er 1948 die Universität von Oxford und diente von 1950 bis 1951 als Captain im Royal Army Medical Corps. Chirurg wurde Ellis in London, Sheffield und Oxford, bevor er sich in London habilitierte und Dozent an der dortigen Universität wurde. 1962 erhielt Ellis den Ruf auf den Gründungslehrstuhl für Chirurgie am Westminster Hospital in London, den er bis zu seiner Emeritierung 1989 innehatte. Die folgenden Jahre verdienen die Bezeichnung „Unruhe-Stand“, denn nach der Emeritierung war Ellis eine Zeit lang Anatomielehrer an der Universität von Cambridge und dann Professor am Departement of Anatomy and Human Sciences am King's College in London.In der Fachwelt gilt Ellis als einer der bekanntesten britischen Chirurgen der letzten fünfzig Jahre und als produktiver Autor, der sich nicht nur mit einem Lehrbuch der Klinischen Anatomie in 14 Auflagen einen Namen gemacht hat, sondern sich auch medizinhistorisch betätigte. So verfasste er 2009 die „Cambridge Illustrated History of Surgery“, dann zusammen mit S. Abdalla die „History of Surgery“ (3. Aufl. 2019) und 2019 „Tales oft he Operating Theatre and Other Essays“. Ihm zu Ehren wird seit 2003 vom Royal College of Surgeons der „Harold-Ellis-Preis“ für Chirurgen ausgelobt und seit 2007 der „Harold-Ellis-Preis“ für Medizinstudenten. Inzwischen, Anfang 2023, ist er 97 Jahre alt.

Es ist erstaunlich, das bei dem Ausmaß der Leistung und der Fülle der Auszeichnungen, die dieser Mann erhalten hat, sein Name wenig bekannt ist, freilich nicht unter Transplantationschirurgen. **Sir Terence English** steht mit an der Spitze der britischen Thoraxchirurgen, die sich der Verpflanzung von Herz und Lunge verschrieben haben. Er wurde im Oktober 1932 in Pietermaritzburg in Südafrika geboren, verlor im Alter von zwei Jahren den Vater an Silikose und studierte Bergbau in Johannesburg. Nach einer Tätigkeit als Ingenieur in Diamantenminen von Rhodesien (Zimbabwe) zog es ihn unwiderstehlich zur Medizin. Dank der finanziellen Hilfe eines Onkels studierte Terence in London, wo er an Guy's Medical School das Studium abschloss und zum ersten Mal mit der Herzchirurgie in Kontakt kam, darunter 1968 die erste Herztransplantation in Großbritannien durch → Donald Ross. Zum Facharzt für Thorax-und Herzchirurgie wurde er am Royal Brompton Hospital, am London Chest Center und am National Heart Hospital in London ausgebildet. Bei Meistern wie Russell Brock (1903–1980), John Kirklin (1917–2004) und Christiaan Barnard (1922–2001) hospitierte er. Seine größten Erfolge sind mit dem Royal Papworth and Addenbrooks Hospital in Cambridge verbunden, wo er mit seinem Team 1979 die seine erste Herztransplantation und 1986 die erste Kunstherzverpflanzung durchführte. In sieben Fällen hat er das Kunstherz als Brückentechnik bis zur Möglichkeit einer Humantransplantation benutzt. English hat

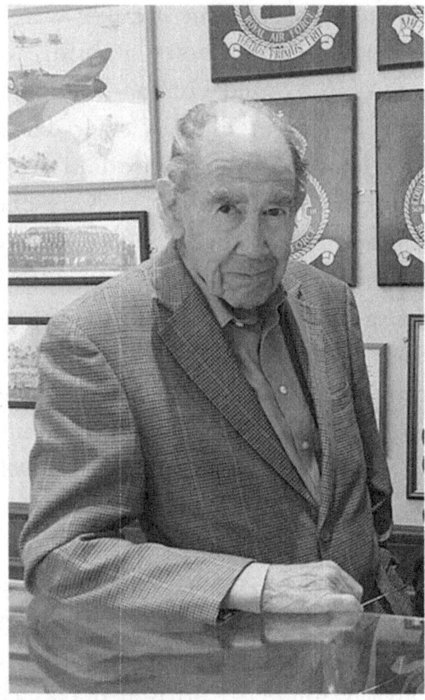

Abb.: 17: T. English

zwischen 1998 und 2009, längst im Ruhestand, alle Kontinente bereist, in Pakistan und Gaza gearbeitet und dort Herzchirurgen ausgebildet. Zum zweiten Mal verheiratet, hat er vier Kinder aus erster Ehe, zahlreiche Enkel und Urenkel. Neben Fachartikeln hat er 2011 seine Memoiren unter dem Titel „Follow Your Star – From Mining to Heart Transplants. A Surgeon's Story" veröffentlicht, die leider noch nicht ins Deutsche übersetzt worden sind. 1991 ist er geadelt worden. Sir Terence English befindet sich bei Niederschrift dieser Zeilen im 91. Lebensjahr. Prof. Englishs herausgehobene Stellung in seinem Heimatland und in der Welt wird dadurch deutlich, dass u.a. der British Heart Foundation, der International Society for Heart Transplantation, dem Royal College of Surgeons und der British Medical Association vorstand. Die Zahl seiner Auszeichnungen und Ehrendoktorate ist Legion (Abb. 17).

Er war ein Mann, der von der konservativen Lungenheilkunde zur Thoraxchirurgie fand, wie das zu seiner Zeit nicht ganz selten war. **Klaus Ermisch** wurde am 5. April 1910 als Pfarrerssohn in Wettin geboren, dem Stammsitz des sächsischen Herrschergeschlechtes. Er studierte in Göttingen, München, Graz und Jena, wo er 1935 das Staatsexamen ablegte und 1937 promovierte. Nach Kriegsteilnahme, Gefangenschaft und Krankheit wandte sich Dr. Ermisch der Pulmologie zu, arbeitete in diversen Sanatorien und kam 1950 an die Lungenheilstätte in Zschdraß bei Leipzig. In dem damaligen Chef der Thoraxchirurgie OMR Dr. med. habil. Friedrich Anstett, mit dem das Ehepaar Ermisch 1945 aus der Lungenheilstätte Buchwald (Bukowiec) im Riesengebirge nach Mitteldeutschland gekommen war, fand er seinen Lehrmeister. Zusammen

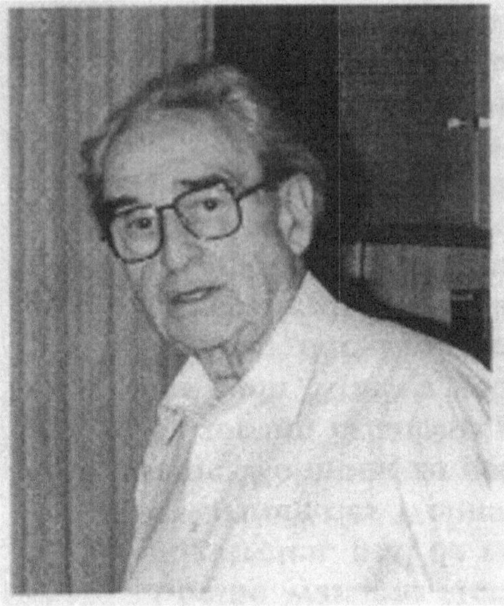

Abb. 18: Klaus Ermisch

mit diesem widmete er sich der Kollaps- und Perlonplomben-Therapie bei Lungentuberkulose sowie der Resektionsbehandlung des Bronchialkarzinoms. Zschadraß wurde zu einem der größten Thoraxzentren in der DDR. Kongeniale Partnerin war ihm seine Ehefrau Ursula als engagierte Pulmologin. Beide erhielten 1997 das Bundesverdienstkreuz. Noch im hohen Alter war Dr. Ermisch als ärztlicher Ratgeber gefragt (Abb. 18). Drei Tage vor seinem 96. Geburtstag starb er am 2. April 2006 in Zschadraß.[19]

Die zweite Frau in dieser Reihe nach Leni Büchter ist die Chirurgin und Philanthropin **Anita Figueredo,** die erste weibliche Doktorin der Medizin in ihrem Geburtsland Costa Rica und die erste weibliche Chirurgin in San Diego, Kalifornien (Abb. 19). Sie wurde am 24. August 1916 als Tochter eines bekannten Fußballspielers geboren, wuchs bei der Mutter auf, mit der sie 1921 nach Spanisch Harlem/New York emigriert war

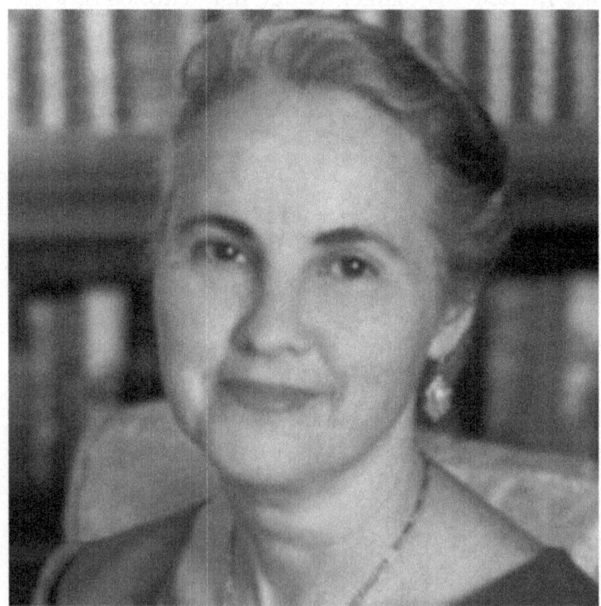

Abb. 19: Anita Figueredo

und absolvierte ein kirchliches College bis zur Reifeprüfung. 1936 wurde Anita als eine von vier Frauen am Long Island Medical College zum Medizinstudium angenommen. Ihre chirurgische Ausbildung erhielt sie am Memorial Hospital in New York. Dr. Anita Figueredo spezialisierte sich auf dem Gebiet der Krebschirurgie und nahm am Memorial Hospi-

19 Al-Zand, K.: Nachruf für Dr. med. Klaus Ermisch. Ärzteblatt Sachsen 5/2006, S. 210.

tal for Cancer im zweiten Weltkrieg eine verantwortliche Stellung ein, als die meisten männlichen Kollegen zum Militärdienst eingezogen waren. 1942 hatte sie den Arztkollegen Dr. William J. Doyle († 1999) geheiratet, blieb 58 Jahre mit ihm verbunden und brachte 9 (!) Kinder zur Welt, von denen 6 ebenfalls Ärzte wurden. Ihre älteste Tochter veröffentlichte 2013 eine Biographie über ihre Mutter. Die als manuell äußerst geschickt beschriebene Frau benötigte zum Operieren stets einen Treppenaufsatz oder Fußgestell, da sie nur 1,50 m groß war. Neben ihrer chirurgischen Tätigkeit, mit der sie gerade als Frau in San Diego Furore machte, trat Dr. Figueredo durch ihr soziales Engagement hervor. So arbeitete sie 1946 an der Pariser Menschenrechtsdeklaration mit, gründete Hilfsorganisationen für Arme, schloss sich den Bestrebungen von Mutter Teresa an und erhielt eine hohe päpstliche Auszeichnung für ihr karitatives Wirken. Außerdem gehörte sie 12 Jahre dem Stadtrat von La Jolla an. Dr. Anita Figueredo starb am 19. Februar 2010 im Alter von 93 Jahren in ihrem Haus in La Jolla an einer Hirnblutung und wurde fünf Jahre posthum in die San Diego Women's Hall of Fame aufgenommen.

Er hatte es kommen sehen und war dennoch bis ins Mark getroffen, als das Ereignis eintrat: Entlassung als Krankenhausarzt und Berufsverbot als Chirurg aufgrund des „Gesetzes zur Wiederherstellung des Berufsbeamtentums". Deutschland im April 1933. Ort der Handlung Frankfurt am Main. Im Fokus: **Max Flesch-Thebesius,** geboren am 9. Juli 1889 als Juristensohn in der Mainmetropole, Studium in Heidelberg, Berlin, Jena, Freiburg i.Br. und München. Max Flesch – mit vollem Namen Max Wilhelm Ludwig Ernst Flesch – den Doppelnamen trug er seit seiner Heirat mit Amalie Thebesius im Jahre 1916, promovierte 1913 in Heidelberg und wurde dort auch approbiert. Chirurg wurde er bei Ludwig Rehn (1840–1930) und Victor Schmieden (1874–1945) an der Chirurgischen Universitätsklinik in Frankfurt am Main. 1923 verließ Flesch-Thebesius die Klinik, um sich in der Stadt als Facharzt niederzulassen und die Gründung einer Privatklinik anzustreben. Das gelang ihm 1928 in Frankfurt-Sachsenhausen. Die ursprünglich jüdische Familie war seit Generationen assimiliert, was jedoch die Nazis nicht interessierte, ebenso wenig wie die Auszeichnung des Arztes mit dem Eisernen Kreuz im ersten Weltkrieg. Dr. Flesch-Thebesius war nach ihrer Lesart „Halbjude" und lebte in einer privilegierten „Mischehe" mit einer „Arierin". Vom OP-Tisch verbannt, ließen ihn die Machthaber als praktischen

Arzt arbeiten und hin und wieder als chirurgischen Belegarzt. Flesch-Thebesius überlebte die braune Zeit unter den schwierigsten Bedingungen, teilweise im Konflikt zu seinen jüdischen Mitbürgern. 1945 konnte er endlich seine chirurgische Tätigkeit wieder voll aufnehmen, wurde Chef der Chirurgie am Städtischen Krankenhaus in Frankfurt-Höchst, habilitierte sich 1948 bei Rudolf Geißendörfer (1902–1976) an der Frankfurter Universität und wurde 1949 a.o. Professor. Flesch-Thebesius engagierte sich als Stadtverordneter, im Landeswohlfahrtsverband und in der Gesellschaft Frankfurter Ärzte. Als Träger hoher Auszeichnungen verstarb Prof. Flesch-Thebesius am 6. April 1983 in Kronberg im Taunus einige Wochen vor seinem 94. Geburtstag. Seine Tochter Marlies Flesch-Thebesius (1920–2018) ist 98 Jahre alt geworden und hat 1988 mit ihrem Buch „Hauptsache Schweigen. Ein Leben unterm Hakenkreuz“ eine einfühlsame Familienbiographie geschrieben, in der auch die soziale und seelische Not des Vaters eine Rolle spielen.

Zu den unterschiedlichen Persönlichkeiten, die sich hier einfinden und Zeugen ihrer Zeit sind, gehört auch **Kurt Fritsche**. Kurt Fritsche wurde 1932 in eine Kleinbauernfamilie hineingeboren, hat die Volksschule besucht, im elterlichen Betrieb Landwirt gelernt und die Fachschule für Landwirtschaft absolviert. Er gehörte zu jenen Förderkindern aus der Bauernschaft, die in der DDR über die Institution der Arbeiter-und Bauernfakultät (ABF) die Hochschulreife erlangen konnten. Nach dem Abitur 1953 in Leipzig studierte Kurt Fritsche an der Humboldt-Universität (HU) in Berlin Medizin. Nach dem Staatsexamen 1958 zog es ihn in der Chirurgie. Mit der 1955 gegründeten Familie blieb er in Berlin und absolvierte am Oskar-Ziethen-Krankenhaus in Berlin-Lichtenberg bei Prof. Ernst Taubert (1922–1999)[20] die Fachausbildung, während der er 1961 an der HU Berlin promovierte. Seit 1965 Facharzt für Chirurgie und seit 1968 Oberarzt der Klinik, übernahm Fritsche 1970 die Leitung der Unfallabteilung am Oskar-Ziethen-Krankenhaus. Außerdem arbeitete er als Arzt in den befreundeten Ländern Algerien, Nicaragua und Irak und war Botschaftsarzt in Bagdad. Von 1980 bis 1983 zu einem postgradualen Studium für Leitungskader an die Akademie für ärztliche Fortbildung delegiert, wirkte Genosse Obermedizinal-

---

20 Prof. Taubert war Schüler von Prof. Otto Harzbecker (1883–1960) in Eisenach und von Prof. Willi Felix (1892–1962) in Berlin. 1986/87 war er Vorsitzender der Gesellschaft für Chirurgie der DDR.

rat Dr. Fritzsche bis 1990 als ärztlicher Direktor und Chefarzt der Unfallabteilung am Oskar-Ziethen-Krankenhaus, unterbrochen von Auslandseinsätzen in Österreich, Uganda, Guinea, Angola, Mexiko und Syrien. Danach war er weiterhin unfallchirurgisch tätig und im Ruhestand noch in einer Reha-Einrichtung teilzeitbeschäftigt. Er hat noch mit 90 Jahren Kontakt zu Kollegen, die ihn als Vorbild sehen und von seiner Erfahrung zu profitieren wissen.[21] Seiner 2015 im Eigenverlag erschienenen Autobiographie gab er den treffenden Titel „So war es – mein Leben: erst Landwirt, dann Chirurg".

Eines Billroth-Schülers ist zu gedenken, der heute weithin vergessen ist: **Karl Funke**. Er wurde am 3. März 1865 im nordböhmischen Leitmeritz (Litomerice, Tschechische Republik) geboren, hat an der Deutschen Universität in Prag studiert und promoviert und war dort auch Mitglied der Burschenschaft „Teutonia". 1890 trat der junge Dr. Funke als Operationszögling, wie es damals so treffend hieß, in die II. Chirurgische Universitätsklinik Wien unter Theodor Billroth ein und wurde nach dessen Tod von seinem Nachfolger Carl Gussenbauer als Assistenzarzt übernommen. 1901 habilitierte sich Funke unter Gussenbauer und wurde ein Jahr später zum Primarius der I. Chirurgischen Abteilung der Krankenanstalten Rudolfstiftung in Wien berufen. Bis 1934 in dieser Funktion und als versierter Operateur geschätzt, bekam er 1921 – wie später → Walter Dick – von der Republik Österreich den Titel „Hofrat" verliehen. Arbeitsstil und Arbeitsgebiete wiesen ihn als typischen Vertreter der zweiten Wiener Schule aus. Ihm wird die erste erfolgreiche Herzdruckmassage zur Wiederbelebung zugeschrieben. Das Leben von Karl Funke endete nach 95 Jahren am 11. Februar 1960 in Wien.

Wie viele Operationen hat wohl ein Chirurg in rund 50 Berufsjahren durchgeführt? Läge eine ordentliche Buchführung dazu vor, ließe sich das feststellen. Bei dem in zahlreichen Häusern tätig gewesenen und zu höchsten chirurgischen Ehren aufgestiegenen **Franz Paul Gall** bleiben Vermutungen. Zur Welt kam der künftige Meister am 8. März 1926 in Regensburg. Nach dem Abitur in der Donaustadt studierte Franz Paul in Heidelberg, legte dort das Staatsexamen ab und promovierte 1952. An der II. Medizinischen Klinik der Medizinischen Akademie Düssel-

---

21 Heidemann, H.: Schriftl. Mitt. v. 20.02.2023.

dorf (Bodechtel) war er Medizinalassistent, und am Presbyterian Hospital in Newark ließ er sich amerikanische Luft um die Nase wehen. Nur kurz hielt es ihn anschließend an der Chirurgischen Klinik des Krankenhauses der Barmherzigen Brüder in Regensburg, denn 1956 trat er in seinem Bemühen um höhere Weihen als Assistent in die Chirurgische Universitätsklinik Erlangen unter Gerd Hegemann (1912–1999) ein, dessen Nachfolger er einmal werden sollte. Bis dahin war es aber noch ein langer Weg. Hegemann schickte Gall zu Studienaufenthalten zu → D.A. Cooley und → DeBakey nach Huston sowie nach Rochester und Minneapolis. 1963 habilitierte Gall, 1964 wurde er erster Oberarzt der Erlanger Klinik. Ein Jahr nach seiner Ernennung zum a.o. Professor nahm er 1970 die Stelle des Vorstandes der Chirurgischen Klinik am Stadtkrankenhaus von Fürth an. Längst ordinariabel, lehnte er 1971 einen Ruf nach Frankfurt am Main auf den Lehrstuhl für Herz-, Thorax- und Gefäßchirurgie ab, um dann 1977 der Berufung nach Erlangen zu folgen. Als Direktor der Chirurgischen Universitätsklinik wurde Prof. Gall 1991 Vorsitzender der Deutschen Gesellschaft für Chirurgie und präsidierte 1992 die 109. Tagung der Gesellschaft in München. Aus seinem breitgefächerten Arbeitsspektrum seien hier die Onkochirurgie, die Pankreas- und Kolonchirurgie und die thorako-kardiale Chirurgie genannt. Im idyllischen Burgthann im Nürnberger Land verbrachte F.P. Gall seinen Lebensabend bis zum 23. Dezember 2018, als er 92jährig verstarb.

Mit Aufkommen der Herzchirurgie in der zweiten Hälfte des zwanzigsten Jahrhunderts bedurfte es einer speziellen Kardio-Anästhesie. Pionierin auf diesem Gebiet in der Schweiz war **Ruth Ida Gattiker**, am Anfang dieser Niederschrift im 96. Lebensjahr stehend. Sie wird als „vielseitig begabt, eigenwillig und durchsetzungsstark“ beschrieben, was ihre außergewöhnliche Karriere nachvollziehbar macht. Ruth wurde am 22. Mai 1923 in Oerlikon bei Zürich geboren und war für ein Leben als Handelskauffrau, eventuell auch als Ehefrau und Mutter vorgesehen. Trotz Handelsmatura wollte sie aber etwas Anderes studieren, nämlich Mathematik. Nach fünf Semestern und Kontakten zu Medizinstudenten wechselte „Fräulein“ Gattiker 1947 in Zürich zur Medizin, verbrachte Semester auch in Paris und Lausanne, wo sie – nach dem Staatsexamen 1952 in Zürich – 1954 promovierte. Im selben Jahr trat Dr. Gattiker in die chirurgische Abteilung der Schweizerischen Pflegeschule in Zürich ein, wo Frau Dr. Marie Lüscher (1912–1991) ihre Chefin und Ausbilderin wurde, später dann auch 36 Jahre lang ihre Lebenspartnerin. Diese sah für eine junge Chirurgin keine guten Berufsaussichten und „lenkte" die Assistentin Gattiker zu Georg Hossli (1921–2014), dem ersten Professor für Anästhesie in Zürich. Dieser wiederum vermittelte die junge Frau an den Herzchirurgen Åke Senning (1915–2000), zunächst in Stockholm, dann in Zürich. Bei Senning fand Dr. Gattiker ihren festen Platz und baute die Kardio-Anästhesie und Intensivmedizin auf, wurde für anderthalb Jahre an die Mayo-Klinik zu John Kirklin (1917–2004) geschickt, habilitierte 1970 und wurde 1976 als eine der ersten Frauen in der Schweiz Titularprofessorin. Nach eigener Aussage war die Vereinbarkeit von Beruf und Familie seinerzeit kein Thema, und so hieß es für Dr. Gattiker „Entweder – Oder"; sie entschied sich für den Beruf und blieb ledig. Mit ihrer Freundin Lüscher, die sie nun schon 30 Jahre überlebt hat, verbrachte sie die knapp bemessene Freizeit im gemeinsamen Landhaus in Davos. Nach ihrer Emeritierung 1986 blieben Prof. Gattikers Aktivitäten „ungebremst". Sie hat mit 70 Jahren als Hobby-Pianistin noch Musikwissenschaft und Philosophie studiert und auch (Semester-)Scheine gesammelt...[22] Die Frau, die bei der ersten schweizerischen Herztransplantation (1969) die Narkose machte und von der der Ausspruch stammt „Dass ich eine Frau bin, ist uninteressant. Das hat mich so wenig gekümmert wie die ganze Comedy um Frauenförderung", ist am 24. Juli 2021 im Alter von 99 Jahre in Davos verstorben und dort auch beigesetzt.[23]

Eigentlich wissen wir wenig über die rumänische Chirurgie. Wenn da nicht **Dan Gavriliu** wäre. Aber auch nach diesem Namen muss man in der deutschsprachigen Literatur suchen. Dan Gavriliu wurde am 26. April 1914 in Braila, einer Kreisstadt in der Walachei, geboren. Obwohl Braila, im Dreiländereck von Rumänien, der Ukraine und der Republik Moldau gelegen, eine große und sehr alte Stadt war, musste man zum Studium in die Hauptstadt. In Bukarest studierte, promovierte und habilitierte Gavriliu. Seine chirurgische Ausbildung hatte ihn auch nach Wien zu Lorenz Böhler (1885–1973) und Hans Finsterer (1877–1955)

22 https://de.wikipedia.org/wiki/Ruth_Gattiker[28.05.2021]; https://uzhalumni.ch/news/177307[15.05.2021].

23 https://www.nzz.ch/zuerich/ruth_gattiker-eine-pionierin-der-anaesthesie-ist gestorben-Id.1637776 [29.10.2021].

sowie nach München zu Emil Karl Frey (1888–1977) und nach Ulm geführt. Gavriliu wurde zwar Chefarzt in Bukarest, verlor jedoch unter den Kommunisten seine Lehrbefugnis und erhielt diese erst nach 1968 zurück. Das Regime konnte auf einen solchen international anerkannten Fachmann nicht verzichten und berief Gavriliu 1968 zum Professor für Chirurgie an der Universität Bukarest. 1980 wurde er emeritiert. Sein wissenschaftliches Renommé resultierte aus einer Pioniertat: 1951 hatte er zum ersten Mal beim Menschen eine Speiseröhrenersatzplastik mit hochgezogenem Magenschlauch durchgeführt; die Operation trägt seinen Namen. Spät, aber nicht zu spät sind Gavriliu alle nur denkbaren Ehren widerfahren. An seiner langjährigen Wirkungsstätte wurde seine Büste aufgestellt. Viele europäische Chirurgenvereinigungen und Wissenschaftsgesellschaften ernannten Gavriliu zum Ehrenmitglied. Das Royal College of Surgeons in London und die Mayo-Klinik in Rochester luden ihn zu Vorträgen ein. Gavriliu, 97, verschied am 4. November 2020 in Bukarest.

Jedem zwischen Kap Arkona und Fichtelberg, zwischen Eisenach und Görlitz chirurgisch Sozialisiertem war **Kurt Gdanietz** ein Begriff, auch wenn er sich nicht auf dem Gebiet der Kinderchirurgie spezialisierte. Gdanietz war Schüler und Nachfolger von Ilse Krause (1917–1984), der ersten Kinderchirurgin der DDR. Die Wirren der deutschen Geschichte, von Krieg und Nachkriegszeit prägten Kindheit und Jugend von Kurt Gdanietz. Er wurde am 24. Januar 1928 in Danzig geboren – sein Name bedeutet soviel wie „der Danziger“ –, wuchs zweisprachig im so genannten polnischen Korridor auf und kam noch vor Ausbruch des Krieges mit der Familie nach Berlin. Noch kriegsdienstverpflichtet, war es Kurt erst 1947 möglich, das Abitur abzulegen. Da ihm ein Studienplatz für Medizin verwehrt wurde, erlernte er den Maurerberuf und arbeitete als Geselle u.a. beim Bau der Berliner Stalinallee (heute Frankfurter Allee) und der Russischen Botschaft Unter den Linden mit, was er später gern schmunzelnd zum Besten gab. 1950 konnte er sich, vom volkseigenen Baubetrieb delegiert, in die Matrikel der Medizinischen Fakultät der Humboldt-Universität Berlin, die erst seit einem Jahr diesen Namen trug, einschreiben. 1955 machte Kurt Gdanietz sein Staatsexamen, 1957 promovierte er in Berlin und ging anschließend, mehr oder weniger „freiwillig“, in die Provinz. In Lübben im Spreewald begann Dr. Gdanietz mit der Chirurgie, erwarb sich darüber hinaus Kenntnisse in der Gynäkologie und Urologie. Er wollte mehr und hospitierte an der Chirurgischen Universitätsklinik Jena bei Heinrich Kuntzen (1893–1977) und dessen Oberarzt Karl Hutschenreuther (1920–1996), dem späteren Ordinarius für Anästhesie in Homburg/Saar. Als Facharzt für Chirurgie und Oberarzt kam Dr. Gdanietz aus Lübben an die Kinderchirurgische Abteilung des Großkrankenhauses Berlin-Buch zu Ilse Krause. Die Kinderchirurgie wurde sein Lebensinhalt, er erwarb den bereits 1955 in der DDR etablierten Facharzttitel auf diesem Gebiet, habilitierte sich 1973, wurde 1980 Nachfolger Ilse Krauses und 1984 Honorarprofessor. In Fachgesellschaften, Prüfungsgremien und im Prozess der Vereinigung beider deutscher Fachgesellschaften spielte Prof. Gdanietz eine bedeutende Rolle. Er hat neue Operationstechniken ersonnen, Vieles und Wichtiges geschrieben und ist gleichzeitig ein musischer Mensch gewesen, der Klavier und Spinett spielte und den weltberühmten Tenor Peter Schreier zu seinen engsten Freunden zählte. Die Vitalität im hohen Lebensalter wurde im Falle von Kurt Gdanietz zum Ereignis. Der „Kinderchirurg mit Leib und Seele" hat nach seiner Emeritierung 1993 noch weitere 13 (!) Jahre operiert. Am 12. Mai 2019 ist er im Alter von 91 Jahren in Berlin verstorben.

Der in Allschwil bei Basel am 28. Juli 1854 geborene **Ludwig Hermann Gelpke** folgte den Spuren seines Vaters, in dem er auch Arzt wurde. Basel, Zürich und Genf hießen die Stationen seines Studiums, zweimal promovierte er: 1884 in Basel und 1886 in Freiburg i.Br. Die Chirurgie erlernte er in Basel, Wien, wo er von Eiselsberg und Gussenbauer über die Schulter schaute, und Paris. 1905 habilitierte Gelpke unter Eugen Enderlen (1863–1940) an der Universität Basel für Chirurgie, nachdem er bereits seit 1894 Chefarzt am Kantonsspital Liestal war, ein Posten, den er bis 1924 innerhatte. Danach eröffnete Prof. Gelpke, seit 1920 Extraordinarius und Mitherausgeber mehrerer Lehrbücher für Chirurgie und Unfallchirurgie, eine allgemeinärztliche Praxis in Pratteln im Basler Land, wo er als „Hausarzt alten Schlages" in allen Bevölkerungskreisen bekannt und beliebt war. Er galt als Original und nimmermüder Sportsmann, Radfahrer, Wanderer und Fechter bis ins hohe Alter. Dabei legte er eine ungewöhnliche Rührigkeit an den Tag, die über das Medizinische und Sportive hinausging. So offenbarte er sich nicht nur als Sonnenanbeter und Autogegner, sondern beschäftigte sich auch mit hygienischen und philosophischen Fragen – Friedrich Nietzsche war sein Gymnasiallehrer gewesen! Als Kämpfer gegen Autoabgase, Straßenstaub und vor allem gegen den Krieg, den er als Leiter eines Lazarettzuges in Schlesien in seinem ganzen Schrecken kennengelernt hatte, hätte Gelpke gut in unser Jahrhundert gepasst. Wenn auch bei ihm das Alter seinen Tribut forderte, ist er dennoch bis zu seinem 92. Lebensjahr mit großem Engagement seinen beruflichen und privaten Leidenschaften nachgegangen. Der Familienmensch Gelpke (zwei Ehen, mehrere Kinder) starb vier Monate nach Vollendung seines 92. Lebensjahres am 9. November 1946 in Pratteln /Tecknau.

Die erste Begegnung mit dem Namen Geroulanos geht auf das Buch „Trauma. Wund-Entstehung und Wund-Pflege im antiken Griechenland" zurück. Verfasser war der Professor der Chirurgie Stephanos Geroulanos (*1940), seinerzeit Direktor des Onassis-Herzzentrums in Athen. Das ist der Enkel unseres Archiaters **Marinos Geroulanos.** Dieser wurde am 21. Februar 1867 in Patras/Peloponnes geboren, wohin die Eltern nach dem Erdbeben auf der Insel Kefalonia geflohen waren. Durch sein Studium und seine chirurgische Ausbildung war Marinos Geroulanos ganz besonders mit Deutschland verbunden. In seiner Heimat nannte man ihn den „Deutschen". Zudem war er mit einer Deutschen verheiratet und hatte mit ihr zwei Kinder. Geroulanos hatte noch bei Ottmar von Angerer (1850–1918) in der Münchner Nussbaumstraße assistiert und habilitiert, war dann in Greifswald bei → Helferich schon Professor und Oberarzt und folgte diesem 1902 nach Kiel. 1911 rief ihn Königin Olga von Griechenland in die Heimat zurück, um die Universität von Athen zu reformieren. Geroulanos war ein vielgefragter und vielbeschäftigter Mann: Chirurg an der Universitätsklinik und am Volkskrankenhaus in Athen, Abgeordneter im griechischen Parlament, Kriegschirurg im griechisch-türkischen Krieg (1919–1922) und Gründer der Chirurgengesellschaft Griechenlands. 1926 wurde er in die Deutsche Akademie der Naturforscher LEOPOLDINA aufgenommen. Deutschland ließ Geroulanos nicht los. So war er 1925 Gastprofessor bei Martin Kirschner in Heidelberg. Über die Altersgrenze von 70 Jahren hinaus wirkte er bis 1939 als Ordinarius und Direktor der I. Chirurgischen Universitätsklinik von Athen. Außerdem führte er noch eine Privatklinik mit 110 Betten. Durch Stiftungen, den Aufbau des griechischen Roten Kreuzes, die Organisation des Rettungswesens und als Akademiepräsident hat sich Marinos Geroulanos

Ruhm und Anerkennung erworben, was zu mehreren Ehrendoktorwürden, Ehrenmitgliedschaften und der Benennung von Straßen und Plätzen mit seinem Namen in Griechenland führte. Mit 93 Jahren ist er am 8. Juni 1960 in Athen gestorben.

Ein Kon-Assistent des Verfassers ist seinerzeit vom Diakonissenkrankenhaus in Eisenach an das Agricola-Krankenhaus in Saalfeld an der Saale gewechselt, weil dort der sich eines überregionalen Rufes erfreuende Professor **Johannes Gessner** Chef der Chirurgie war. Von Gessner wusste man außerdem, dass er nicht nur ein hervorragender Chirurg, sondern auch ein großer Sportsmann war. Johannes Gessner kam am 13. Januar 1927 im thüringischen Langenwetzendorf zur Welt, wo bis 1918 noch das Fürstenhaus Reuß regiert hatte. Der Sohn eines Maurers ging in Greiz zur Schule, war im zweiten Weltkrieg Luftwaffenhelfer und Sanitätssoldat und geriet bis 1946 in amerikanische Gefangenschaft. Dann studierte Gessner in Jena Medizin und ließ sich gleichzeitig zum Sportlehrer mit Lehrauftrag ausbilden. Als Student spielte er in verschiedenen Fußballmannschaften der DDR, zuletzt sogar in der Oberliga, der damals höchsten Spielklasse. Bei Guleke hörte Gessner Vorlesungen, bei Kuntzen wurde er Facharzt und Oberarzt, bei Becker habilitierte er 1964. Ein Jahr später folgte er dem Ruf als Chefarzt und Ärztlicher Direktor des Klinikums Saalfeld. Seit 1972 Professor der Friedrich-Schiller-Universität Jena, nahm Gessner Einsätze in Angola und Nicaragua wahr. Mitte der 1990er Jahre schied er aus den Leitungsfunktionen in Saalfeld aus und steht – bei dieser Niederschrift – im 94. Lebensjahr.

Leonore (Lore) Gomperts, geboren am 16. Mai 1903 in Neuss, gehörte einer Generation an, in welcher Frauen nicht mehr vor so extrem hohen Hürden standen wie ihre Vorgängerinnen, um Medizin studieren zu können. Mithin verliefen Studium und Promotion an der Friedrich-Wilhelms-Universität in Berlin bei Fräulein Gomperts relativ reibungslos. Sie war Doktorandin bei August Bier (1861–1949) an der I. Chirurgischen Universitätsklinik in Berlin und verfasste ihre Dissertation über die postoperative Tetanie, die sie 1929 erfolgreich verteidigte. Die Chirurgie hatte es der jungen Frau angetan, und so ging sie zu Prof. Moritz Borchardt (1868–1948) an das Krankenhaus Berlin-Moabit, das den Status einer (III.) Chirurgischen Universitätsklinik besaß. In einem

Interview, das Dr. Lore Gomperts-Stein1984 in Tel Aviv einem (West-) Berliner Medizinhistoriker gab, erinnert sie sich:

„Verheiratete Assistenten durften nicht sein, auch ich musste deshalb gehen... Wir heirateten am 14. September 1931... Wir haben schwer arbeiten müssen an meinem Hochzeitstag... Man kannte nichts anders als die Arbeit. Manchmal hat man geweint, weil man einfach nicht mehr konnte... Wir waren immer dran... Nachts mehrmals geweckt werden und danach sofort wieder weiterschlafen, das kann ich heute noch, das habe ich in Moabit gelernt."

Seit 1931, als sie Kurt Stein geheiratet hatte, hieß Lore Gomperts nun Lore Stein. Das jüdische Ehepaar hatte die Zeichen der Zeit rasch erkannt und war kurz nach 1933 nach Palästina emigriert, bekam zwei Kinder und hatte nach den üblichen Anfangsschwierigkeiten sein Auskommen. Frau Dr. Stein hat 1988 an den Herausgeber der „Jerusalem Post" geschrieben, dass sie 1930 bei den Herzkatheter-Selbstversuchen des späteren Medizin-Nobelpreisträgers Werner Forßmann (1904–1979) zugegen gewesen sei. Die Ärztin und Chirurgin Leonore Gomperts-Stein verstarb, im 101. Lebensjahr stehend, am 9. Januar 2004 in Tel Aviv.

Die Pflegedienstleiterin brachte die Familie aus Dresden bei ihrem ersten Besuch nach dem Fall der Grenzen 1990 im Krankenhaus unter. Dem chirurgischen Gast berichtete sie begeistert vom ehemaligen Chef Prof. **Werner Grill**. Ein paar Jahre später fand der Verfasser ein humorvolles Bild aus früheren Jahren, das Werner Grill und seinen Freund → Horst Hamelmann als Zenker-Schüler in feucht-fröhlicher Stimmung zeigen, ein Beweis mehr, dass Chirurgen auch zu feiern verstehen. Das Jahr dieses Schnappschusses ist nicht bekannt, die Dargestellten jedoch sind schon reife Männer, an die Öffentlichkeit gebracht 1993 von → Hans-Jürgen Peiper in einer Arbeit über die Zenker-Schule. Werner Grill stammte von der Mosel, wo er am 4. März 1920 in Zell geboren wurde. Er musste noch in den Krieg, konnte aber ab 1940 in einer Studentenkompanie Medizin studieren, und zwar in Berlin, Heidelberg, Königsberg, Frankfurt/Main und Breslau. In Hamburg legt Grill 1945 Staatsexamen und Doktorprüfung ab. Die Chirurgie fest im Blick, arbeitete Dr. Grill fünf Jahre als 1. Assistent am Pathologischen Institut der Städtischen Krankenanstalten von Ludwigshafen (Prof. Hanser). Anschließend wechselte er zielgerichtet zu Prof. Felix Jäger (1896–1968) an die Chirurgische Klinik in Ludwigshafen. Zwischenzeitlich arbeitete er 7 Monate im Neuro-Pathologischen Institut der Universität Tübingen (Prof. Ostertag). So gerüstet und mit den besten Zeugnissen versehen, meldete sich Grill 1953 zum Dienstantritt bei Rudolf Zenker in Marburg, wo er sich habilitierte, seinem Lehrer 1959 nach München folgte und dort Oberarzt wurde. Seit 1964 a.o. Professor, nahm Grill 1965 die Wahl zum Chefarzt der chirurgischen Abteilung des Kreiskrankenhauses in Starnberg an. Unter seiner Leitung nahm das Haus einen deutlichen Aufschwung und erhielt die Aufwertung zum Akademischen Lehrkrankenhaus der Ludwig-Maximilians-Universität München. Außer der Herzchirurgie pflegte Prof. Grill das gesamte Spektrum der Chirurgie mit Schwerpunkt der gastrointestinalen Eingriffe. Grill war Vorsitzender der Bayerischen Chirurgen-Vereinigung und der Gutachterstelle für Arzthaftung bei der Bayerischen Landesärztekammer. Er ist am 23. Februar 2014 in Starnberg gestorben und 93 Jahre alt geworden.

Immer wieder richtet sich unser Blick auf die Schweizer Chirurgie, die so viele bekannte Persönlichkeiten hervorgebracht hat. An dieser Stelle geht es um den „Pionier der modernen Orthopädie" im Alpenland, **Norbert Geschwend**. Geboren am 29. August 1925 in Rapperswil als Arztsohn, besuchte er die Klosterschule von Einsiedeln und studierte bis 1950 (Staatsexamen) in Zürich. Die chirurgisch-orthopädische Fachausbildung erhielt er an der Orthopädischen Universitätsklinik Balgrist in Zürich. Aufenthalte in London, Skandinavien und in den USA, hier insbesondere an der Mayo-Klinik in Rochester sowie in Kliniken von New York und Iowa. Vier Jahre nach seiner Habilitation 1958 wurde Dozent Gschwend 1962 zum Chefarzt der Schulthess-Klinik in Zürich gewählt, einem zunächst recht kleinen Haus, dem er zusammen mit → Heiner Scheier Weltgeltung verschaffen sollte. Mit Scheier und dem Ingenieur André Bähler entwickelte er, seit 1975 Titularprofessor, auch das international bekannte GSB-Kunstgelenk. Gschwends Domäne waren die Hand- und Rheumachirurgie und die Endoprothetik. 1995 verwirklichte er den Neubau der Schulthess-Klinik, 2000 ging er in den Ruhestand. Norbert Gschwend sprach von Jugend an mehrere Sprachen fließend, war in Leitungsfragen ein ausgesprochener Teamplayer und hat neben der operativen Technik auch das Dokumentationswesen und das Qualitätsmanagement gepflegt, als das noch nicht „modern" war. Bis zuletzt war er geistig rege, wissbegierig und ein interessanter Gesprächspartner. Im 94. Lebensjahr ist Prof. Gschwend am 22. März 2020 in Zürich verstorben.[24]

Einer Zelebrität im wahrsten Sinne begegnen wir in dem Franzosen **Alexandre Guéniot**. Er wurde am 8. November 1832 in Tignécourt in den Vogesen geboren, studierte Medizin und Naturwissenschaften in Dijon und Paris, wo er 1852 promoviert wurde. Der Altvordere ließ sich in Paris in den Fächern Chirurgie, Gynäkologie und Geburtshilfe ausbilden und wurde Professor. Als einer der ersten widmete er sich dem Spezialgebiet der Kinderchirurgie. Prof. Guéniot wurde Mitglied und Präsident der Französischen Akademie für Medizin sowie Vorsitzender der Chirurgengesellschaft seines Landes. In exemplarischer Weise verkörperte Guéniot das, was unter Vitalität in hohem Lebensalter zu verstehen ist. Noch sechs Tage vor seinem Tod nahm er in jenem Fauteuil in der „Académie de Medicine" Platz, das ihm über 55 Jahre lang angestammt war, Platz. In seinen letzten Lebensjahren beschäftigte er sich noch intensiv – halbe Sachen kannte er nicht! – mit Ornithologie und Entomologie. Von Interesse für die Nachgeborenen dürften seine schriftlich niedergelegten Erinnerungen an die Pariser Kommune und das auch auf Deutsch erschienene Essay „Die Kunst, 100 Jahre alt zu werden" (1933) sein.

Der Chirurg **Alfred Haas** wurde am 19. Dezember 1878 in St. Ingbert im Saarland geboren. In dieser Stadt besuchte er die Volks- und Lateinschule, bevor er zwecks Abitur auf das Gymnasium in Zweibrücken wechselte. Nach dessen Abschluss entschloss sich Alfred 1897 zum Medizinstudium in München, das zur Schicksalsstadt für ihn werden sollte. An der Ludwig-Maximilians-Universität promovierte er 1902 zum Dr. med., arbeitete anschließend als chirurgischer Assistent in Saarbrücken, Paderborn und Köln, wo er auch die Orthopädie noch mit einbezog. 1910 ging mit der Eröffnung einer chirurgisch-orthopädischen Privatklinik mit 50 Betten ein Wunschtraum von ihm in Erfül-

---

24 https://www.schulthess-klinik.ch/de/news/nachruf-fuer-prof-dr-med- Norbert_Gschwend [26.05.2021].

lung. Das Geld dazu steuerte die 1909 geehelichte Elsa Schülein aus der Mitgift bei. Die „Chirurgische Heilanstalt mit Röntgeninstitut" in der Maxvorstadt leitete Dr. Haas bis 1938, als die Situation für die jüdische Familie mehr als prekär geworden war. Zuerst hatten die Diakonissen auf Druck hin gekündigt, dann war Dr. Haas die Approbation entzogen worden und ihm für den Fall des Falles eine „Reichsfluchtsteuer" von 125 000 Reichsmark auferlegt worden. Und das, obwohl Haas im ersten Weltkrieg seine Klinik als Reservelazarett für verwundete Soldaten zur Verfügung gestellt hatte. Mit seiner Frau und den beiden in München geborenen Kindern verließ Dr. Haas im November 1938 Deutschland in Richtung London. Aus der Ferne musste er mit ansehen, wie ihm 1939 die deutsche Staatsbürgerschaft entzogen, wie ihm 1940 der Doktortitel aberkannt und seine Klinik „arisiert" wurde. In London arbeitete Dr. Haas als chirurgischer Assistent in der Universitätsklinik und als Hilfskraft am Anatomischen Institut, teilweise ohne Bezahlung. Ab 1940 nahm die Familie ihren Wohnsitz in New York. Hier konnte Dr. Haas, der sich seit London die englische Sprache angeeignet hatte, wieder ärztlich arbeiten und sich nach Ablegen der amerikanischen Staatsprüfung 1942 auch niederlassen. Neben seiner Privatpraxis in New York City war Haas als beratender Chirurg an New Yorker Kliniken tätig. Nach dem Krieg kam es zu unwürdigen Restitutionsverfahren mit deutschen Behörden in Sachen seines Münchner und Bernrieder Eigentums, in dessen Folge der inzwischen 78-Jährige schweren Herzens seine alte Klinik verkaufte. Haas, der mit Einträgen in amerikanischen biographischen Lexika verewigt ist und mehrere Dutzend wissenschaftliche Arbeiten veröffentlicht hat, starb im Juli 1978 in New York, einige Monate vor seinem 100. Geburtstag! Seine Ehefrau hat ihn vier Jahre überlebt und ist 96 Jahre alt geworden.

Zu den in „brauner" Zeit diskriminierten, verfolgten und entrechteten Chirurgen ist auch **Siegmund Hadda** zu zählen. Hadda gehörte zu jenen, die trotz zweimaliger „Bekanntschaft" mit einem KZ überlebten und im Exil einer befriedigenden fachärztlichen Tätigkeit nachgehen konnten, vergleichbar dem vorgenannten Dr. Haas. Hadda war Schlesier aus Porgarzelletz im Kreis Kosel und wurde am 23. Juli 1882 geboren. In Laurahütte ging der Sohn eines Kaufmanns und Gastwirts in die Volksschule und in Kattowitz auf das Gymnasium. Mit einem außergewöhnlich guten Abschluss (die mündliche Abiturprüfung war ihm erlassen worden) begann Siegmund 1902 in Breslau das Medizinstudium statt der vom Vater favorisierten Jurispudenz oder Volkswirtschaft. Eine am Vater erfolgreich von dem berühmten Breslauer Professor Johann von Mikulicz (1850–1905) durchgeführte Operation war die Initialzündung für den Sohn, den Arztberuf zu ergreifen. Auch im Studium war der junge Hadda ein Einser-Kandidat und traf als chirurgischer Assistent mit all den Männern zusammen, die in jener Zeit in Breslau und darüber hinaus Rang und Nehmen hatten: Mikulicz, Gottstein, Tietze, Foerster, Anschütz und Sauerbruch. 1909 promovierte Hadda über das jugendliche Blasenkarzinom und trat in die chirurgische Klinik des Israelitischen Krankenhauses in Breslau ein, das der Sauerbruch-Schüler Georg

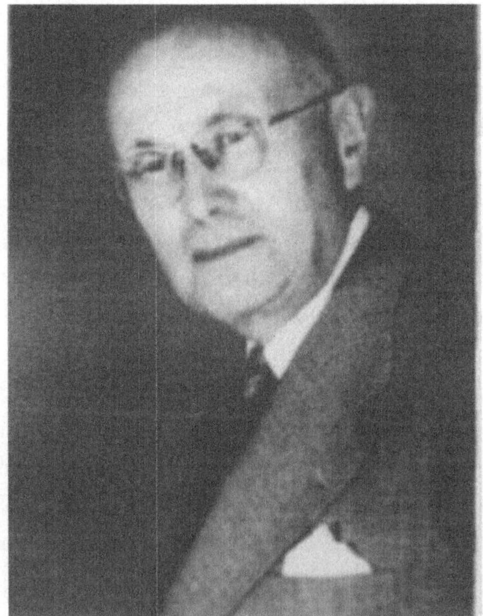

Abb. 20: Siegmund Hadda

Gottstein (1868–1936) übernommen hatte. Gottstein wurde Dr. Haddas Lehrer und Anreger für über 40 wissenschaftliche Arbeiten. Im ersten Weltkrieg leitete der junge Facharzt mehrere Lazarette in Breslau, auch im evangelischen und katholischen Krankenhaus. Inzwischen hatte er auch geheiratet und eine Privatklinik eröffnet. Von seinen drei Kindern konnte Tochter Lotte noch zur Nazizeit unter erschwerten Bedingungen Medizin studieren. 1933 hatten die Repressalien begonnen, denen

Hadda immerhin noch einige Jahre als niedergelassener Chirurg widerstehen konnte. Schicksalshaft wurde dann das Jahr 1938 mit der Schließung seiner zwei Praxen, mit dem Entzug der Approbation und einer zweimonatigen Haft im KZ Buchenwald. In der chirurgischen Abteilung des Jüdischen Krankenhauses Breslau, die Hadda von seinem Mentor Gottstein übernommen hatte, durfte er nur noch als „Krankenbehandler" tätig sein und auch keine „arischen" Patienten mehr operieren. Dr. Hadda suchte nach einem Ausweg für sich und seine Familie, konnte die Kinder ins Ausland retten, musste jedoch Haus und Praxis verkaufen und 1939 auch die Klinik räumen. Die Wohn- und Lebensverhältnisse der Familie Hadda wurden mit jedem Verlust kritischer. 1941 wurde Dr. Haddas jüngerer Bruder erschossen, 1943 kam der Vater im KZ Theresienstadt um. Am 18. Juni 1943 wurde das Ehepaar Hadda zusammen mit den letzten 16 Juden, die es noch in Breslau gab, nach Theresienstadt deportiert, wo Dr. Hadda sogar chirurgisch tätig sein durfte und Frau Hadda in einer Porzellanmanufaktur arbeitete. Zweimal stand Dr. Hadda vor dem „Judenschlächter" Adolf Eichmann, um „selektiert" zu werden, blieb aber unbehelligt. Durch das Wirken einflussreicher Freunde hatten Dr. Hadda und seine Frau die Möglichkeit, in die Schweiz auszureisen, was einem Wunder gleichkam. Dr. Hadda wurde vom Chefarzt des Städtischen Krankenhauses in Bern angefordert und arbeitete dort bis über das Kriegsende hinaus. Das Ziel der Haddas jedoch war Amerika. Über England, wo zwei ihrer Kinder lebten, gelangten sie 1947 in die USA. Mit 65 Jahren baute sich Dr. Hadda in New York eine neue Existenz auf und gab erst mit 77 Jahren seine Praxis auf. Über die Odyssee seines Lebens hat er die Erinnerungen „Als Arzt am Jüdischen Krankenhaus" und „Von Zeiten, die vergangen sind" geschrieben. Im 95. Lebensjahr verstarb Dr. Siegmund Hadda am 20. Oktober 1977 in New Gardens N.Y. Deutschen Boden hatte er seit 1943 nicht mehr betreten (Abb. 20).

Den Hanseaten konnte und wollte **Günther Haenisch** nie verleugnen, der Sohn des Barmbeker Röntgenarztes Dr. Fedor Haensich. Als erstes von drei Kindern wurde Günther Haenisch am 30. März 1907 in Hamburg geboren, besuchte das Johanneum und studierte – keine Frage – Medizin in Freiburg i.Br., München und Hamburg. In Hamburg legte er das Staatsexamen und die Doktorprüfung ab und wurde approbiert. Eine Rundum-Weiterbildung in Innerer Medizin, Pathologie, Gynäkologie und Ophthalmologie verschaffte ihm das nötige Rüstzeug, um ab 1936 für zwei Jahre als Schiffsarzt zu fahren. Mit Beginn des zweiten Weltkrieges eingezogen, kam Dr. Haenisch als Sanitätsoffizier an die Front und sammelte erste chirurgische Erfahrungen. Nach der Rückkehr aus der Kriegsgefangenschaft erwarb er 1947 die Facharztanerkennung für Chirurgie und 1955 die für Urologie, war in der Chirurgie im Krankenhaus Heidberg und im St. Georg tätig, u.a. bei Otto Wilhelm Diebold (1899–1982) und bei → Buchholz. 1960 wurde Dr. Haenisch zum Chefarzt der I. Chirurgischen Abteilung im Allgemeinen Krankenhaus Hamburg-Barmbek berufen, die er bis 1972 leitete. Sein Hauptaugenmerk galt der Allgemein- und Unfallchirurgie. Haenisch war auch berufspolitisch und publizistisch aktiv. So saß er im Vorstand der Marburger Bundes und der Bundesärztekammer, präsidierte die Vereinigung Nordwestdeutscher Chirurgen und war Ehrenmitglied der Deutschen Gesellschaft für Chirurgie. Außerdem leitete er die Redaktion des „Hamburger Ärzteblatts“ und von „Arzt und Krankenhaus“. Ein Herr vom Scheitel bis zur Sohle, war das Fahren schneller Cabrios sein Hobby. Fast 94-jährig starb Günther Haenisch am 23. April 2001 in seinem geliebten Hamburg.

Ein Chirurgenleben mit allen Höhen und tiefen und ein kurzzeitiger Griff nach den Sternen: Am 28. Juni 1882 im anhaltinischen Bernburg an der Saale geboren, bestand **Richard Hagemann** am Gymnasium seiner Heimatstadt das Abitur und begann 1907 das Medizinstudium, das ihn an die Universitäten von Heidelberg, Leipzig, Freiburg i. Br., und Halle/Saale führte, wo er zum Dr. med. promoviert wurde. Über das Bernburger Krankenhaus, das Paul-Gerhard-Stift in Berlin und die Pathologie in Freiburg i. Br. kam Dr. Hagemann für drei Jahre an die Chirurgische Universitätsklinik Greifswald unter Erwin Payr (1871–1946) und Fritz König (1866–1952). Mit letzterem wechselte er nach Marburg, habilitierte 1912 und wurde 1916 a.o. Professor. Als König 1918 auf den Lehrstuhl in Würzburg berufen wurde, folgte ihm Hagemann abermals. Nach Königs Emeritierung blieb Hagemann an der Alma Mater Würzburgiensis und erlebte, ohne selbst berufen zu werden, die Ordinariate seiner Parteigenossen Max Kappis (1881–1938) und Ernst Seifert (1887–1969); er selbst war 1937 in die NSDAP eingetreten. Bei Kriegsende, als Seifert suspendiert wurde, konnte sich Prof. Hagemann für ein knappes Jahr der kommissarischen Leitung der Chirurgischen Universitätsklinik Würzburg erfreuen. Das Hochgefühl jedoch wurde dadurch getrübt, dass sein einziger Sohn gefallen war und Hagemann selbst entlassen wurde. Im Alter von 65 Jahren begann er noch einmal neu und übernahm die Leitung der chirurgischen Abteilung des Krankenhauses in Bad Reichenhall, die er 12 Jahre innehatte. Die letzten 20 Jahre seines Lebens verbrachte Prof. Hagemann zurückgezogen, aber noch lange rüstig in einem Seniorenheim in Traunstein. Hier kam sein Ende am 11. Juni 1978, mit 95 Jahren.

Über „Tages Arbeit! Abends Gäste! Saure Wochen! Frohe Feste!“ J.W. v. Goethe, Der Schatzgräber, war bereits in den Notizen über → Grill im Zusammenhang mit der chirurgischen Arbeit berichtet worden. Zur ersten persönlichen Begegnung mit dem Mann, der bisher lediglich aus der Literatur bekannt war, kam es anlässlich eines Treffen der Projektgruppe Geschichts- und Traditionspflege beim 131. Chirurgenkongress 2014 in Berlin. In diesem Kreis hat **Horst Hamelmann** dann später auch über Interna der Zenker-Schule und den Prinzeps gesprochen, ein mit Anekdoten aufgelockertes Lebensbild seines Lehrers gezeichnet. Am 26. Mai 1924 in Gütersloh geboren, hatte er am Domgynasium im damals noch deutschen Kolberg 1942 maturiert und mit kriegsbedingten Unterbrechungen in Berlin und Prag studiert. An der Westfälischen Friedrich-Wilhelms-Universität in Münster schloss Hamelmann 1948 das Studium ab, promovierte 1949 und begann seine Ausbildung in den Städtischen Krankenanstalten Bielefeld. 1953 trat Dr. Hamelmann als Assistent in die Chirurgische Universitätsklinik Marburg bei Rudolf Zenker ein und zählte seitdem zu dem verschworenen Schülerkreis des Meisters, von dem eingangs die Rede war. Zenker nahm Hamelmann 1958 nach seiner Berufung auf den Münchner Lehrstuhl mit und führte ihn 1961 zur Habilitation. Prof. Hamelmann folgte 1969 dem Ruf auf das Ordinariat in Marburg, dem Ort seiner Anfangsjahre, wechselte aber angesichts der in Hessen herrschenden politischen Verhältnisse 1978 in gleicher Funktion an die Christian-Albrechts-Universität in Kiel als Nachfolger von Berthold Löhr (1920–1984). Dort konnte Hamelmann 1986 einen modernen Klinikneubau einweihen; 1989 wurde er emeritiert. Außer der Neurochirurgie hat Hamelmann alle Gebiete seines Faches gepflegt und wissenschaftlich bearbeitet. In Marburg hat er als einer der Ersten der Experimentellen Chirurgie Geltung verschafft. Die Krönung seines Berufslebens dürfte die Präsidentschaft der Deutschen Gesellschaft für Chirurgie und die Leitung der 106. Tagung der

Gesellschaft im März 1989 gewesen sein. Ausgleich vom anstrengenden Berufsalltag fand Prof. Hamelmann in der Musik, in der Ornithologie und im Golfen. Weitere freundschaftlich-kollegiale Begegnungen des Autors mit dem „Senator auf Lebenszeit", so, als würde man sich schon lange kennen, gab es bei den Kongressen 2016 und 2018 in Berlin. Man muss sich erst daran gewöhnen, dass Horst Hamelmann, der Golfer und zwölffache Großvater, seit dem 22. Juni 2021 nicht mehr am Leben ist. Er starb bei seinem Sohn in Bethel.

Alles hängt mit allem zusammen. Die chirurgiehistorischen Arbeiten des Verfassers bahnten den Kontakt zu Prof. **Wilhelm Hartel**, als dieser noch Generalsekretär der Deutschen Gesellschaft für Chirurgie war. Und Hartel lud nach langjähriger Korrespondenz dann in die Projektgruppe der „Traditionspfleger" bei den Chirurgenkongressen ein. Dort kam es zu eindrucksvollen Begegnungen mit den Emeriti Hartwig Bauer, Friedrich Wilhelm Eigler, → Hans-Jürgen Peiper und → Friedrich Stelzner. Der aus Opladen stammende Hartel – sein Geburtsdatum ist der 29. April 1930 – hat einiges von der Welt gesehen, so Krankenhäuser und Universitäten von Bonn, Innsbruck und Detroit. Nach Assistenzjahren in Dormagen und Wangen sehen wir den 1956 Promovierten als Wahl-Frankfurter an den Kliniken von Rudolf Geißendörfer (1902–1976) und Edgar Ungeheuer (1920–1992). In Frankfurt am Main habilitierte Hartel 1971 und wurde 1977 a.o. Professor für Chirurgie an der Johann-Wolfgang-von-Goethe-Universität. Im Range eines Oberstarztes wurde Prof. Hartel 1974 Chef der Chirurgie am Bundeswehrzentralkrankenhaus in Koblenz. 1908 übernahm er die Chirurgische Klinik des Bundeswehrkrankenhauses in Ulm, was mit einer Umhabilitierung und Zugehörigkeit zum Lehrkörper der Medizinischen Fakultät der Universität Ulm verbunden war. Hartel trug die Uniform gern. Als Netzwerker und Organisator hatte er mehrere Funktionen in der Deutschen Gesellschaft für Chirurgie inne, auch nach der Pensionierung 1992, darunter die des Generalsekretärs von 1992 bis 2002. Das höchste Amt, das die deutsche Chirurgie zu vergeben hat, wurde Hartel 1991 mit der Präsidentschaft der Deutschen Gesellschaft für Chirurgie zuteil. Große Verdienste erwarb er sich bei der Sanierung des Theodor-Billroth-Hauses in Bergen auf Rügen und mit der Restitution des Langenbeck-Virchow-Hauses in Berlin. Noch jenseits des 80.Lebensjahres vermochte er der Traditionspflege in der nunmehr gesamtdeutschen Chirurgie wichtige Impulse zu geben. Nun lebt er, Träger des Ritterordens vom Heiligen Grab zu Jerusalem und des Bundesverdienstkreuzes, von den Beschwernissen des Alters nicht unberührt, mit über 90 Jahren wechselweise auf der Schwäbischen Alb und in der Schweiz.

Mit 90 Jahren erfreut er sich noch guter Gesundheit: **Wolfgang Hartig** wurde am 11. März 1933 in Chemnitz geboren, studierte ab 1951 in Leipzig, wurde 1956 in der Messetadt approbiert und 1957 promoviert. In Limbach-Oberfrohna begann Dr. Hartig nach der Pflichassistenz auch die chirurgische Ausbildung, die er 1964 bei → Schreckenbach in Borna abschloss. Danach begab er sich auf die wissenschaftliche Laufbahn, wurde Assistent, Oberarzt und Dozent (Habilitation 1967) bei Herbert Uebermuth an der Chirurgischen Universitätsklinik Leipzig. 1976 wurde Hartig zum Chefarzt der großen Chirurgischen Klinik des Städtischen Krankenhauses St. Georg in Leipzig-Wiederitzsch in der Nachfolge von Prof. Gerhard Rothe (1911–1978) berufen, 1977 zum Professor ernannt. 22 Jahre ist er auf diesem Posten verblieben, dann hat er 1998 „die Kommandobrücke der Klinik für Allgemein-, Abdominal und Gefäßchirurgie“ verlassen. Unter seiner Leitung wurden die Gefäßchirurgie, die Thoraxchirurgie und die Unfallchirurgie selbständige Kliniken. Prof. Hartig war einer der ersten in der ehemaligen DDR, die laparoskopische Operationen durchführten. Seine wissenschaftliche Domäne jedoch waren Stoffwechsel, enteraler Ernährung und Infusionstherapie. So schuf er 1970 mit dem Buch „Moderne Infusionstherapie – künstliche Ernährung“ das erste Standardwerk auf diesem Gebiet in der DDR, das zahlreiche Auflagen und Übersetzungen erlebte und Hartigs wissenschaftliche Reputation im In- und Ausland erhöhte. Präsidentschaften internationaler Kongresse, Herausgeberschaften, Ehrenmitgliedschaften und eine Ehrenprofessur folgten. Zu seiner Emeritierung hatte ihm → Johannes Wilde eine Laudatio gewidmet.[25] Hartig ist seiner mitteldeutschen Heimat immer treu geblieben und verlebt den Ruhestand im Erzgebirge. Bei chirurgischen Großveranstaltungen ist man sich zu DDR-Zeiten gelegentlich über den Weg gelaufen.

---

25 Wilde, J.: Laudatio zur Emeritierung von Prof. Dr. med. habil. Wolfgang Hartig. ÄBS 4/1999, S. 177.

Man nannte ihn den „Nestor der französischen Chirurgie", und er war auch diesseits der Landesgrenze wohl bekannt, zumal die nach ihm benannte Operation (Rektosigmoid-Resektion mit Anus praeter) in Deutschland viel angewendet wurde: **Henri Hartmann**. In Paris ist er am 16. Juni 1860 geboren, und in Paris ist er am 1. Januar 1952 gestorben. In der Seine-Metropole hat er auch seine gesamte Ausbildung erfahren und die akademische Leiter bis zum Professor für Chirurgie am Hôtel Dieu, dem ältesten Pariser Krankenhaus, erklommen. 21 Jahre war er dort Lehrer, Operateur und Klinikdirektor, machte er die Klinik zum Mekka für Chirurgen aus aller Welt. Seine Domäne war zweifellos die Bauchchirurgie, seine eigene Brust mit Orden behangen wie die eines russischen Generals. Noch mit 91 Jahren hat er ein Standardwerk über das Mammakarzinom geschrieben, wie er überhaupt mit einer ganzen Reihe seinerzeit viel gelesener Lehrbücher hervorgetreten ist. Prof. Hartmann war nicht nur aktiv in der Chirurgie seines Landes, sondern auch international, was seinen Ausdruck u.a. darin fand, dass er Präsident der „Societé Internationale de Chirurgie" gewesen ist. Der Offizier der französischen Ehrenlegion ist 91 und ein halbes Jahr alt geworden.

Auf einer Festveranstaltung anlässlich seines 90. Geburtstages widmete ihm → Kurt Gdanietz eine warmherzige persönliche Laudatio.[26] Während Gdanietz als d e r Kinderchirurg in Ostberlin (Berlin-Buch) galt, war **Wolfgang Haße** d e r Kinderchirurg in Westberlin (FU). Die engen Beziehungen der beiden trotz Mauer und Stacheldraht werden in dieser Laudatio deutlich. Haße war Ur-Berliner, am 21. November 1926 in dieser Stadt zur Welt gekommen und am 31. Mai 2021 in ihr gestorben. Er gehörte zu den ersten Studenten, die an der 1948 gegründeten Freien Universität in (West-)Berlin studierten. Vor seiner allgemeinchirurgischen Ausbildung bei Hermann Franke (1911–1991) im Krankenhaus Berlin-Westend hatte sich der 1954 an der FU Promovierte bei dem Kinderchirurgen Werner von Ekesparre (1919–1998) in Hamburg schulen lassen, ein nicht alltäglicher Werdegang. Unter Franke habilitierte sich Haße 1965 für Chirurgie „mit besonderer Berücksichtigung der Kinderchirurgie". Er wurde Dozent, Oberarzt und mit Bezug des

---

26 https://www.dgkch.de/fmenu_home/87-kat-kinderchirurgie/kat_per.

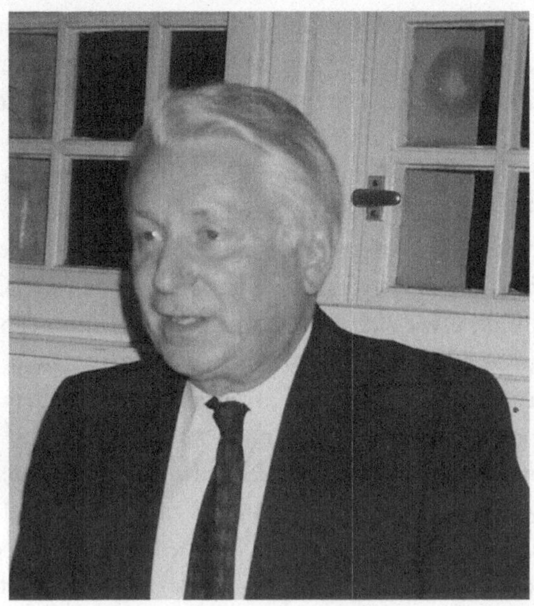

Abb. 21: Wolfgang Haße

Klinikum Steglitz der FU 1969 Professor. 1972 übernahm Haße die Kinderchirurgische Abteilung des Rudolf-Virchow-Klinikums in Berlin, wo das gesamte Spektrum kinderchirurgischer Eingriffe abgedeckt wurde. Die Kenntnisse dafür hatte sich Haße u.a. in den USA, Großbritannien und Japan erworben. Kinderchirurgen aus aller Welt hospitierten dann wiederum bei ihm. 1991 wurde Prof. Haße, mit zahlreichen Präsidentschaften und Ehrenmitgliedschaften bedacht, emeritiert. Wie oben angedeutet, fühlte er sich besonders Ostberlin, Polen und dem Baltikum verbunden. Estland, die Estnische Gesellschaft für Kinderchirurgie und die Universität Tartu ehrten ihn vielfach. 1997 erhielt Haße das Bundesverdienstkreuz (Abb. 21). Die Beschäftigung mit dem jungen Leben scheint gut getan zu haben; wie Gdanietz wurde auch Haße „hornalt".

Es ist ein Unterschied, ob die hier vorgestellten Biographien aus der Literatur erarbeitet oder aus eigenem Erleben aufgeschrieben sind. In letzteren Fällen sind sie verständlicherweise etwas ausführlicher.

Die Stelle war in der „humanitas", DDR-„Zeitschrift für Medizin und Gesellschaft", ausgeschrieben. Der daran interessierte chirurgische

Assistent fuhr in das damalige Bezirkskrankenhaus Potsdam, das heutige Klinikum „Ernst von Bergmann". Der bunkerartige Bau in der Berliner Straße wirkte auf den ersten Blick bedrückend. Rasch ging es ins Dienstzimmer des Chefs, der republikweit nur „W.M." genannt wurde – Prof. **Willi Matthias Haßlinger**. Ein mittelgroßer, drahtiger Mann kam entgegen, weißes, streng gescheiteltes Haar, prüfender Blick hinter der Brille, fast soldatische Ansprache, das übliche Verhör des Bewerbers nach seinem bisherigen Werdegang. Mit Stolz sprach der Chef von seiner großen Klinik, etwa 200 Betten, alle Gebiete umfassend, bei Brustkorb und Kopf auf Notfälle beschränkt. W.M. malte auch Perspektiven für den offensichtlich dringend benötigten akademischen Hakenhalter aus. Er habe gerade seinen 1. Oberarzt zu Lembcke nach Magdeburg geschickt, um ihn als eventuellen Nachfolger aufzubauen. Bei Hans Röding (1930–1998) liest sich das später etwas anders. Egal, damals ging es für den Stellenanwärter um eine Weichenstellung für die Zukunft. Fachlich bot diese Klinik fraglos mehr als der bisherige Arbeitsplatz. Es war unschwer zu erkennen, dass W.M. Bayer war, geboren am 31. Januar 1905 in Amberg. Er hatte in Würzburg und Erlangen studiert, sich andernorts internistische Kenntnisse verschafft und war in die Pathologie in Würzburg gegangen, um sich dann erfolgreich bei Geheimrat Prof. Fritz König in der Chirurgie zu bewerben. W.M. erlebte den Wechsel auf Prof. Max Kappis, bei dem er sich habilitierte, sowie nach dessen Tod Prof. Ernst Seifert. Mit Beginn des Krieges wurde Doz. Haßlinger zu Luftwaffe eingezogen und Chef einer Sanitätskompanie. Dem Inferno glücklich entronnen, verschlug es ihn als chirurgischen Chef ins Brandenburgische Nauen. Einen Mann seiner Qualifikation war in der vom Ärztemangel gebeutelten SBZ/DDR derart willkommen, dass W.M. schon 1949 an die Großklinik in Potsdam berufen wurde. Es erfolgten die Umhabilitation und Ernennung zum a.o. Professor für Chirurgie an der Humboldt-Universität Berlin (1956). Haßlinger brachte das Haus auf den neusten Stand, behauptete sich gegen die übermächtigen Berliner Einrichtungen und herrschte unangefochten in seinem Reich, wie aus folgender Anekdote hervorgeht: Bei einer Visite gelang die Kommunikation mit einer alten, fast tauben Patientin nur unzureichend, das altertümliche Hörrohr der Frau war völlig insuffizient. Die Laune des Professor sank auf den Nullpunkt, und er rief zornig aus: „Bevor ich

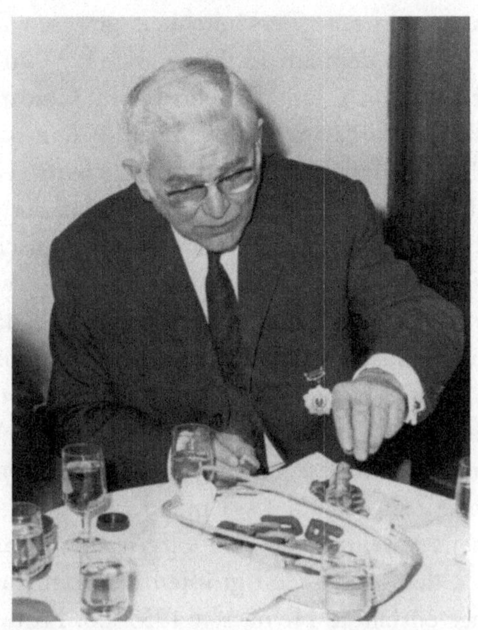

Abb. 22: W.M. Haßlinger nach Verleihung des Vaterländischen Verdienstordens (1970)

meinen Kopf als Briefmarkenfatzke hergebe, würde ich diesen alten Menschen Hörgeräte schenken!". Das war unzweideutig auf den Partei- und Staatschef Ulbricht gemünzt. Noch am selben Tag meldeten das Spitzel an die zuständigen Organe, die Klinik hielt dem Atem an. W.M. indes blieb unbehelligt. Den Abgang eines „Verdienten Arztes des Volkes" konnte und wollten sich die Staatsorgane nicht leisten. Dass seine Altersgrenze nahte, offenbarte Prof. Haßlinger dem Bewerber nicht. Auch nicht die Tatsache, dass da noch seine 25 Jahre jüngere Ehefrau Dr. med. Ingeborg Haßlinger-Diethert als Oberärztin fungierte. Abgesehen von den damals unbekannten Betriebsinterna und einer nebulösen beruflichen Perspektive war die Wohnungsfrage der entscheidende Punkt. W.M. bot an, das Mobiliar des jungen Ehepaares vorläufig auf dem Dachboden der Klinik abzustellen und unweit davon zwei Zimmer zu beziehen. Das war eine für DDR-Verhältnisse typische Konstellation, man konnte sie akzeptieren, musste aber nicht. Potsdam ade. Prof. Haßlinger demissionierte 1970, durfte in die BRD ausreisen und verbrachte seinen Lebensabend in Schutzbach im Westerwald, wo er am 12. November 1997 im Alter von 92 Jahren verstarb (Abb. 22).

Dass er keine unumstrittene Persönlichkeit gewesen ist, steht außer Frage. Die Rede ist von dem am 15. Dezember 1997 im 92. Lebensjahr in Berlin verstorbenen Prof. Dr. **Wilhelm Heim**, Chirurg und Standespolitiker in einem. Er wurde am 2. November 1906 in Berlin-Kreuzberg geboren und zählte Hofrat Dr. Ernst Ludwig Heim (1747–1834), den „ollen Heim", zu seinen Ahnen. Wilhelm Heim studierte in Berlin und Innsbruck und promovierte 1931 an der heimischen Friedrich-Wilhelms-Universität. Chirurg wurde Heim bei Erwin Gohrbandt (1890–1965), zuerst am Urban-Krankenhaus in Berlin, dann ab 1940 am Robert-Koch-Krankenhaus in Moabit (seit 1920 III. Chirurgische Universitätsklinik). 1941 habilitierte Dr. Heim in Berlin „mit Sauerbruchs Segen". Seine seit 1933 datierende Mitgliedschaft in SA und NSDAP wird in späteren Laudationes geflissentlich übergangen. Heims „goldene" chirurgische Zeit begann 1948 mit der Berufung zum Chefarzt der Chirurgischen Abteilung des Rudolf-Virchow-Krankenhauses im Berliner Wedding, dem seiner Zeit größten Krankenhaus der Stadt mit 2000 Betten. Hier entfaltete Heim, seit 1955 a.o. Professor der Freien Universität Berlin (FU) und seit 1961 Honorarprofessor der TU Berlin, eine umfangreiche Tätigkeit bis zu seinem Ausscheiden aus dem Virchow-Klinikum 1971. Der Schwerpunkt seiner wissenschaftlichen Arbeit lag auf dem Gebiet der Transfusionsmedizin (Gründung der ersten Berliner Blutbank), operativ war die Bauch- und Schilddrüsenchirurgie sein Steckenpferd. Die Verpflichtungen als Operateur und Ärztlicher Direktor hinderten Heim nicht daran, sich schon frühzeitig berufspolitischen Aufgaben zuzuwenden. Er ist viele Jahre Präsident der Ärztekammer Berlin gewesen, hat die Akademie für Ärztliche Fortbildung in (West-)Berlin nach dem Krieg ebenso neu ins Leben gerufen wie die Kaiserin-Friedrich-Stiftung. Noch im Alter von 90 (!) Jahren wurde Heim in die Kassenärztliche Vereinigung des Landes Berlin gewählt. Auch wenn der Berliner Senat aufgrund von Heims Vergangenheit eine staatliche Auszeichnung ablehnte, so mangelte es diesem nicht an vielfältigen Ehrungen anderer Art: Ernst-von-Bergmann-Plakette, Paracelsus-Medaille, Ehrenmitgliedschaften und Ehrendoktorwürde der Universität von Kanton in China.

Sie ist 2016 Ehrenmitglied der Deutschen Gesellschaft für Kinderchirurgie geworden, hat weitere Orden und Auszeichnungen erhalten und dürfte dennoch nur einem Insiderkreis ein Begriff sein: Frau Dr. med.

Eva Heiming. Sie wurde am 7. Dezember 1930 in Kiel geboren und ist durch berufliche Implikationen des Vaters schon als Kind weit herumgekommen, über Berlin und Frankfurt an der Oder schließlich im böhmischen Reichenberg (Liberec) gelandet, von wo sie mit der Mutter und einer Schwester im Säuglingsalter auf brutale Weise vertreiben wurde. Nach monatelanger Flucht fand die Familie in Witten an der Ruhr ein neues Zuhause. Nach dem Abitur 1950 in Witten wurde Eva das angestrebte Medizinstudium durch den Numerus clausus verwehrt. Sie überbrückte die Zeit als Bankangestellte in Dortmund und konnte sich 1953 an der Medizinischen Fakultät der Westfälischen Wilhelms-Universität in Münster einschreiben. Die nächste Hochschule war die Medizinische Akademie in Düsseldorf, wo sie 1958 promovierte. Ein breites Basiswissen erwarb sich Dr. Heiming als Assistenzärtin in Duisburg und Mönchengladbach, bevor sie sich in Köln der Kinderchirurgie widmete. Ihr Lehrer wurde Prof. Dieter Helbig in der Kinderklinik Amsterdamer Straße. Dort Oberärztin, wurde sie (als Katholikin!) vom Evangelischen Frauenbund 1975 zur Chefärztin der Kinderchirurgie an der Klinik Park Schönfeld in Kassel gewählt. Ihre fünfundzwanzigjährige Tätigkeit war gekennzeichnet durch den Ausbau der Kinderchirurgie und Kinderurologie, die Spezialisierung auf Spina-bifida-und Hydrozephalus-Operationen, die Schaffung einer Behandlungseinheit für schwerstbrandverletzte Kinder und immer wieder durch eine beispielhafte Zusammenarbeit mit den Kinderkliniken in Kassel und Fulda. Sie habe flink, immer planvoll und „einfach brillant" operiert, wissen ehemalige MitarbeiterInnen zu berichten. Chefärztin Dr. Heiming hat sich im Deutschen Ärztinnenbund und in der Landesärztekammer Hessen engagiert, kinderchirurgische Kongresse organisiert und als Gastärztin in Saudi-Arabien und Russland operiert, nach ihrem Ruhestand 1995 auch noch in Tansania. Im Dezember 2020 empfing Frau Dr. Eva Heiming eine Gratulantenschar zu ihrem 90. Geburtstag.[27]

Sein Name sprach seinem Wesen Hohn. Nichts, aber auch gar nichts war bei **Henry J. Heimlich** *heimlich*. Er soll nach Aussagen von Zeitgenossen jedem Mikrofon und jedem Presseonkel nachgelaufen sein. Als Henry Judah Heimlich am 3. Februar 1920 als Enkelkind jüdischer Einwanderer in Wilmington/Delaware geboren, besuchte er eine High

---

27 https://de.wikipedia.org/wiki/Eva_Heiming [17.03.2021].

School in New York und studierte an der privaten Cornell University in Ithaka/New York. Mit dem Doktortitel (M.D.) des Cornell Medical College verließ er 1943 die Hochschule und trat in den Sanitätsdienst der US Navy ein. Als Militärchirurg diente Dr. Heimlich vorwiegend in Asien, u.a. im Vietnam-Krieg, und zeichnete sich schon damals dadurch aus, dass er unter schwierigsten Bedingungen gute Ergebnisse in der Verwundetenbehandlung erzielte. Nach dem Krieg beendete er seine chirurgische Ausbildung und arbeitete viele Jahre in New York City. Über die Grenzen seines Landes hinaus wurde er bekannt durch die Schaffung einfacher, aber effizienter Drainagen des Thorax- und Bauchraumes (Heimlich-Ventil). Seine 1957 erstmals am Menschen vorgenommene und mit seinem Namen verbundene operative Rekonstruktion der Speiseröhre mittels Magenschlauch war bereits 1951 von → Gavriliu in Bukarest vorgenommen worden. 1969 ist Dr. Heimlich Direktor der Chirurgischen Klinik am Jewish Hospital in Cincinnati/Ohio geworden. Die größte Aufmerksamkeit in Fach- und Laienkreisen erlangte er mit dem nach ihm benannten Handgriff zur abdominothorakalen Kompression bei lebensbedrohlicher Erstickung (1974). Wie viele Leben mit diesem nicht-invasiven „Manöver" bisher gerettet werden konnten, ist nicht bekannt. Heimlich selbst hat diese seine Methode jedoch nur zweimal erst gegen Ende seines Lebens angewandt. In Cincinatti war er wohlhabend geworden, hatte ein eigenes, seinen Namen tragendes Institut gegründet und sich mit Forschungen zu Malaria, Krebs und AIDS auf Abwege begeben, die er öffentlichkeitswirksam vermarktete. Andererseits brachten ihn Menschenexperimente in Verruf. Seit 1977 Professor an der Xavier University of Cincinnati, wurde Heimlich 96 Jahre alt. Der Vater von vier Kindern starb am 17. Dezember 2016 in Cincinnati an den Folgen eines Herzinfarktes.

Angesprochen vom Eisenacher Stadtarchivar Dr. M., dessen Ehefrau das Krankenhauslabor leitete, musste der junge Chirurg bekennen, kaum etwas von **Heinrich Helferich** zu wissen. Das war jedoch Anlass, sich für den Mann zu interessieren, der Chirurg gewesen war, die letzten 40 Jahre seines Lebens in Eisenach verbracht hatte und dort auch zu Grabe getragen wurde. Heinrich Helferich war am 4. Mai 1851 als Sohn eines Nationalökonomierates und späteren Rektors der Ludwig-Maximilians-Universität München in Tübingen geboren worden, hatte in München und Leipzig studiert und war in der Messestadt Schüler von Karl

Thiersch (1822–1895) geworden, bei dem er sich 1879 habilitierte. Über das Direktorat der Chirurgischen Universitäts-Poliklinik in München führte Helferichs Weg auf das Ordinariat in Greifswald und auf das in Kiel als Nachfolger von Friedrich von Esmarch (1823–1908). An beiden Orten machte sich Prof. Helferich um einen Klinikneubau verdient, was zu jeder Zeit eine besondere Leistung ist. Im Zwist schied Prof. Helferich nach acht Jahren aus dem Kieler Amt – ihm wurden persönliche Verfehlungen und eine „nervöse Konstitution" vorgeworfen. Dagegen sprechen seine rastlose Tätigkeit nach der Entlassung 1907 und der Umzug nach Eisenach. Trotz des Schattens, der in Kiel auf ihn, den ehemaligen Rektor der Universität Greifswald, gefallen war, erfreute sich Prof. Helferich nach wie vor eines guten Rufes als Mensch und Chirurg, den er sich nicht nur als Mitglied der LEOPOLDINA, sondern auch als einer der ersten Traumatologen erworben hatte. In außergewöhnlicher geistiger und körperlicher Frische praktizierte er noch in seinem 90. Lebensjahr und hatte ein stets volles Wartezimmer. Als im zweiten Weltkrieg viele Ärzte eingezogen wurden, war Helferich im Einsatz für die Bevölkerung vor Ort. Als Ausgleich dienten ihm seine Kunstsammlung und die Pomologie. Mit 94 Jahren starb Heinrich Helferich am 18. Dezember 1945 in seinem Haus Am Hainstein 8 in Eisenach. Über 30 Jahre danach wurde die Leiche des oben erwähnten Stadtarchivars in einem Waldstück unterhalb der Wartburg gefunden; er hatte Selbstmord begangen.

Unser Wissen über weibliche Chirurgen hat die Forschung in jüngster Zeit erweitert, sei es im Zusammenhang mit dem Frauenstudium, der Emigration nach 1933 oder sei es die Beschäftigung mit dem Problem „Frauen in der Chirurgie". Hier nun stößt man immer wieder auf **Johanna Hellmann**, die Frau, die als Kind das Innere ihrer Puppen operativ erkundete und die dann später als eine der ersten Frauen in Deutschland Medizin studierte, und zwar in Berlin und Kiel. Geboren am 14. Juni 1889 in Nürnberg in eine assimilierte jüdische Familie – ihr Vater war Hopfenhändler, – durfte sie in ihrer Heimatstadt kein Abitur ablegen, sondern musste dazu nach München. Als Fräulein Hellmann nach dem Staatsexamen 1914 unbedingt Chirurgin werden wollte und in die Chirurgische Universitätsklinik Kiel eintrat, wurde sie mit wenig schmeichelhaften Worten empfangen. Dennoch nahm sich Prof. Willy Anschütz (1870–1954) ihrer an, so dass sie bis 1929 blieb und hier auch promovierte. Knapp drei Jahre verbrachte Dr. Hellmann dann an der Charité in Berlin bei Sauerbruch, der ihr bei ihrem politisch erzwungenen Ausscheiden aus der Klinik „ausgezeichnete chirurgische und organisatorische Kenntnisse“ und Arbeit „zu [seiner] vollsten Zufriedenheit“ bescheinigte. Die Chirurgin hatte durch das „Gesetz zur Wiederherstellung des Berufsbeamtentums“ über Nacht Kassenzulassung und Stellung verloren. Sie arbeitete vorübergehend in der Privatklinik von Prof. Alfred Dührssen (1862–1933) in Berlin. Da der Frauenarzt noch im selben Jahr verstarb, übernahm Dr. Hellmann als Chefärztin das Krankenhaus der Heilsarmee in Berlin und führte eine Privatpraxis, die jedoch aufgrund des Judenboykotts immer weniger frequentiert wurde und mit dem Verlust der Approbation 1938 ganz aufgegeben werden musste. Dr. Johanna Hellmann zählte nun vollständig zu den Verfolgten und Entrechteten und schwebte in Lebensgefahr. Sie, die 1920 als dritte Frau Mitglied der Deutschen Gesellschaft für Chirurgie geworden war, entschloss sich schweren Herzens zur Emigration und erhielt eine der begehrten Einreisegenehmigungen(Affidavit) in die USA. Dr. Hellmann floh zunächst zu ihrer Schwester nach Schweden und verließ dieses Land bis zu ihrem Tode nicht mehr. Allerdings durfte sie sechs Jahre nicht als Ärztin, geschweige denn als Chirurgin, arbeiten und war auf die Unterstützung anderer Menschen angewiesen. So erhielt sie dank der alten Berliner Verbindungen auch Hilfe von der Schwedischen Heilsarmee. 1944 endlich bekam Dr. Hellmann eine einigermaßen ihrer Qualifikation entsprechende Assistentenstelle in Eskilstuna, 1945 wurde sie schwedische Staatsbürgerin und erst 1947, acht Jahre nach der Einwanderung, empfing sie die Zulassungsurkunde als Chirurgin. Die unverheiratet gebliebene Doktorin lebte und arbeitete als Chirurgin in Lidingö im Stockholmer Umland und war auch Vertrauensärztin der BRD-Botschaft in Stockholm. „Fräulein Hellmann“, wie sie noch lange von ihren Kolleginnen und Kollegen genannt wurde, hat 1972 über ihr Leben und ihre berufliche Laufbahn in „Leben und Arbeit einer Chirurgin“ berichtet und auch an Treffen mit norddeutschen Chirurgen teilgenommen. Im hohen Alter von 91 Jahren verstarb Johanna Hellman am 30. April 1981 in ihrer Wahlheimat Lidingö.

Man nannte ihn „den Preußen“, denn das war er seiner Geburt und seinem Wesen nach. In der ehemals deutschen Stadt Kolberg (Kolobrzeg, PL) in Hinterpommern am 21. Juni 1923 geboren, besuchte **Karl**

Hempel mit → Horst Hamelmann das Domgymnasium seiner Heimatstadt und zog dann „ins Reich", um in Berlin und Würzburg Medizin zu studieren. Der Fronteinsatz machte den Abschluss des Studiums erst 1946 in Hamburg möglich, wo er im gleichen Jahr auch promovierte. Die Hamburger Chirurgie wurde seine Schule, ergänzt von zahlreichen Hospitationen im Ausland. Der weltgewandte Mann wurde 1969 Chefarzt der Chirurgischen Abteilung im Allgemeinen Krankenhaus Hamburg-Wandsbek, bis 1988 auch dessen Ärztlicher Direktor. Sein zweites Ich neben dem des Chirurgen und Klinikchefs war das des „Verbandsmenschen". Immer an vorderster Stelle berufs- und standespolitisch aktiv, hat Hempel besonders dem Berufsverband der Deutschen Chirurgen (BDC) wichtige Impulse zu geben vermocht. So hat Hempel, vom Senat der Freien und Hansestadt Hamburg zum Professor honoris causa ernannt, die „Akademie für Chirurgische Weiter- und Fortbildung" mitbegründet und nach 1989 die Chirurgen im Osten nicht nur mit Rat und Tat, sondern auch materiell unterstützt. Prof. Hempel ist 16 Jahre lang Präsident des BDC gewesen, dann Ehrenpräsident, und hat zahlreiche Ehrenmitgliedschaften, darunter auch die der Deutschen Gesellschaft für Chirurgie, erhalten. Seine gesellschaftlichen und sportlichen Aktivitäten begleiteten Hempel bis ins hohe Alter. Von besonderer geistiger Vitalität zeugt, dass er im Alter von über 80 Jahren noch die russische Sprache erlernte. Als Prof. Hempel am 7. Dezember 2018 im Alter von 96 Jahren in Hamburg verstorben war, rief man ihm nach, er sei stets ein bescheidener und zurückhaltender Mann gewesen, gleichzeitig souverän und konsequent in seinem Tun. Den Chirurgen hatte er ins Stammbuch geschrieben: „Chirurgie muss dem Patienten nutzen und nicht dem Chirurgen!"

Obwohl **Ferdinand von Herff** einen Wikipedia-Eintrag hat, dürfte er heute nur Insidern bekannt sein.[28] Der Augenarzt und Publizist Roland D. Gerste hat ihn kürzlich in der „Chirurgischen Allgemeinen" wieder in Erinnerung gerufen.[29] Der deutsch-amerikanische Arzt, am 29. November 1820 in Darmstadt hochwohlgeboren, hat in jungen Jahren sozialrevolutionären Ideen angehangen, die er später ebenso aufgab wie seinen Adelstitel. Ferdinand studierte in Bonn, Berlin und Gießen, war

---

28 https://de.wikipedia.org/wiki/Ferdinand_von_ Herff [28.06.2021]

29 Gerste, R.D.: Der Vater der texanischen Chirurgie: Die bemerkenswerte Karriere des Ferdinand Ludwig Herff. CHAZ 22 (2021), H. 6, S 273–275.

äußerst duellierfreudig und verdingte sich als Militärarzt in der Armee des Großherzogtums von Hessen-Darmstadt. Mit einer aufmüpfigen Intellektuellengruppe wanderte Dr. Herff 1847 in die USA aus, scheiterte mit einer edelkommunistischen Siedlung in Texas, kehrte 1848 nach Deutschland zurück und heiratete 1849, um postwendend wieder nach Amerika zu gehen; die Ehe hielt 61 Jahre, zwei seiner Söhne wurden Ärzte. Im ländlich geprägten Texas war Herff als Arzt ein Selfmademan und Pionier. Schon in Deutschland hatte er sich chirurgisch mit plastischen Operationen und Eingriffen bei Tuberkulosekranken hervorgetan. In San Antonio/Texas praktizierte er ein strenges antiseptisches Systems und nahm Bauchoperationen vor, die zuvor keiner gewagt hatte. Bei Herff spürten die Patienten keinen Schmerz, denn der junge Doktor zählte auch zu den Pionieren der Chloroform- und Äthernarkose in den Südstaaten. Im Bürgerkrieg machte er, obwohl zwangsläufig in der Konföderiertenarmee dienend, keinen Hehl aus seiner Sympathie für die Union des Nordens. Es schadete ihm nicht, und er war überall anerkannt, galt er doch auch als ein Mann, der Reichen nahm und Armen gab. Und es machte für ihn keinen Unterschied, ob er einen Indianer, einen Afroamerikaner oder einen neureichen Weißen behandelte. Der wohlhabende Dr. Herff kaufte sich eine Farm, gehörte zu den Gründern des ersten Krankenhauses in San Antonio und der Texas Medical Association. Er weilte 1866/67 in der alten Heimat, besuchte in Berlin Rudolf Virchow und andere, Alexander von Humboldt kannte er bereits aus seiner Darmstädter Zeit. 1893 verlieh ihm die Universität Gießen die Ehrendoktorwürde. Dr. Dr. h.c. Herff hat noch als Achtzigjähriger praktiziert, operiert und mit seinem Einspänner Hausbesuche durchgeführt. Zwei Jahre nach seiner Ehefrau starb Ferdinand Herff im Alter von 92 Jahren am 18. Mai 1912 in San Antonio.

In ihrem Fach und in ihrer Zeit als Frau die erste – das war neben anderen auch **Gertrude Herzfeld**, geboren am 1. Juni 1890 im Hampstead bei London in eine jüdische Emigrantenfamilie, die aus Österreich kam. Nach er Schulausbildung in London studierte sie Medizin an der Universität von Edinburgh und erhielt dort 1914 ihr Diplom für Chirurgie und Medizin. Ihre weitere Karriere einschließlich der Qualifizierung als erste Kinderchirurgin des Vereinigten Königreichs erfolgte ebenfalls in Edinburgh, ua. bei Sir Harold Stiles (1863–1946) am Royal Edinburgh Children's Hospital. Als Fachärztin verließ Herzfeld Edinburgh, um als

Oberärztin an das Cambridge Hospital in Aldershot und das Bolton Royal Infirmary zu gehen. 1920 kehrte sie nach Edinburgh zurück, wo sie in verschiedenen Chefpositionen tätig war und auch in das Royal College of Surgeons aufgenommen wurde – als zweite Frau nach Alice Mabel Headwards-Hunter (†1973). Im Zuge ihrer Laufbahn wirkte Frau Herzfeld als orthopädische Chirurgin und als Kinderchirurgin in Edinburgh, war Dozentin für Kinderchirurgie an der Universität und gründete eine Förderschule für behinderte Kinder. Sie war Mitglied der British Medical Association und Präsidentin der Medical Women's Federation für Schottland. Einen besonderen Ruf genoss Dr. Herzfeld, die man liebevoll „Gertie" nannte, auf den Gebieten der Kinderchirurgie, der Plastischen Chirurgie, der orthopädischen und der Abdominalchirurgie. Insbesondere waren es die Hernienoperationen, die sie bis zur Perfektion vervollkommnete und auch ambulant durchführte. Es wird berichtet, dass sie sechs Herniotomien in 50 Minuten durchgeführt habe. Man beschreibt sie als eine „an Herz und Seele große Frau", die auch körperlich groß war. Unvergessen, wie sie mit ihrer raumgreifenden Gestalt die winzigen Neugeborenen an Harnröhrenstrikturen, Rektumatresien und Pylorusstenosen operierte. Echte Pioniertaten waren ihre plastisch-kosmetischen Operationen bei Kindern mit Hermaphroditismus und Pseudohermaphroditismus. Am 12. Mai 1981 starb Dr. Gertrude Herzfeld im Alter von 90 Jahren in Edinburgh. Im südlichen Citybereich dieser Stadt treffen wir auf eine nach ihr benannte Straße, die „Herzfeld Bank".

Der Wikipedia-Eintrag über ihn würdigt ausführlich die sportlichen Verdienste dieses Mannes, während sein ärztliches Wirken mit nur einer Zeile abgetan wird. Wir sprechen von dem Chirurgen **Manfred Hinze**, der am 8. Januar 1933 in Greifenhagen (heute Gryfino, PL) als Bauernssohn in Westpommern geboren wurde und als Kind vor der Front nach Westen fliehen musste. Zuvor hatte er noch zwei Jahre an der NAPOLA[30] in Putbus verbracht. Eine neue Heimstatt fand die Familie in Fürstenhagen im Feldberger Seengebiet, das bald von den Russen besetzt wurde. In der entbehrungsreichen Nachkriegszeit besuchte Manfred bis zum Abitur die Oberschule in Neustrelitz/Mecklenburg. Statt des gewünschten Architekturstudiums wurde er zur Ausbildung am Institut

30 NAPOLA= Nationalpolitische Erziehungsanstalt, Eliteschule im Dritten Reich

für Körpererziehung in Greifswald „überredet“, war er doch von Kindesbeinen an ein sehr sportlicher Mensch. Sportlehrer indes wollte er nicht werden, vielmehr schwebte ihm die Tätigkeit eines Sportarztes vor. Dazu musste er aber nach der zeitgerecht abgeschlossenen Sportpädagogik noch Medizin studieren, was ihm nach schweren Kämpfen mit der Administration auch gelang. Nach dem Vorphysikum in Greifswald wechselte er, dem Ruf eines Sportklubs folgend, an die Universität Rostock, wo er 1959 das medizinische Staatsexamen ablegte. Manfred Hinze war somit nach neun Jahren Diplom-Sportlehrer und Arzt! Ist allein diese Tatsache schon bemerkenswert, so gewinnt sie umso mehr an Gewicht, als Hinze parallel dazu Leistungssportler war, zuerst im Sprint, dann im Dreisprung. Hinze dürfte einer der letzten echten Amateure gewesen sein, ohne Freistellungen und finanzielle Unterstützung. Mit eisernem Willen steigerte er seine Leistungen, brachte Studium und Training „unter einen Hut“, stieg zum Olympiakader der DDR auf und nahm an den Olympischen Spielen 1960 in Rom und 1964 in Tokyo teil, übrigens damals noch einer gesamtdeutschen Mannschaft, schaffte es aber nicht aufs „Treppchen“. Da war er schon Assistenzarzt an der Chirurgischen Universitätsklinik Rostock und promoviert. Unter den Professoren →Walter Schmitt und Helmut Brückner (1919–1988) bildete sich Hinze zu einem leidenschaftlichen Chirurgen, gleichzeitig immer die Sporttasche zur Hand. Unter dem von ihm besonders verehrten Prof. Brückner spezialisierte sich Hinze für Unfallchirurgie und plastische Chirurgie. Mit Brückner zusammen verfasste er das in mehreren Auflagen erschienene Buch „Zugangswege in der Traumatologie“. Als Oberarzt, Habilitierter und Genosse der Staatspartei schienen ihm alle Wege offen zu stehen. Der Staatssicherheit widerstand er. Als Familienvater und langgedienter „Klinikknecht“ wählte Doz. Hinze die relative Selbstständigkeit und den wirtschaftlichen Aufstieg: Er wurde Chefarzt der Chirurgie im Bezirkskrankenhaus Schwerin. Damit begann eine zehnjährige fachlich ersprießliche, leitungsmäßig frustrierende Zeit, die zu einer Odyssee durch Kliniken des Nordens führte. Querelen und Intrigen ließen den Mann, der stets gegen Althergebrachtes kämpfte, zunächst an die Medizinische Akademie Magdeburg zu seinem Freund Peter Heinrich (1927–2012) wechseln, bevor ihm sein Körper nach jahrzehntelanger Maximalbelastung als Sportler und Arzt die Rechnung präsentierte: drei Endoprothesen, ein Herzinfarkt und eine schwere Handinfektion! Hinzu kamen Prioritäts-

und Patentstreitigkeiten über einen von ihm entwickelten Marknagel. Berufungen an Hochschulen scheiterten. Es blieben Chefarztpositionen an Kreis- und Bezirkskrankenhäusern wie Wittenberge, Parchim und Neubrandenburg. Was für ein Leben! Die politische Wende erlebte Hinze in Neubrandenburg, erhielt zwar 1990 einen Lehrauftrag an der Uni Rostock, fiel jedoch unter die Raubritter und Investbetrüger der Nachwendezeit. Das kirchliche Krankenhaus in Warin wurde zu seiner letzten Hoffnung, aber an Profit orientierte Krankenhäuser und Arztpraxen – das wollte nicht in seinen Sinn. Schweren Herzens nahm er Abschied von der Chirurgie und verbrachte einige schöne Jahre an der spanischen Mittelmeerküste. Aufgrund gesundheitlicher Probleme zur Rückkehr nach Deutschland gezwungen, konnte er seinen 90. Geburtstag in Groß Wittensee in Schleswig-Holstein feiern. Die Presse hat ausgiebig davon Kenntnis genommen. Einsam ist Dr. Hinze nicht nach drei Ehen, mehreren Kindern, Enkeln und Urenkeln. Über all das hat er in seinen Memoiren berichtet.[31]

Die Leipziger Universitäts-Chirurgie stand nach dem zweiten Weltkrieg unter keinem guten Stern. Prof. Wilhelm Rieder (1893–1984), 1937 als Nachfolger von Payr berufen, galt als belastet im politischen Sinn und durfte nicht weitermachen. Eine sich selbst noch suchende und in Berufungsangelegenheiten unerfahrene Verwaltung bestimmte als ersten Interimsdirektor den Praktiker ohne akademische Erfahrung Dr. Georg Gertkemper (1888–?), dessen Amtszeit schon nach 10 Monaten endete. Der ehrwürdige Prof. Ernst Heller (1877–1964) vom St. Georg Krankenhaus supplierte, bis die Wahl (von wem auch immer) auf **Benedikt Hummel** fiel, geboren am 1. Oktober 1901 in Kempten im Allgäu. Dieser hatte in Berlin, Würzburg und München studiert und nach einigen Zwischenstationen die Sauerbruch-Klinik in Berlin durchlaufen, dort 1943 habilitiert und war bis 1946 Oberarzt an der Charité gewesen, bevor er 1946 als frisch ernannter Professor Chefarzt am Krankenhaus Berlin-Tempelhof wurde. Dort erreichte ihn das Angebot aus Leipzig als kommissarischer Leiter der Chirurgischen Universitätsklinik. Das „Probejahr“, wie wir heute sagen, hat Hummel jedoch nicht überstanden, obwohl er in die Staatspartei SED eingetreten war. Mehrere Fakto-

31 Hinze, M.: Sprünge, Operationen und Stolpersteine. Rediroma-Verlag Remscheid 2021

ren sollen es gewesen sein, die eine hohe Kommission veranlassten, Hummels definitive Berufung zum Ordinarius abzulehnen. Hummel musste am 31. März 1947, nach noch nicht einmal einem Jahr, demissionieren und verließ Leipzig. Da Chirurgen nötiger gebraucht wurden denn je und Hummel offenbar nicht ohne Beziehungen war, kam er als kommissarischer Leiter der verwaisten I. Chirurgischen Universitätsklinik Berlin (Ziegelstraße) unter. 1952 erhielt er an der persischen Universität Schiras (Shiraz, Iran) endlich ein Ordinariat. Von 1957 bis 1970 leitete Hummel die Chirurgie in der Privatklinik Dr. Wilke in Bergen/Lkr. Celle. Er starb am 19. Februar 1996 in Taufkirchen/Vils und wurde 95 Jahre alt.

Jener Ort Bergen scheint eine besondere Anziehungskraft als Asyl für Chirurgen gehabt zu haben, denn auch Hummels Nach-Nachfolger Prof. **Arthur Buzello** (1890–1967) wohnte und verstarb dort. Buzello kam aus Greifswald, wo er mit Pels-Leusden, Konjetzny und Reschke drei Chefs erlebt und sich habilitiert hatte, und wurde 1950 trotz alter NSDAP-Mitgliedschaft Ordinarius ad interim in Leipzig. Auch er wurde von einer Untersuchungskommission abgesetzt, betätigte sich als Chefarzt der Bergbau-Poliklinik in Holzweißig bei Leipzig und siedelte 1964 in den Westen über. Der im Wartestand auf das Ordinariat befindliche Direktor des Chirurgisch-poliklinischen Instituts Prof. Erich Wachs (1907–1970), ein Fromme-Schüler, erkrankte schwer und wurde vorzeitig emeritiert. Stabile Verhältnisse in der Leipziger Universitäts-Chirurgie traten erst mit der Berufung des Payr-Schülers Prof. Herbert Uebermuth (1901–1986) im Jahre 1952 ein.

Der amerikanisierte Engländer **Robert Henry Ivy** kam von der Mund-Kiefer-Gesichtschirurgie, war doppelt promoviert (Dr. med., Dr. med. dent.) und zählte zu den Begründern der Plastischen Chirurgie in den USA. Am 21. Mai 1889 in Southport/Lancashire als Sohn eines Dentisten geboren, kam er 1891 in die Staaten und wurde 1913 eingebürgert. Zum Schulbesuch kehrte er noch einmal nach Old England zurück, bevor er im Alter von 18 Jahren nacheinander die zahnärztliche Fakultät und die humanmedizinische Fakultät der Universität von Pennsylvania besuchte. Auf Wunsch seines Vaters unterbrach Robert das Studium, um drei Jahre in China als Zahnarzt zu arbeiten. Nach seiner Rückkehr war er Assistent der Allgemeinchirurgie in Washington und während des ersten Weltkrieges in Frankreich stationiert. Hier sah Dr. Robert Ivy die schweren Gesichtsverletzungen, die ihn veranlassten, sich diesem Gebiet zu widmen und neue Operationsverfahren zu Wiederherstellung zu entwickeln, die noch heute seinen Namen tragen. Nach Niederlassungen in Philadelphia und Milwaukee wurde Ivy 1919 zum Professor für Kiefer-und Gesichtschirurgie an die Universität von Philadelphia berufen und nahm diese Funktion bis 1951(!) wahr. 1943 hatte er für die Umbenennung des Lehrstuhls von „Maxillo-faciale Chirurgie" in „Plastische Chirurgie" gesorgt und 1943 die Zeitschrift „Plastic and Reconstructive Surgery" gegründet. Nach seiner Emeritierung operierte Prof. Ivy noch an verschiedenen Krankenhäusern in Philadelphia und beriet das Militärhospital „Walter Reed" in Washington. Seine Kollegen wählten ihn zum Präsidenten der „American Association of Plastic Surgeons", die US-Army ernannte ihn zum Colonel der Reserve. Neben mehr als 150 Einzelarbeiten hinterließ Ivy das mehrfach aufgelegte Standardwerk „Essentials of Oral Surgery" sowie seine Autobiographie „A Link With the Past" (1962). Am 22. Juni 1974 ist Ivy im Alter von 93 Jahren in Skytop/Pennsylvania gestorben. Seinen Namen trägt die „Pennsylvania Plastic Surgery Society".

In **Ruth Jackson** begegnen wir der ersten offiziell registrierten orthopädischen Chirurgin der USA und der ersten Frau, die in die American Academy of Orthopadic Surgeons aufgenommen worden ist. Sie wurde am 13. Dezember 1902 auf einer Farm nahe Scranton in Iowa geboren und kam im Alter von 14 Jahren nach Dallas in Texas. Ihr Vater sträubte sich hartnäckig gegen ein Medizinstudium seiner Tochter und konnte sie finanziell infolge seiner Krankheit ohnehin nicht unterstützen, so dass sie aus eigener Kraft zunächst Ökonomie und Soziologie an der Universität von Texas in Austin studierte. Immer wieder zog es Ruth zu propädeutischen medizinischen Vorlesungen mit dem Ergebnis, dass sie ihr Ziel erreichte und 1928 den Abschluss am Baylor College of Medicine erreichte. In dem Semesterjahrgang von 100 Studenten war sie eine von vier Frauen und von allen StudentInnen die achtbeste. Es folgten Ausbildungsjahre in Chirurgie am Massachusetts Memorial Hospital und an der Universität von Iowa unter dem Orthopäden Prof. Arthur Steindler (1878–1959). Dr. Jackson komplettierte ihre Ausbildung an einschlägigen Einrichtungen in Dallas, u.a. in einem so genannten Krüppelheim, und ließ sich dort in eigener Praxis nieder. Bei Gründung der American Academy of Orthopaedic Surgeons 1933 war Jackson als einzige Frau Mitglied dieser Gesellschaft, und es war ihr im Gegensatz zu früheren Jahren auch erlaubt, als Prüferin von Staatsexamens- und Facharztkandidaten zu fungieren. Frau Jackson gehörte dem Lehrkörper der privaten Byalor University in Waco/Texas und dem kommunalen Parkland Hospital in Dallas an. Dann betrieb sie 38 Jahre lang eine Privatklinik für Orthopädie und Chirurgie in Dallas. 1974 zog sich Ruth Jackson vom Operieren, das ihr vor allem Erfolge in der Wirbelsäulenchirurgie verschafft hatte, zurück, führte aber bis 1989 noch Sprechstunden durch. Sie war in jungen Jahren einmal verheiratet gewesen, trennte sich jedoch schon nach zwei Jahren wieder von ihrem Mann, hatte keine Kinder und sich ganz auf dem Beruf konzentriert. Am 28. August 1994 endete ihr 91-jähriges Leben in Dallas.

Dem Völkermord von 1915/16 entgangen war die Familie des armenischen Rechtsanwalts. Der Sohn Valentin war noch in Alexandropol in Armenien geboren, am 6. August 1919, wuchs aber in Berlin auf, studierte in Leipzig, Rostock und Innsbruck, wo er 1945 promovierte. Dr. **Valentin Jagdschian**, nach alliierter Definition nach dem Krieg eine „Displaced person", arbeitete in der Neurologischen Universitätsklinik Innsbruck (Scharfetter) sowie als Rotkreuz- und UNO-Lagerarzt. Nach Stationen in Mailand, Turin und Bellinzona begann Dr. Jagdschian 1951 die chirurgische Ausbildung bei Alfred Brunner (1890–1972) in Zürich. Mit den dort erworbenen thoraxchirurgischen Kenntnissen war er bei Fritz Linder (1912–1994) an der FU Berlin willkommen. Beide – Brunner und Linder – verehrte Jagdschian als seine Lehrer. Von seinem warmherzigen und freundlichen Wesen, seinem sauberen Operieren und hohem Arzttum berichtet später sein Kon-Assistent → Michael Trede. Jener kolportiert auch die Geschichte von Jagdschians Habilitation bei Linder, die er [Jagdschian] „wie einen Mühlstein hinter sich herschleppte" und schließlich 1962 abschloss. Drei Jahre später berief man Prof. Jagdschian zum Chefarzt der Chirurgischen Klinik des Städtischen Krankenhauses Bielefeld, wo er fast 20 Jahre wirkte und hohes Ansehen genoss. Als Beispiel geistiger und körperlicher Frische operierte er noch nach seiner Pensionierung in einer Privatklinik in Coburg, da war Jagdschian schon über 70 Jahre alt. Im 92. Lebensjahr stehend, verschied Prof. Valentin Jagdschian am 15. Juli 2011 in Bielefeld.

Die wenigen Notizen über diesen Chirurgen lassen immerhin erkennen, dass er 91 Jahre alt geworden ist: Dr. med. **Arnold Jacobson**, geboren am 27. Februar 1898 in Berlin, gestorben am 14. Oktober 1989 im New Yorker Stadtteil Queens. Bei seiner Geburt war der Vater, ein jüdischer Kaufmann, bereits verstorben. Arnold Jacobson studierte mit verwandtschaftlicher Unterstützung in Berlin und wurde dort 1923 zum Dr. med. promoviert. Im ersten Weltkrieg hatte er das Studium unterbrechen und in einer Artillerieeinheit Dienst tun müssen, vermutlich als Sanitäter oder Hilfsarzt. In den 1920er Jahren vermerkt der Reichsmedizinalkalender Dr. Jacobson als Volontär- und späteren außerplanmäßigen Assistenten der Chirurgischen Universitätsklinik der Charité in Berlin. Das war die II. Chirurgische Klinik, die in den Jahren 1923 bis 1933, als Jacobson dort tätig war, unter der Leitung der Professoren Otto Hildebrand (1858–1927) und Ferdinand Sauerbruch (1875–1951) stand. Jacobson hat also den Wechsel in Ordinariat und Klinikdirektion miterlebt und zwei völlig unterschiedliche Persönlichkeiten als Chefs erlebt. 10 Jahre ist er an dieser Klinik gewesen, eine Zeit, in der er sich ein umfangreiches diagnostisches und operatives Repertoire hatte aneignen können. Seine dabei gewonnenen Erfahrungen dürften ihm auch im Exil von großen Nutzen gewesen sein. Auch Mitglied der Deutschen Gesellschaft für Chirurgie ist Dr. Jacobson gewesen. Auf welche Weise ihm die aufgrund seiner Herkunft erzwungene Flucht in die USA gelang und wie er sich dort in seinem Beruf zurechtfand, ist noch nicht erforscht.

Die Tendenz, auch kleine und mittlere Häuser mit Professoren zu besetzen, ist nicht neu. So hat beispielsweise schon das Stadt- und spätere Kreiskrankenhaus Arnstadt in Thüringen vor 100 Jahren darauf geachtet, dass auch in Zukunft ein Professor die chirurgische Abteilung übernahm: Auf einen Prof. Pabst folgte hier 1935 Prof. Dr. **Gerhard Jorns** (und auf diesen dann wiederum Prof. Kurt Paschold). Jorns reicht noch in die Ausbildungszeit des Verfassers hinein und hat diesen mit seinen Lehr-und Fachbüchern begleitet. Das waren vor allem die „Grundlagen der Nachsorge nach chirurgischen und urologischen Eingriffen“ (1947ff.), „Anzeigen und Aussichten chirurgischer Eingriffe. Ein Leitfaden für Studierende und Ärzte“ (1949) und das „Lehrbuch der Speziellen Chirurgie“ (1955). Heinz Gerhard Jorns wurde am 9. September

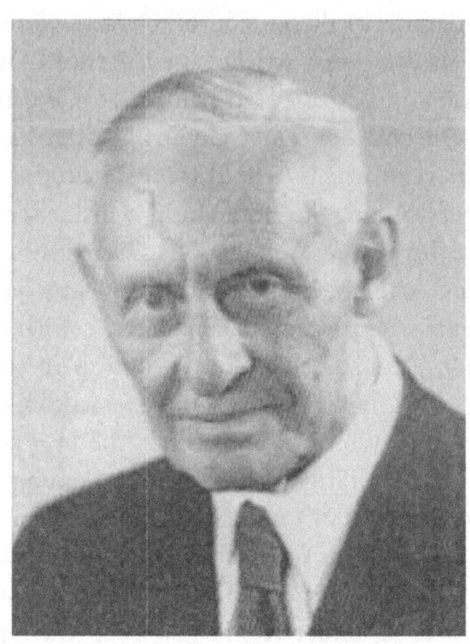

Abb. 23: Gerhard Jorns

1900 im sächsischen Breitenbrunn als Sohn eines praktischen Arztes geboren. Das Erzgebirge verließ er zur Schulausbildung in Böhmen und Thüringen. Am Gymnasium von Nordhausen legte Gerhard 1918 das Abitur ab. Von 1919 bis 1923 studierte er in Jena, Königsberg und München, promovierte 1924 in Jena, war Volontär in Jena, Bleicherode und Wiesbaden, wo er sich pathologische und erste chirurgische Kenntnisse erwarb. Mit dem Eintritt in die Chirurgische Universitätsklinik Jena 1925 erfüllte sich Jorns langgehegter Wunsch. Er wurde zu einem wichtigen Schüler von Prof. Nikolai Guleke (1878–1958). Guleke, bei dem er 1932 habilitierte, verdankt Jorns auch seine Fähigkeiten in der damals noch jungen Neurochirurgie. Als Privatdozent und Professor (seit 1937) hielt Jorns bis 1944 Vorlesungen in Jena, auch noch während seiner Arnstädter Zeit. Dorthin war er im Oktober 1935 zum Leiter der Chirurgie berufen worden – nicht jeder kann einen Lehrstuhl erhalten! Während des zweiten Weltkriegs nahm der Umfang von Jorns Verpflichtungen extreme Formen an: Verantwortung für den chirurgischen Betrieb im Krankenhaus, Leiter einer Schwerverwundetenabteilung, Hauptchirurg in den Lazaretten von Arnstadt, Ilmenau, Oberhof und Ohrdruf, Berufung zum Ärztlichen Direktor der Krankenanstalten

Arnstadt. Mit nicht nachlassender Spannkraft führte Jorns nach dem Krieg Modernisierungen im Krankenhaus durch, führte die Intubationsnarkose ein, gründete eine erste onkologische Beratungsstelle und eröffnete eine Poliklinik. Ohne ihn hätte es wohl keine onkologische Beratungsstelle, keine Reihenuntersuchungen, keine Dispensaires für Gefäßkranke und keine chirurgische Sprechstunden in den neu gegründeten Landambulatorien gegeben. Bewundernswert, wie Jorns das alles schaffte und noch täglich im OP stand. 1950 veröffentlich er zudem die „Arterielle Therapie", 1954 das Kapitel „Die Chirurgie der Bauchspeicheldrüse" im Handbuch „Der Kliniker" und 1968 „Die Operation in der Sprechstunde. Kleine Chirurgie in Praxis und Poliklinik" (zus. m. G. u. W.-E. Goldhahn). Der Aktivitäten sind kein Ende: Mitbegründung der Thüringischen Gesellschaft für Chirurgie, Beiratsmitglied der Deutschen Gesellschaft für Chirurgie, Tagungsleitung der Medizinisch-wissenschaftlichen Gesellschaft der Friedrich-Schiller-Universität Jena. Der Staat kam nun nicht umhin, den doch sehr bürgerlichen Professor mit den Titeln „Verdienter Arzt des Volkes", „Medizinalrat" und Obermedizinalrat" zu ehren. Am 30. April 1995 endete das über 91-jährige Leben von Gerhard Jorns in Arnstadt – ein Leben mit dem Jahrhundert wie bei → Werner Wachsmuth. 1996 ist Prof. Jorns posthum die Ehre widerfahren, indem eine Straße in Arnstadt nach ihm benannt wurde (Abb. 23). Wie gut man bei Jorns das Operieren lernte, hat der Verfasser in seinen allerersten chirurgischen Anfängen bei dem langjährigen Oberarzt und Chefarzt der Chirurgie in Mühlhausen/Thür, Willi Brandt, abschauen können.

Hinter dem Beinamen „Vater der österreichischen Gefäßchirurgie" verbirgt sich **Fritz Judmaier**. Zwar am 12. Juli 1916 in Leoben in der Steiermark geboren, wurde Fritz zu einem echten Tiroler Kind, besuchte im Imst die Schulen bis zur Matura und studierte an der Leopold-Franzens-Universität zu Innsbruck bis zum Staats- und Doktorexamen 1940. Der Kriegseinsatz als Truppenarzt auf deutscher Seite blieb ihm ebenso wenig erspart wie eine schwere Verwundung. Die an der Ostfront erlittene Verletzung führte ihn zur Behandlung in die Chirurgische Universitätsklinik Innsbruck und zu Burghard Breitner (1884–1956) – ein Schlüsselerlebnis! Der Schöngeist und Präsidentschaftskandidat Breitner nahm Judmaier unter seine Fittiche und förderte ihn nach Kräften. Zunächst auf Erfrierungen und Kälteangiitis angesetzt, absolvierte Judmaier eine allumfassende Fachausbildung, blieb aber kontinuierlich bei der angiochirurgischen Forschung. Bald schon führte er intraarterielle Infusionen und Sauerstoff-Insufflationen durch, nahm lumbale Sympthikusresektionen vor, desobliterierte und rekonstruierte periphere Gefäße. Er habilitierte 1957 für Chirurgie und wurde Privatdozent. In dieser von ihm selbst als „prähistorische Zeit" der Gefäßchirurgie bezeichneten Periode hat Judmaier die ersten Venenbypass-Operationen durchgeführt und die ersten Kunststoffprothesen eingesetzt, eine Gefäßbank und eine Gefäßambulanz an der Innsbrucker Chirurgischen Universitätsklinik geschaffen. Am 1. Juli 1961 wurde Prof. Judmaier chirurgischer Primarius an den Landeskrankenanstalten Klagenfurt und blieb das 20 Jahre lang bis zu seiner Pensionierung 1981. Er war Nachfolger des namhaften von Eiselsberg-Schülers Adolf Winkelbauer (1890–1965) und musste sich wieder der Allgemeinchirurgie widmen, wobei er die Spezialisierung förderte und die Neurochirurgie und die Herz-Thorax-Chirurgie in die Selbständigkeit entließ. In seinem unbändigen Wissensdrang widmete sich der von der Republik Österreich inzwischen zum Hofrat (!) ernannte und mit zahlreichen Orden geschmückte Prof. Judmaier nach seinem Ausscheiden aus der Klagenfurter Klinik noch ernsthaft der Philosophie und promovierte mit 65 Jahren zum Dr. phil.! Am 8. Januar 2013 ist Fritz Judmaier im gesegneten Alter von 96 Jahren verstorben. In Nekrologen ist zu lesen, dass er ein leidenschaftlicher und zielstrebiger Chirurg mit immer neuen Ideen gewesen ist, charismatisch und den Menschen zugewandt. Ganz gesund gewesen ist er in seinen allerletzten Jahren nicht mehr, denn es heißt, dass er einem längeren chronischen Leiden erlegen sei.

Ein Mann ist jüngster Zeit vor allem durch Fernsehproduktionen zur Berliner Charité während des zweiten Weltkrieges an der Seite Sauerbruchs einer breiteren Öffentlichkeit bekannt geworden: der Elsässer Chirurg Professor **Adolphe Michel Jung**. Er wurde am 17. Dezember 1902 in Schiltigheim als Sohn eines Kaufhausbesitzers geboren, wuchs zweisprachig auf und machte in Straßburg das deutsche und das französische Abitur. Von 1921 bis 1927 studierte Adolphe Medizin in Straßburg und Paris und wurde Schüler von René Leriche (1879–1955) an der Chirurgischen Universitätsklinik Straßburg, bei dem er 1928 promovierte. Als junger Facharzt erhielt er mit einem Stipendium in den USA bei berühmten Chirurgen zu arbeiten und zu forschen, darunter →

Michael Ellis DeBakey, der ihm zum Freund wurde. Nach seiner Rückkehr wurde Jung 1939 Extraordinarius für Chirurgie an der Universität Straßburg. Mit Kriegsausbruch stellte er sich der französischen Armee zur Verfügung, beim Einmarsch der deutschen Wehrmacht widersetzte er sich der Vereinnahmung als „Volksdeutscher" in der nun so genannten Reichuniversität Straßburg. Die Deutschen rekrutierten ihn mittels Polizeiverordnung zum Einsatz im „Reich". Über Pfullendorf und Überlingen kam er mit Sauerbruchs Hilfe als Oberarzt und Privatassistent an die Charité. In dieser operierte er nicht nur Privatpatienten seines Chefs, wie z.B. den Physiker Max Planck (1858–1947), sondern wurde auch Mitglied eines Widerstandsgruppe, die geheime Informationen aus Deutschland in die Schweiz und nach Frankreich schmuggelte. Nach dem Fall Berlins, kehrte Prof. Jung auf seine Professur nach Straßburg zurück. Da das Saarland noch unter französischer Verwaltung stand, übernahm Prof. Jung 1954 die ordentliche Professur für Chirurgie an der 1953 gegründeten Universität des Saarlandes in Homburg und wurde für zwei Jahre auch Prorektor. Diese Hochschule hatte er stets als Brücke zwischen Frankreich und Deutschland angesehen. Zurück in der Heimat, folgte er 1958 dem Ruf als Chefchirurg an der Orthopädischen Klinik „Stéphanie" in Straßburg, denn schon in den 1950er Jahren hatte er sich vermehrt der orthopädischen Chirurgie und der Neurochirurgie zugewandt. Weitere Schwerpunkte seiner Arbeit waren die Chirurgie des Sympathikus der kranialen Gefäße und die chirurgische Pathologie. Der bis ins hohe Alter aktive, mit zahlreichen zivilen und militärischen Auszeichnungen bedachte Chirurg starb im 90. Lebensjahr am 1. Juli 1992 in Straßburg. Nach seinem Tod wurde ein geheimes Tagebuch Jungs publik und von Sohn und Schwiegertochter in Buchform gebracht („Un Chirurgien dans La Tourmente"). Darin wird auch ein sorgfältiges Bild von Sauerbruch gezeichnet.[32]

Adrian Kantrowitz war durch seinen Vater, einem Klinikdirektor in der New Yorker Brox, medizinisch vorbelastet. Am 4. Oktober 1918 in New York City geboren, studierte er zunächst Mathematik an der New Yorker Universität, machte seinen Bachelor und wechselte danach zur Medizin am Long Island College of Medicine, wo er 1943 promovierte.

---

32 https://de.wikipedia.org/wiki/Adolphe_Jung[15.12.2022]; http://www. saarland-biographien.de/frontend/php/ergebnis_detail.php?id=402[15.12.2022]

Am Jewish Hospital in Brooklyn wollte er eigentlich Neurochirurg werden, musste sich nach dem Militärdienst als Feldchirurg in der US-Army aber mangels einer Ausbildungsstelle umorientieren. So landete Kantrowitz in der Herzchirurgie, die ihn berühmt machte. Die chirurgische Grundausbildung erfuhr er am Mount Sinai Hospital, am Montefiore Hospital und am Maimonides Hospital, alle in New York. Am Maimonides erfolgte seine vollständige Hinwendung zur Kardiochirurgie, von 1955 bis 1970 in leitender Funktion. Die State University of New York hatte ihn 1964 zum ordentlichen Professor ernannt. Kantrowitz hatte schon als Jugendlicher ein EKG-Gerät gebaut und in den 1950er Jahren eine Herz-Lungen-Maschine konstruiert sowie später mit seinem Bruder, einem Physiker, an einem Kunstherz gearbeitet. Drei Tage nach Christiaan Barnard in Kapstadt nahm Kantrowitz am 6. Dezember 1967 die erste Herztransplantation in den USA vor. Aufsehen ganz anderer Art erregte Prof. Kantrowitz 1970, als er im Streit das Maimonides Krankenhaus verließ und sein gesamtes Team von 25 Personen und seine drei Millionen Dollar Forschungsgelder mit an das Sinai Hospital in Detroit nahm. Hier war er bis zu seinem 75. Lebensjahr (1993), Leiter der allgemeinen Chirurgie, der Herzchirurgie und der chirurgischen Forschung. Der geschäftstüchtige Mann, der auch Herzschrittmacher und die intraaortale Ballonpumpe entwickelte, hatte mit seiner Ehefrau 1983 eine Firma für medizinisch-kardiologische Geräte gegründet. Am 14. November 2008 schloss Adrian Kantrowitz in Ann Arbour, Michigan, für immer die Augen. Seine drei Kinder sind alle Ärzte geworden: Kardiologin, Radiologin und Neurochirurg.

Ein biblisches Alter erreichte auch der weltbekannte plastische und Oralchirurg **Varaztad** Hovhannes **Kazanjian** (Abb. 24). Der Armenier wurde am 18. März 1879 in Erzincan geboren, das damals zum Osmanischen Reich gehörte, und starb am 19. Oktober 1974 mit 95 Jahren in Belmont/Massachusetts, USA. Zunächst besuchte er die französische Jesuitenschule im anatolischen Sivas, zog dann mit der Familie nach Samsun in der Schwarzmeerregion und arbeitete bei der Post. Dem Genozid an den Armeniern entkam er 1895 durch die Flucht in die USA, wo er sich in Worcester, Massachusetts, niederließ und in einer Drahtfabrik arbeitete. 1900 wurde Varaztad Kazanjian Bürger der Vereinigten Staaten. Um Zahnarzt zu werden, studierte er von 1902 bis 1905 an der

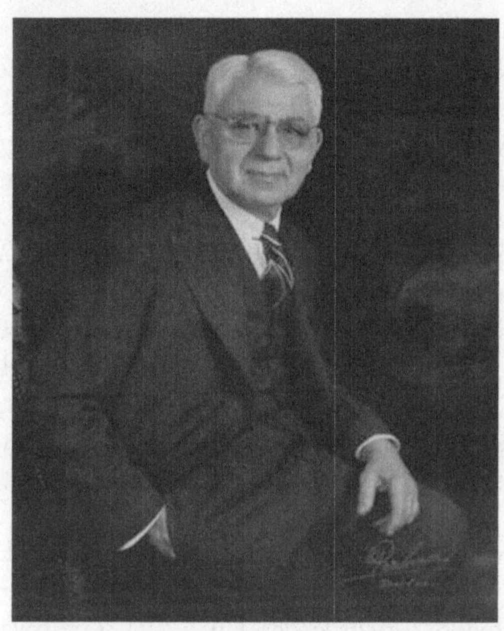

Abb. 24: Varaztad Kazanjian

Harvard Dental School. Frisch verheiratet und gerade eine eigene Praxis gegründet, brach der erste Weltkrieg aus und unser Dentist meldete sich freiwillig beim Harvard Medical Corps. Dieses setzte ihn in einem Großlazarett in Frankreich ein, das unter britischer Leitung stand. Seine sich bereits in früheren Tätigkeiten als nützlich erwiesene manuelle Geschicklichkeit wies angesichts der schweren Gesichts- und Schädelverletzungen den Weg zur dento-oro-fazialen Chirurgie. Von 1922 bis 1941 hatte Kazanjian folgerichtig die Professur für Klinische Oralchirurgie in Harvard inne. Als „Begründer der modernen plastischen Chirurgie“ in den USA wurde er ebenso selbstverständlich Präsident der amerikanischen Plastischen Chirurgen, der Amerikanischen Gesellschaft für Mund-Kiefer- und Gesichtschirurgie sowie Mitglied des American College of Surgeons. Das englische Königshaus verlieh ihm den St. Georgs- und St. Martins-Orden. Langlebigkeit scheint in der Familie gelegen zu haben: Seine Nichte Arlene Francis Kazanjian-Gabel, eine Film- und Fernsehgröße in den USA, wurde 93 Jahre alt.[33]

33 https://en.wikipedia/org/wiki/Varaztad_Kazanjian [04.11.2022]

Man nannte ihn den „ersten Hirn-Chirurgen der Vereinigten Staaten" – **William Williams Keen**. Er erlebte sechs US-Präsidenten und behandelte den Zweiunddreißigsten, Franklin D. Roosevelt, ab 1921 wegen seiner Poliomyelitis. Keen, ein Kind aus Philadelphia, geboren am 19. Januar 1837, absolvierte die High School seiner Heimatstadt und besuchte die Brown University und das Jefferson Medical College daselbst mit medizinischen Examina 1959 und 1862. Im ersten Weltkrieg war er als Armeechirurg im Offiziersrang eingesetzt und hospitierte im Anschluss daran in Paris und Berlin. Keens weiterer Weg führte zunächst als Dozent in die praktische Anatomie und so genannte chirurgische Pathologie an der Universität von Philadelphia, bevor er sich intensiv der Neurochirurgie widmete. Auf diesem Gebiet gelangen ihm erste erfolgreiche Ventrikeldrainagen und Tumorentfernungen. Seine Weltanschauung war die eines „gottgläubigen Evolutionisten" („I believe in God and in Evolution"); er vertrat die Vivisektion. Prof. Keen hat viel veröffentlicht und nationale wie internationale Ehrungen erfahren, darunter die Ehrendoktorwürde der Universität Greifswald. Mit einem Team von fünf weiteren Ärzten operierte er 1893 in geheimer Mission den Präsidenten der USA, Grover Cleveland, auf einer Hochseeyacht an einem Kiefer-Gaumen-Sarkom. Die Operation war erfolgreich und der Präsident starb viele Jahre später an einem Herzleiden. Keen selbst starb mit 95 Jahren am 7. Juni 1932 in Philadelphia und hinterließ vier Töchter. Seine Ehefrau hatte er um 46 Jahre überlebt. Ein Enkel wurde ebenfalls Arzt.

Wer in der zweiten Hälfte des 20. Jahrhunderts in Deutschland Chirurgie betrieb, dem begegnete fast auf Schritt und Tritt der Name **Ernst Kern**, und wenn es nur beim Studium der Fachliteratur war. Seine Werke zur chirurgischen Pathophysiologie, zu den postoperativen Frühkomplikationen, zur Gallen- und Pankreaschirurgie sowie später sein Lehrbuch „Allgemeinchirurgie" erreichten auch den damals noch abgeschotteten Osten Deutschlands. Arbeiten Kerns zur Peritonitis, zum Ileus oder zum akuten Abdomen wurden als Sonderducke angefordert. An die Aussagen von dem, was Kern schrieb, konnte man sich halten. Zudem war Kern Mitherausgeber der exzellenten Breitnerschen Operationslehre im Lose-Blatt-System, die inzwischen nur noch in älteren Krankenhausbibliotheken zu finden sein dürfte. Kern war Franke, am

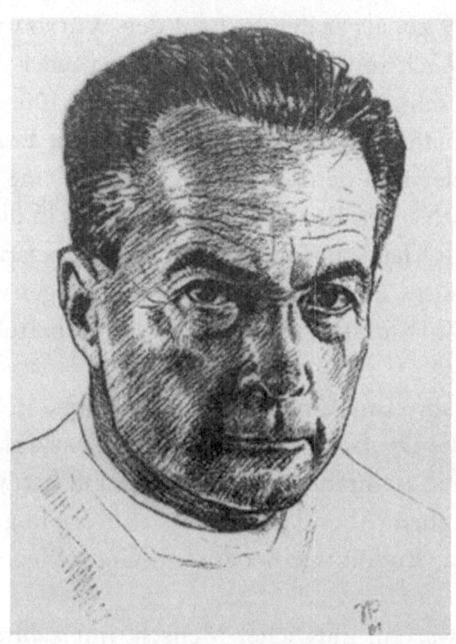

Abb. 25: Ernst Kern

13. Januar 1923 in Gleisenau an den Hassbergen geboren, machte in Augsburg das so genannte Notabitur und diente als Gebirgsjäger im zweiten Weltkrieg. Darüber hat er das Buch „Soldat an der Ostfront" geschrieben. Nach dem Krieg nahm Kern das angestrebte Medizinstudium auf, das ihn nach München und Erlangen führte, wo er 1949 das Staatsexamen ablegte und promovierte. Beim berühmten Physiologen Otto Ranke (1899–1931) erwarb er Kenntnisse, die ihm bei seinem Eintritt in die Chirurgische Universitätsklinik Würzburg unter → Werner Wachsmuth zugute kamen. Am 1. Oktober 1952 um 8 Uhr morgens wurde er von Wachsmuth in dessen Dienstzimmer empfangen. Als Kern sich 1954 aus eigener Initiative zu einer Hospitation nach Schweden begab und danach nicht wieder zu Wachsmuth zurückkehrte, nahm das Verhältnis beider Schaden. Kern hatte nämlich bei Hermann Krauss in Freiburg i.Br. angeheuert und dort 1959 habilitiert. Längere Studienaufenthalte in Los Angeles (Longmire), Boston (Cattel, Warren) und Columbus (Zollinger) folgten. Inzwischen a.o. Professor, wurde Kern 1967 zum Chefarzt der chirurgischen Abteilung des Städtischen Krankenhauses von Lörrach gewählt, ein, wie sich zeigen sollte, gutes „Propädeutikum" für höhere Aufgaben. Eine solche kam auf Kern am

1. September 1969 zu, als er den Ruf auf den Würzburger Lehrstuhl als Nachfolger von Wachsmuth, der sich mit ihm wieder versöhnt und ihn wohl auch vorgeschlagen hatte, annahm. Zum 100. Geburtstag von Wachsmuth widmete ihm Kern eine Festschrift mit Erinnerungen vieler Wachsmuth-Schüler und dem eigenen Kapitel „Meine Beziehungen zu Werner Wachsmuth". Am Rande sei erwähnt, dass in dieser Schrift auch der Chirurg Karl Kleinschmidt (1885–1978), Chefarzt des Evangelischen Krankenhauses in Mühlheim an der Ruhr genannt wird, der in Heidelberg mit Wachsmuth zusammengearbeitet hatte und 93 Jahre alt geworden ist.

Kern ist 22 Jahre lang Ordinarius für Chirurgie in Würzburg gewesen. Warum ihn die Deutsche Gesellschaft für Chirurgie, deren Mitglied er seit 1955 war, nie zu ihrem Präsidenten gewählt hat, wird wohl immer ihr Geheimnis bleiben. Aber da befindet sich Kern in guter Gesellschaft mit Walter Dick, Rudolf Geißendörfer, Gerd Hegemann und Max Schwaiger.

Ernst Kern war ein musischer Mensch, mit zahlreichen künstlerischen Talenten gesegnet, von denen das musikalische vorherrschte. Er spielte perfekt Klavier und Orgel, war in zweiter Ehe 40 Jahre mit einer ausgebildeten und preisgekrönten Cellistin verheiratet und wäre, wenn nicht Arzt, dann Musiker geworden. Über das letzte Jahr des 20. Jahrhundert hat Kern Tagebuch geführt, dieses mit Ein- und Überblendungen aus der Vergangenheit versehen und es 2000 unter dem Titel „Sehen – Denken – Handeln eines Chirurgen im 20. Jahrhundert" herausgebracht. Sein letztes Werk war der „Versuch eine Autobiographie – Dreizehn Leben parallel" (2010). Ernst Kern, der auch Bergsteiger, Maler und Botaniker war, starb am 14. Mai 2014 im Alter von 91 Jahren in Zürich (Abb. 25).

Es ist davon auszugehen, dass der IQ von **Geoffrey Keynes** sehr hoch gewesen ist. Auch von einer familiären Belastung kann gesprochen werden: Sein Vater schon war Wirtschaftswissenschaftler, seine Mutter Schriftstellerin, der älterer Bruder der berühmte Ökonom John Maynard Keynes („Keynesianismus"), seine Gattin eine Enkelin von Charles Darwin! Mit ihr hatte er vier Söhne. Geoffrey, geboren am 25. März 1887 in Cambridge, wuchs in seiner Geburtsstadt auf, wo sein Vater lehrte und er dann auch studierte. Er wurde Chirurg am Royal College of Surgeons in London, Leutenant des Royal Army Medical Corps im ersten Weltkrieg und beratender Chirurg. Die Erfahrungen im Krieg und danach machten Keynes zu einem Pionier der Bluttransfusion, der die Landsteinersche Entdeckung der Blutgruppen begierig aufnahm und die Direktübertragung propagierte. 1955 wurde er von Königin Elisabeth II. in den Adelsstand erhoben und war nun Sir Geoffrey Keynes. Die Britisch Academy ernannte ihn 1980 zu ihrem Ehrenmitglied. Mindestens so wichtig wie die Medizin war Keynes die Literatur. So war er der Nachlassverwalter seines Dichter-Freundes Rupert Brookes und ein Experte für die englische Literatur, veröffentlichte Biographien über William Blake, Thomas Browne, John Donne, Jane Austen, die Naturwissenschaftler William Harvey und Robert Hooke und andere. Sir Geoffrey Keynes starb am 5. Juli 1982 in Cambridge, da war er 95 Jahre alt.

Auf einem Foto im Profil sieht man ausgeprägte Mensurnarben der linken Wange, ein Zeichen dafür, dass der Mann aus einer Zeit stammt, in der noch „blank“ ohne Gesichtsschutz gefochten wurde. Den Namen **Ludwig Kielleuthner** verbindet der Kundige in erster Linie mit der Urologie. Gleichwohl war der am 18. April 1876 in München Geborene ausgebildeter Chirurg. Er hatte in Kiel, Erlangen und München studiert, ist Mitglied der schlagenden Verbindung „Corps Makaria“ gewesen, hat sich in Wien bei Julius von Hochenegg (1859–1940) in Chirurgie und bei Otto Zuckerkandl (1861–1921) in Urologie ausgebildet und hat diesen Weg dann bei damals führenden Urologen wie Joaquin Albarrán (1860–1912) und Félix Guyon (1831–1920) in Paris, Peter Freyer (1851–1921) in London und James Israel (1848–1926) in Berlin fortgesetzt. Seit 1913 im Besitz der Venia legendi, diente Kielleuthner im ersten Weltkrieg als Stabsarzt einer Sanitätskompanie und Leiter größerer Lazarette, wo er wieder chirurgisch tätig sein musste. 1919 erhielt er als erster Urologe in Süddeutschland den Professorentitel für Urologie. Von 1932 bis 1963 war Prof. Kielleuthner Chefarzt und Ärztlicher Leiter der Privatklinik Josephinum in München. 1929 leitete er den Kongress der Deutschen Gesellschaft für Urologie, 1935 die Tagung der Bayerischen Chirurgen-Vereinigung. Kielleuthner war zweiter Vorsitzender der Gesellschaft „Reichsdeutscher“ Urologen und Mitglied der Internationalen Gesellschaft für Urologie. Er fügte sich zwar dem NS-Regime, ist aber weder Mitglied der NSDAP, der SA oder SS gewesen und hat dem Vernehmen nach freundschaftlichen Kontakt zu seinen jüdischen Kollegen gepflegt. Prof. Kielleuthner starb im Alter von 96 (!) Jahren am 8. August 1972 in München.

Romane hat er geschrieben, und sein eigenes Leben trägt Züge eines Romans. **Hans Franz Edmund Killian**, kurz Hans Killian, kam am 5. August 1892 in Freiburg im Breisgau zur Welt, wo sein Vater die Laryngo-Bronchoskopie „erfunden" hatte und Ordinarius für Hals-Nasen- und Ohrenheilkunde war. Der Sohn trat trotz gewisser schulischer Schwierigkeiten in die Fußstapfen des Vaters, studierte, unterbrochen von Einsätzen im ersten Weltkrieg, dessen Eindrücke er später dichterisch verarbeitete, Medizin in Freiburg i.Br. und München. Staatsexamen und Promotion erfolgten 1921 in Freiburg. Durch den Pharmakologen Walther Straub (1874–1944) und den Chirurgen Erich Lexer (1867–1937) wurden Killians Interessen für beide Fächer geweckt, die auch bestimmend für sein weiteres berufliches Leben werden sollten. Den 1922 approbierten jungen Mann führte der Weg zunächst nach Berlin ans Robert-Koch-Institut, dann nochmals in die Münchner Pharmakologie zu Straub und schließlich an die Chirurgische Klinik der Medizinischen Akademie Düsseldorf zu Eduard Rehn (1880–1972). Mit Meister Rehn wechselte Killian 1927 ins heimatliche Freiburg. Hier nimmt seine chirurgische Karriere Fahrt auf: Habilitation, Privatdozent, Oberarzt, Professor. 1943, inzwischen Mitglied der NSDAP, wird Killian auf das Ordinariat für Chirurgie in Breslau in der Nachfolge Karl Heinrich Bauers (1890–1978) berufen. Während des zweiten Weltkriegs leitet er ein großes Reservelazarett in Straßburg und ist Beratender Chirurg der 16. Armee in Nordrussland. 1945 verliert Killian seinen Lehrstuhl in Breslau und gelangt als Flüchtling nach Halle an der Saale, wo er nach kurzer Gefangenschaft vor allem im Elisabeth-Krankenhaus arbeitet. Nach seinem Umzug in die süddeutsche Heimat wurde Killian 1947 Direktor des Krankenhauses in Baden-Baden und 1949 niedergelassener Chirurg in Freiburg i.Br. sowie Konsultant im französischen Militärhospital in Donaueschingen. Trotz intensiver Bemühungen blieb ihm die Berufung an eine Universität versagt. Seine alte Alma Mater Alberto-Ludoviciana in Freiburg emeritierte ihn offiziell 1957. Richtig „in Rente" aber ging er erst 1968. Im 90.Lebensjahr starb Hans Killian am 7. März 1982 in seine Heimatstadt Freiburg. Was von ihm bleibt, sind seine unumstrittenen Verdienste um die Anästhesiologie in Theorie und Praxis („Nestor der Anästhesiologie in Deutschland") und in der

Grundlagenforschung (Coramin, Penicillin). Hans Killian war ein beobachtender und reflektierender Geist, der bereits seine Erlebnisse als Minenwerfer im ersten Weltkrieg in den Büchern „Wir stürmten durchs Friaul“ und „Totentanz auf dem Hartmannsweiler Kopf“ in Worte zu fassen verstand. Den Spannungen im chirurgischen Beruf verlieh er Ausdruck in Sachbüchern und vielfach aufgelegten und in fremde Sprachen übersetzten Romanen wie „Hinter uns steht nur der Herrgott“, „So lange das Herz schlägt“ oder „Auf Leben und Tod“. Ein eigenes Denkmal in der chirurgischen Literatur hat sich Killian mit seinem in zwei Auflagen erschienenen Werk „Meister der Chirurgie und die Chirurgen im gesamten deutschen Sprachraum“ errichtet. Wenn dieses Buch 40 Jahre nach seinem letzten Erscheinen auch überholt oder zumindest ergänzungsbedürftig ist, so stellte es doch für lange Zeit den ersten und einzigen Überblick über die deutschen, österreichischen und Schweizer Lehrstühle für Chirurgie und ihre Protagonisten dar. Als Killian diese Aufgabe stemmte, besaß der Begriff der „Schule“ in der Chirurgie noch eine große Bedeutung.

Werner Klinners Name fiel schon im Zusammenhang mit → Hans Georg Borst. Herzchirurg wie dieser und Schüler Rudolf Zenkers war auch Klinner. Werner Klinner wurde am 28. November 1923 im niederschlesischen Glatz (Klodzko, PL) geboren und ragte mit seinem Tod am 2. Februar 2013 in München noch ins 21. Jahrhundert hinein. Er hatte in Breslau sein Studium begonnen und es nach dem zweiten Weltkrieg in Marburg abgeschlossen. Seitdem war sein Werdegang eng mir Zenker verbunden, dem er nach einem Studienaufenthalt in den USA 1958 nach München folgte. An der Ludwig-Maximilians-Universität habilitierte er 1961 über die Fallotsche Tetralogie, wurde er 1967 Professor und 1971 erster Direktor der selbständigen Klinik für Herzchirurgie. Mit Zenker und Fritz Sebening (1930–2015) hatte Klinner 1969 die erste Herztransplantation in Deutschland durchgeführt. Lehrstuhl und Klinikleitung hatte er bis 1989 inne; sein Schüler Bruno Reichart (*1943) wurde sein Nachfolger. Auf Klinners Initiative entstand 1973 das Deutsche Herzzentrum in München. Ihm ist auch die Einführung der kombinierten simultanen Herz-Lungen-Transplantation zu verdanken. Zu Zeiten des Eisernen Vorhangs und nach dessen Fall half Klinner beim Auf- und Ausbau der Herzchirurgie an der Universität von Wroclaw (Breslau). Dafür wurde Klinner Dr. h.c. dieser Hochschule.

Noch in seinem 95. Lebensjahr sorgte sich der Grazer Chirurg **Wolfgang Köle** um die Zukunft der chirurgischen Schulen. Der Verfasser hatte Gelegenheit, darüber mit Köle zu korrespondieren. Wolfgang Köle war am 18. November 1919 als Lehrerskind im steirischen Obdach geboren worden, hatte am Stiftsgymnasium St. Paul in Kärnten mit Auszeichnung maturiert und in Graz und Wien das Medizinstudium begonnen, als die deutsche Wehrmacht nach ihm griff und ihn in den Krieg schickte. Nach einem 7000 km langen Fußmarsch von Griechenland an die Eismeerfront begegnete er auf verschiedenen Hauptverbandsplätzen und in Lazaretten zum ersten Mal der Chirurgie, der er dann sein Leben lang treu blieb. Aufgrund einer schweren Verletzung konnte Feldunterarzt Köle 1942 sein Studium in Graz und Innsbruck fortsetzten und im April 1945 zum Dr. med. promovieren. Er arbeitete dann kurz und ohne Salär im Landeskrankenhaus von Wolfsberg, um alsbald an der Chirurgischen Universitätsklinik Graz seine berufliche Heimat zu finden. Prägend für Köle, was er auch immer wieder betonte, waren seine Lehrer Adolf Winkelbauer (1890–1965), ein von Eiselsberg-Schüler, und Franz Spath (1899–1984), einst Schüler Hans von Haberers (1875–1958). Sie schickten den manuell geschickten und strebsamen jungen Mann zu Studienaufenthalten nach Oslo (Holst), Stockholm (Craford) und Zürich (Brunner). So war Dr. Köle in der Thorax- und in der Bauchchirurgie gleichermaßen geschult, als er 1956 in Graz habilitierte, ein Jahr später 1. Oberarzt bei Spath wurde und mit diesem auch Herzoperationen durchführte. Mit seiner Berufung zum Primarius der II. Chirurgischen Abteilung des Landeskrankenhauses Graz erhielt Doz. Dr. Köle 1961 ein großes chirurgisches Betätigungsfeld, das er zu nutzen und auf das Niveau einer Universitätsklinik zu heben verstand. Seit 1962 Professor, beherrschte Köle noch die gesamte Chirurgie und galt als begnadeter Lehrer und Mentor. Er hat an der Neuauflage (1969ff.) der traditionsreichen Operationslehre „Bier-Braun-Kümmel“ mitgearbeitet und mit den Kollegen Georg Heberer und Harald Tscherne ein viel benutztes „Lehrbuch der Chirurgie“ verfasst (1980ff.). Jemand hat einmal zusammengezählt, dass Wolfgang Köle im Laufe von 49 Berufsjahren 63 000 operative Eingriffe durchgeführt hat. In guter körperlicher Verfassung und von klarem Geist war Köle der schlagende Beweis dafür, dass Arbeit jung erhält. In erstaunlicher Frische nahm er die Feierlichkeiten und Ehrungen zu seinem 90. Geburtstag entgegen, und noch mit 99 Jahren verfolgte er wach und aufmerksam die Wandlungen der Zeit, nicht ohne sie kritisch zu kommentieren. Am 15. April 2018 verschied Wolfgang Köle, dem höchste Ehrungen zuteil geworden sind, in Graz. Mit seiner Frau und Arztkollegin Eva, die ihm zwei Jahre später in die Ewigkeit folgte, ist er 56 Jahre verheiratet gewesen; drei Söhne sind aus dieser Verbindung hervorgegangen.

Ein weit verbreitetes Foto zeigt **Charles Everett Koop** in der Uniform eines Vizeadmirals der US-Navy, denn diesen Rang besaß der „oberste Chirurg" der USA. Von Haus aus aber war er Kinderchirurg, und zwar einer der namhaftesten seines Landes. Am 14. Oktober 1916 war er in eine alteingesessene New Yorker Bankiersfamilie hinein geboren worden. Nach seinem Bachelor-Abschluss studierte C. Everett 1937 Medizin an der Cornell University und promovierte dort 1941; einen weiteren Doktortitel erwarb er 1947 an der University of Pennsylvania. Im Laufe seiner Tätigkeit als Chefchirurg des Children's Hospital of Philadelphia von 1946 bis 1981 wurde Dr. Koop Professor an der Universität von Pennsylvania. Innovativ waren seine Operationsmethoden zur Trennung zusammengewachsener Zwillinge. Prof. Koop war auch in der US-amerikanischen Gesundheitsadministration tätig, wurde 1981 von Präsident Reagan zum Gesundheitsstaatssekretär und 1982 zum „Surgeon General", quasi zum obersten Chirurgen der Vereinigten Staaten ernannt. Einer breiten Öffentlichkeit wurde Prof. Koop bekannt als Abtreibungsgegner und Fernseh-Arzt mit eigener Sendung. Ferner trat er bei der AIDS-Aufklärung und der Bekämpfung des Tabakmissbrauchs in Erscheinung. C. Everett Koop war Mitglied und Ehrenmitglied zahlreicher angesehener internationaler Chirurgengesellschaften, philosophischer und künstlerischer Vereinigungen sowie Träger hoher Auszeichnungen. Nach fast 70-jähriger Ehe überlebte er seine Frau um sechs Jahre und starb am 25. Februar 2013 in Hannover, New Hampshire, im gesegneten Alter von 97 Jahren. Seinen einzigen Sohn hatte das Paar 1968 bei einem Bergunfall verloren.

Wer würde Uebermuths Nachfolger in Leipzig werden? Die Auguren spekulierten: ein Leipziger Eigengewächs oder gibt es eine „Bluttransfusion" von außerhalb? Am 15. Juni 1967 waren die Würfel gefallen, als mit **Werner Kothe** ein Schüler seinem ehemaligen Chef nachfolgte. Kothe war gewissermaßen eine Zurück-Berufung, denn er war 1962 als Ordinarius von Leipzig nach Greifswald berufen worden. Kothe war ein

Ur-Sachse aus Chemnitz, dort am 15. September 1919 als Sohn eines Reichsbahnbaurates geboren, und hatte infolge seines Geburtsdatums nicht „die Gnade der späten Geburt" erfahren, sondern wurde in den grauen Waffenrock gezwungen, um das Schickal eines immer wieder durch den Krieg unterbrochenen Studiums zu erleiden. Kurz vor dem Zusammenbruch legte er in Leipzig das medizinische Staatsexamen ab und promovierte. 1945 hatte Kothe seine Kollegin Erika George geheiratet. Bei Payrs Nachfolger → Wilhelm Rieder hatte er noch Vorlesungen gehört, dann aber die Irrungen und Wirrungen der Leipziger Nachkriegschirurgie nicht mehr unmittelbar miterlebt, war er doch im September 1945 als chirurgischer Assistent in seine Heimatstadt Chemnitz zu dem Payr-Schüler Heinrich Kuntzen gegangen. Als Kuntzen 1951 Ordinarius in Jena wurde, wechselte Kothe ein Jahr später als frischgebackener Facharzt zu Herbert Uebermuth nach Leipzig. Hier erfolgte Kothes kontinuierlicher Aufstieg, den er seiner manuellen Geschicklichkeit, seinem Fleiß und seinem wissenschaftlichen Interesse zu verdanken hatte. Nach Habilitation und Dozentur 1958 sowie einem Studienaufenthalt in Moskau wurde Werner Kothe am 1. September 1961 Professor für Chirurgie an der Medizinischen Fakultät der seit 1953 den Namen von Karl Marx tragenden Leipziger Universität. Man bedenke die Zeit: Wenige Wochen zuvor war die Berliner Mauer gebaut und die Spaltung Deutschlands zementiert worden. Sechs Jahre später trat Kothe nach fünf Jahren in Greifswald nun in die großen Fußstapfen, die Uebermuth hinterlassen hatte. Dieser jedoch hielt Kothe für eine solche Aufgabe geeignet. Mit Kothes Namen sind in der Leipziger Chirurgie die Intensivierung der chirurgischen Forschung in mehreren Arbeitsgruppen, die Entlassung der Urologie und der Anästhesie in die Selbständigkeit und diverse Neubauten verbunden. Wenn in Fachkreisen die Stichworte Magen-,Ösophagus- und Pankreaschirurgie fallen, kommt man unweigerlich zu Werner Kothe. Die Klinik führte er streng, aber human und wider jeglichen Untertanengeist. Er hatte es nicht nötig, bramarbassierend aufzutrumpfen, er war der Prinzeps und genoss natürliche Autorität. So kam man an ihm nicht vorbei, als es um die Wahl zum Vorsitzenden der Gesellschaft für Chirurgie der DDR ging. Kothe wurde gewählt und leitete den 13. Kongress dieser Gesellschaft 1979 in der Kongresshalle am Berliner Alexanderplatz. Solide chirurgische Arbeit, Forschung und Lehre statt Glamour dürfen als Kothes Markenzeichen angesehen werden. „Auch im fortgesetzten Alter behielt er seinen sprühenden Geist, zeigte lebhaftes Interesse an den Entwicklungen in unserem Beruf" (Schwokowski 2015). Herz- und Altersleiden führten zu des Meisters Tod am 5. Oktober 2010 im Alter von 91 Jahren.

„Univ. Prof Dr. Dr. h.c. **Julius Kraft-Kinz**, geb. am 13. Dezember 1925 in Innsbruck, ist tot". So beginnt ein Nachruf auf den emeritierten Professor für Chirurgie an der Karl-Franzens-Universität in Graz. Der Tiroler war früh Waise geworden und wurde von seinem Onkel, dem Prof. Rudolf Kraft (1893–1956), adoptiert, daher der Doppelname. Schulzeit und Studium verbrachte Julius in Innsbruck, wo er 1951 promovierte. Im Anschluss ging er zu seinem Onkel, der die Chirurgie in Düren in der Eifel leitete. Nach diesen chirurgischen Lehrjahren, die auch eine Hospitation bei Emil Karl Frey in München einschlossen, trat Dr. Kraft-Kinz 1956 in die Chirurgische Universitätsklinik Graz unter Prof. Franz Spath ein, habilitierte dort 1964 und wurde 1970 Professor. Eine längere Studienreise in die USA zu → Cooley, → DeBakey, Gerbode, → Longmire und Lillehei befähigte ihn, zusammen mit seinem Chef die Herzchirurgie in Graz zu etablieren und schließlich Nachfolger von Spath zu werden. Wie → Allgöwer in Basel, so verfolgte Kraft-Kinz in Graz den Departementgedanken, was u.a. zur Verselbständigung der Herz-Gefäß-Chirurgie, der Unfallchirurgie, der Urologie, des Blutspendewesens und der Anästhesiologie führte. Eine Verbindung chirurgisch-familiärer Art bestand darin, dass Kraft-Kinz die Tochter des Innsbrucker, dann Grazer, Düsseldorfer und Kölner Ordinarius Hans von Haberer geheiratet hatte. Präzise wie ein Uhrwerk sollen seine Arbeitsorganisation, seine Visiten und seine Operationen gewesen sein, so frühere Mitarbeiter. Vorbild sei er gewesen, streng und fürsorglich zugleich. Und bis ins hohe Alter hätten ihn sein wacher Geist und seine körperliche Elastizität ausgezeichnet. An Ehrungen mangelte es nicht, in seiner Heimat und in Deutschland. 93-jährig wurde Julius Kraft-Kinz am 31. Mai 2018 in Graz von seinen letzten Gebrechen erlöst.

In der Heidelberger Unfallchirurgie vor ihrer vollständigen Verselbständigung stand Prof. Dr. **Heinrich Krebs** in der Nachfolge von Eberhard Gögler (1920–2001). Er wurde am 15. Dezember 1927 in Brünn (Brno), der mährischen Hauptstadt, geboren. Der zweite Weltkrieg und seine

Folgen brachten die Familie nach Südwestdeutschland. Heinrich studierte an der Ruperto Carola in Heidelberg und promovierte dort 1955. Die chirurgische Laufbahn bgann er noch bei K.-H. Bauer, bei Linder habilitierte er 1969. Galt sein breitgefächertes Interesse zunächst der Allgemein- und Tumorchirurgie, so konzentrierte er sich seit den 1970er Jahren auf die Unfall- und Wiederherstellungschirurgie. Seit 1973 Professor, leitete er von 1976 bis 1989 die Unfall-und Plastische Chirurgie an der Universitätsklinik Heidelberg, also auch noch unter Prof. Chritian Herfarth (1933–2014). Krebs war auch an der Geschichte seines Fachgebietes interessiert und hat mit dem Heidelberger Medizinhistoriker Heinrich Schipperges (1918–2003) das Werrk „Heidelberger Chirurgie 1818-1968" herausgebracht. Wenige Wochen vor seinem 95. Geburtstag ist Prof. Heinrich Krebs am 11. November 2022 in Karlsruhe verstorben.

Den Rheinländer in sich konnte und wollte **Karl Kremer** nicht verleugnen. Er war am 21. November 1915 in Düsseldorf geboren worden und hatte bereits eine chirurgische Vergangenheit hinter sich, als er 1956 in die Klinik von Ernst Derra an der Medizinischen Akademie seiner Heimatstadt eintrat, die 1965 Universität wurde und seit 1988 den Namen Heinrich Heines trägt. Die ersten chirurgischen Erfahrungen sammelte Kremer im zweiten Weltkrieg, in den er 1942 nach Staatsexamen, Promotion und Approbation zu ziehen gezwungen war. Nach Einsätzen als Feldunterarzt in Russland und Verwundung war er 1945 in Breslau „hängengeblieben", hatte sich nach Berlin durchgeschlagen und am Westend-Krankenhaus Unterkunft und Arbeit gefunden. Seinem Drang zur Chirurgie folgend, heuerte Kremer bei Chefarzt Dr. Hans Schrank (1899–>1990) am St. Josef-Krankenhaus in Potsdam an. Schrank war ein Mann von echtem Schrot und Korn, der 1945 der neugeborenen Stauffenberg-Enkelin Konstanze in seiner Klinik Schutz und Patenschaft gewährte, ein Chirurg alter Schule, dem Kremer viel verdankte, wie er noch auf einem Chirurgenkongress in Anwesenheit des vitalen Neunzigjährigen verlautbarte. Potsdam erschien wohl dem nun schon im reifen Alter von 33 Jahren befindlichen Chirurgen zu eng und die Zukunft „im Osten" nicht allzu rosig. Daher wechselte er an das (West-) Berliner Krankenhaus Moabit zu Prof. Erwin Gohrbandt (1890–1965). Die Moabiter Klinik war bis Kriegsende III. Chirurgische Universitätsklinik gewesen. Die akademische Karriere Kremers nahm Fahrt auf, als sich ihm die Gelegenheit bot, nach Düsseldorf zurückzukehren, bei Derra zu arbeiten und dort 1957 zu habilitieren. 1962 wurde Prof. Kremer zum Direktor der Chirurgischen Klinik Essen berufen, wo sich eine so genannte Gesamtschule etabliert hatte, die 2002 zur Ruhr-Universität wurde. Bis 1970 blieb Kremer dort, dann wurde er Nachfolger Derras in Düsseldorf. In seiner Amtszeit kam es zur Schaffung von zwei chirurgischen Hochschulkliniken. Kremer vertrat die Allgemein-, Abdominal und Unfallchirurgie, → Wolfgang Bircks die Herz-, Gefäß- und Thoraxchirurgie. Prof. Kremer wurde 1976 Präsident der Deutschen Gesellschaft für Chirurgie, 1982 Ehrensenator und 1990 Ehrenmitglied dieser Gesellschaft. Aus seinem umfangreichen publizistischen Werk sei hier der zweibändige, zusammen mit Horst-Eberhard Grewe (1920–1984) herausgegebene Operationsatlas „Chirurgische Operationen“ erwähnt, mit dessen Hilfe auch der Verfasser seine ersten Schritte in dem Fach gegangen ist. Für Kremer war Chirurgie immer mehr als nur operieren. Wer Patienten therapeutische Maßnahmen zumute, die seiner eigenen Rechtfertigung dienen, der habe Auftrag und Sinn ärztlicher Tätigkeit nicht begriffen, zitierte Kremer gern den Arzt-Schriftsteller und Chirurgen Hans Graf von Lehndorff (1910–1987). Am 25. Juli 2009 verstarb Prof. Karl Kremer, Ritter vom Heiligen Grab zu Jerusalem, 93-jährig in seiner Heimatstadt. Prof. Bernd Kremer (*1943), Chirurg in Hamburg und Kiel, ist sein Sohn.

Kann sich heute jemand vorstellen, wie das war, als Abiturient gleich in den Krieg zu müssen, das Medizinstudium zwischen Schützengraben und Hörsaal absolvieren zu müssen? Wenn Gleichaltrige schreiend sterben und die wichtigste ärztliche Aufgabe darin besteht, die Verwundeten dahingehend zu untersuchen, bei wem chirurgisches Handeln überhaupt noch Sinn macht? Der Schwabe **Fritz Kümmerle**, am 14. Februar 1917 in Göppingen als Sohn eines Fleischermeisters geboren, ist durch diese Hölle gegangen, wurde sofort nach dem Abitur 1936 zum Reichsarbeitsdienst verpflichtet und im Anschluss daran zur Wehrmacht „gezogen“. Ab 1938 durfte er Medizin in Tübingen, Königsberg, Wien und München studieren, immer unterbrochen von Fronteinsätzen in der Sowjetunion. Soeben 1942 in Tübingen das Staatsexamen und die Doktorprüfung hinter sich, musste Kümmerle als Regimentsarzt in den immer aussichtsloser werdenden Kampf. Nach kurzer Gefangenschaft

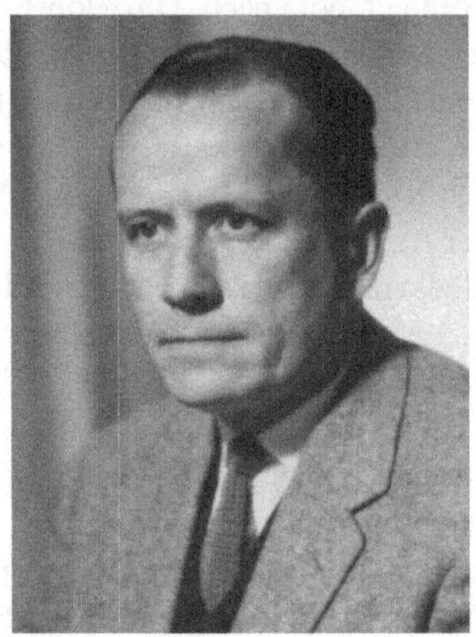

Abb. 26: Fritz Kümmerle in jüngeren Jahren

wurde er Assistenzarzt am Kreiskrankenhaus Göppingen und folgte 1952 seinem Chef Hermann Krauss bei dessen Berufung nach Freiburg i.Br. An der Albert-Ludwigs-Universität habilitierte Kümmerle 1954, wurde 1. Oberarzt der Klinik und Professor, höhere Aufgaben warteten. 1963 folgte er dem Ruf auf den Lehrstuhl für Chirurgie an der Johannes-Gutenberg-Universität in Mainz, den er bis 1985 innehatte. In dieser Position erwarb sich Kümmerle einen überregionalen Ruf, vor allem auf dem Gebiet der Chirurgie der Bauchspeicheldrüse, der Gallenwege und des Dünndarms. In einem dem Autor bekannten Fall gelang es nach Einholung zahlreicher Genehmigungen der Behörden, einen Patienten aus der DDR von Kümmerle in Mainz am Rezidiv eines Pankreas-Insulinoms operieren zu lassen. Als Mainzer Ordinarius förderte Kümmerle die Eigenständigkeit der Unfallchirurgie, Urologie, Kinderchirurgie, Anästhesiologie und Herzchirurgie, die er einst selber betrieben hatte. Höhepunkt seiner Laufbahn als Chirurg waren zweifelsohne die Wahl zum Präsidenten der Deutschen Gesellschaft für Chirurgie und die Abhaltung der 91. Tagung 1974 in München unter seinem Vorsitz. Auch an anderen hohen Ehrungen hat es nicht gemangelt. Kümmerles wissenschaftlich-literarisches Werk ist immens und wurde von ihm noch bis ins hohe Alter hinein ergänzt. Als er am 6. März 2014 in Bretzenheim/Nahe im Alter von 97 Jahren verstarb, hatte er seine 16 Jahre jüngere Ehefrau und Kollegin um 21 Jahre überlebt.

Von heute gesehen gehört **Ernst Küster** zu den chirurgischen Urgroßvätern. Er hatte noch die Kaiserproklamation Wilhelm I. in Versailles, den 99-Tage-Kaiser Friedrich III. und Ernst von Bergmanns aktive Zeit miterlebt. Ernst Georg Ferdinand Küster wurde tatsächlich an der Küste geboren, und zwar am 2. November 1839 auf der Ostseehalbinsel Wollin. Nach Studien in Bonn, Bern, Würzburg und Berlin sowie Teilnahme an den preußischen Kriegen von 1864 und 1866 erlernte er die Chirurgie bei Robert Wilms (1824–1880) im Berliner Bethanien-Krankenhaus. Dann machte Küster 1871 aus dem von ihm geleiteten Barackenlazarett am Invalidenpark das Kaiserin-Augusta-Krankenhaus und leitete dort bis 1890 die Chirurgie. Er hatte sich 1875 an der Berliner Universität habilitiert, hatte 1876 Joseph Lister (1827–1912) in London besucht und dessen Antisepsis umgehend im Kaiserin-Augusta-Krankenhaus eingeführt. Seit 1878 Extraordinarius, wurde Küster unter Umgehung der Fakultät zum Ordinarius für Chirurgie in Marburg berufen, was dort böses Blut machte und ihm das Leben schwer. Seinen guten Draht zur Kaiserin neideten ihm viele. Dass Küster bei den meisten Fachkollegen angesehen war, zeigt seine Wahl zum Präsidenten der 32. Tagung der Deutschen Gesellschaft für Chirurgie 1903 in Berlin. Ebenso wurde er Mitglied der LEOPOLDINA. Seine Stellung in Marburg jedoch war fragil. Es gab Intrigen und Denunziationen. Eine Untersuchungskommission wurde eigesetzt. Schon das allein empfand Küster als Affront. Nissen spricht in seinen Erinnerungen gar von einer „Affäre Küster". Trotz allem hielt der Mann in preußischem Pflichtbewusstsein 17 Jahre die Stellung und konnte sogar einen Neubau der Chirurgischen Klinik durchsetzen. Letztlich demissionierte Küster unfreiwillig mit 68 Jahren, eine gesetzlich festgelegte Pensionsgrenze existierte noch nicht. Grollend zog er sich nach Berlin zurück, blieb aber nicht untätig. So hat er während des ersten Weltkrieges im Alter von 75 im Lazarett in der Scharnhorststraße fleißig operiert. Er hat – zu seiner Zeit eine Seltenheit – auch Vorträge in den USA gehalten. Rückblickend sind seine Pionierarbeiten auf den Gebieten der Urologie, Thorax- und Mammachirurgie zu würdigen. Am 19. April 1930 ist Ernst Küster, dessen Tochter den berühmten Münchner Internisten Friedrich (von) Müller geheiratet hatte, im Alter von 91 Jahren in Berlin-Charlottenburg verstorben.

Prof. Dr. med. **Hans Helmuth Landau** zählt zu den entrechteten und verfolgten jüdischen Ärzten, denen die Nationalsozialisten1933 die Venia legendi entzogen und die berufliche Existenz in Deutschland vernichtet hatten. Er konnte mit seiner Familie nach London fliehen, sein Vater jedoch, ein Berliner Justizrat, kam 1943 im KZ Theresienstadt ums Leben. Hans Helmuth kam am 27. Oktober 1892 in Berlin zur Welt, studierte voller Hoffnung in Freiburg i.Br. und in seiner Geburtsstadt Medizin und war von 1915 bis 1918 wissenschaftlicher Mitarbeiter am Robert-Koch-Institut in Berlin. Hoch motiviert und ambitioniert trat Landau in die Chirurgische Klinik der Charité unter Prof. Otto Hildebrand ein. Dort habilitierte er, wurde 1922 Privatdozent und 1928 a.o. Professor. Er erlebte den Wechsel von Hildebrand zu Sauerbruch und hielt dann in privatärztlicher Niederlassung noch chirurgische Vorlesungen, bis das oben erwähnte abrupte Ende kam. Obwohl Prof. Landau in London nach Vervollkommnung seiner Englischkenntnisse und nach Ablegen des britischen Staatsexamens in seinem Beruf arbeiten konnte, fühlte er sich im Exil stets als Paria und nach seinen eigenen Worten in seiner Tätigkeit als Chirurg „verkrüppelt", ganz abgesehen davon, dass seine wissenschaftliche Tätigkeit, an der ihm immer viel gelegen hatte, gekappt und alles, was er sich in Berlin aufgebaut hatte, verloren war. Seine dreiköpfige Familie vermochte er zwar finanziell über Wasser zu halte, glücklich geworden ist er nicht. Hans Helmuth Landau verstarb am 12. August 1995 im 103. (!) Lebensjahr in London.

Obwohl **Herta Lange**, geborene Cosack, 1972 zur Honorarprofessorin für Neurologie und Psychiatrie an der Freien Universität Berlin ernannt worden war, stand sie doch in sehr enger Beziehung zur Chirurgie. Geboren am 9. Oktober 1907 in Taschkent, der Hauptstadt Usbekistans, als Tochter eines vom Osteuropa-Institut in Berlin abgesandten Pädagogen, kehrte sie 1909 mit der Familie nach Berlin zurück, besuchte die höheren Schulen und ging nach Breslau zum Medizinstudium. Simultan ließ sich Fräulein Cosack zur Diplomsportlehrerin ausbilden. Nach Staatsexamen (1931) und Promotion (1933), beide in Breslau, war sie Medizinalpraktikantin in der inneren Abteilung und der Hebammenanstalt des später für ihr Leben bestimmenden Städtischen Krankenhauses Berlin-Neukölln. Danach begann Fr. Dr. Cosack ihre Fachausbildung an der Universitäts-Nervenklinik Breslau unter Prof. Dr. Johannes Lange (1881–1938), den sie nach dessen Scheidung von seiner jüdischen Frau heiratete. Als Witwe mit Tochter und Stiefkindern zog sie 1938 nach Berlin, wo sie am Hirnforschungsinstitut in Buch bei Prof. Hugo Spatz (1888–1969) arbeitete. Ihre Forschungen führten sie zum operativen Fach, und so kam Frau Dr. Lange-Cosack zu Prof. Wilhelm Tönnis (1898–1978) an die Neurochirurgische Klinik am Hansaplatz in Berlin. Tönnis war 1937 Extraordinarius der Berliner Universität geworden, die Klinik bekam den Status einer Universitätsklinik für Neurochirurgie (unter der formalen Oberaufsicht des Ordinarius Sauerbruch). Hier lernte Frau Lange-Cosack operieren und folgte bei der Bombardierung der Hansa-Klinik ihrem Chef Tönnis in das Ausweichkrankenhaus Berlin-Buch. 1947 wurde sie vom Stadtrat zur leitenden Ärztin der neu aufzubauenden neurologisch-psychiatrischen Abteilung des Krankenhauses Neukölln bestellt. Sie wirkt mit an der Einrichtung einer neurochirurgischen Abteilung an diesem Haus, die bis zu seiner Berufung nach Heidelberg von Prof. Helmut Penzholz (1913–1985) geleitet wurde. Frau Lange-Cosack beschäftigte sich u.a. mit Gefäßmissbildungen des Gehirns, mit dem Hydrozephalus, den Hirnverletzungen und den Hirntumoren. Sie hat an Kirschner-Nordmanns „Chirurgie", an Kirschner-Zenkers „Chirurgischer Operationslehre" und an Olivecronas „Handbuch der Neurochirurgie" mitgearbeitet. 1977 wurde die Chefärztin mit dem Bundesverdienstkreuz ausgezeichnet. Gestorben ist sie, vollständig ihrer Sehkraft beraubt, am 16. November 2005 im Alter von 98 (!) Jahren in Berlin, begraben ist sie mit ihrem Mann in Dresden.

Bajuwarisch geht es weiter mit Prof. **Fritz Lechner**, dem Pionier der Endoprothetik im süddeutschen Raum und langjährigen Chefarzt des Kreiskrankenhauses Garmisch-Partenkirchen. Geboren am 22. April 1921, machte er Abitur am Humanistischen Gymnasium zu Ettal, studierte in Erlangen, Innsbruck und München, musste als Soldat nach Russland und, inzwischen Feldunterarzt, nach Italien. Lechner geriet in französische Gefangenschaft und konnte erst 1948 sein Studium an der Ludwig-Maximilians-Universität München abschließen, die Promotion folgte 1949. Seine Pflichtassistenz absolvierte er am Stadtkrankenhaus von Waldmünchen, wo sein Vater Chefarzt war. Nach einem Intermezzo als Volontär am Pathologischen Universitätsinstitut München (Hueck) kehrte Lechner für ein Jahr nach Waldmünchen zurück, um anschließend in die Chirurgie des Stadtkrankenhauses München-Perlach zu gehen, wo Prof. Georg Maurer (1909–1980) sein Chef wurde, der ihn dann mit ins Krankenhaus an der rechten Isarseite nahm. Hospitationen in Salzburg, München links der Isar und Japan schlossen sich an. 1963 wurde Lechner 1. Oberarzt und Vertreter von Maurer. Am 1. Juli 1968 – ein Jahr zuvor war das Haus rechts der Isar zur Universitätsklinik der TU München geworden – trat Lechner seine Stelle als Chefarzt der Chirurgischen Abteilung und Ärztlicher Direktor des Kreiskrankenhauses Garmisch-Partenkirchen an, die er bis 1992 innehatte. Extern habilitierte er 1974 in der Medizinischen Fakultät der TU München und wurde 1979 Professor. Der Ehrenbürger von Garmisch-Partenkirchen und Träger des Bundesverdienstkreuzes starb 92-jährig am 25. Mai 2013 in Garmisch.

Von Dr. med. **Engelbert Lenz**, einem „Kärrner der Basis", wissen wir, dass er am 31. Dezember 1910 in Polch/Kreis Mayen geboren wurde und am 18. Januar 2001 im 91. Lebensjahr gestorben ist. Er war Teil einer weit verbreiteten Ärztefamilie in der Pfalz. Nach Approbation und Promotion absolvierte Lenz ab 1935 seine Pflichtassistenz an der chirurgischen und internistischen Abteilung des Städtischen Krankenhauses Kemperhof in Koblenz. Er blieb bei der Chirurgie und fand am Kemperhof in dem Routinier Prof. Fritz Hohmeier (1876–1950) seinen Lehrmeister, der ihn bis zum Facharzt führte. Von 1939 bis 1945 diente Dr. Lenz in einer Wehrmachtssanitätseinheit. Nach dem Krieg arbeitete er viele Jahre als Chefarzt der Chirurgie am St. Josef-Krankenhaus (Marienkrankenhaus) in Bendorf in der Pfalz, wo er hohes Ansehen genoss.

Die Russin **Alla Iljitschna Lewuschkina** galt in ihrem 90. Lebensjahr (2017) als die älteste noch im Beruf tätige Chirurgin ihres Landes, ja der ganzen Welt. Als sie zum ersten Mal zum Skalpell griff, saß Stalin noch im Kreml. Sie wurde am 5. Mai 1927 in Rjasan, der Großstadt an der Oka, geboren, wollte ursprünglich Geologin werden, entschied sich aber dann für die Medizin. Alla war für ihre Generation ungewöhnlich selbständig und selbstbewusst, absolvierte die Moskauer Medizinische Akademie und spezialisierte sich auf dem seinerzeit etwas anrüchigen Gebiet der Proktologie. Ihre Ausbildungszeit war von Not und Entbehrungen gekennzeichnet. Ohne die von zu Hause erhaltenen Nahrungsmittelpakete hätte sie die schwere Zeit kaum überstanden. Kurioserweise erhielten die Medizinstudenten in der UdSSR zeitweise vom Staat

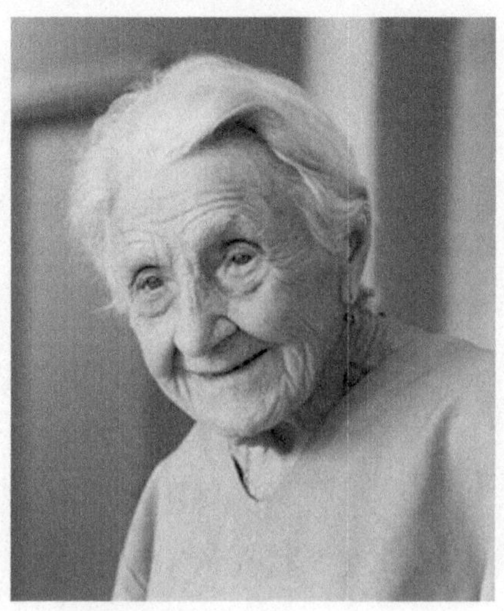

Abb. 27: Alla Lewuschkina

monatlich einen Liter Trinkalkohol! Alla tauschte diesen gegen Brot. 1951 wurde sie Fachärztin für Chirurgie und verpflichtete sich nach Sibirien, wo sie viele Jahre tätig war. Von 1949 bis 2018 soll sie ungefähr 10 000 Operationen ohne Todesfall durchgeführt haben. Nachdem sie als Rentnerin in ihre Heimatstadt Rjasan zurückgekehrt war, hat sie fleißig weiter operiert. Der nur 1,50 m großen Frau musste zu den Operationen immer ein Podest (oder „Tritt") zur Verfügung gestellt werden. Die Chirurgie war für Lewuschkina Lebenselexir, und so gab sie erst 2018, als sie 91 Jahre alt geworden war, ihre Tätigkeit auf. Zwei Jahre später starb sie am 23. Januar 2020 in Rjasan.

Dass **Friedrich Loew** aus einer Theologenfamilie stammte und der liberale Politiker Friedrich Naumann (1860–1919) sein Großvater mütterlicherseits war, ist nicht ohne Einfluss auf seine Lebenseinstellung geblieben, auch wenn er sich einem gänzlich anderen, jedoch ebenfalls der Humanitas verpflichtetem Metier zugewandt hat. Am 28. Juli 1920 in Remscheid im Bergischen Land geboren, nach dem Abitur zum „Reichsarbeitsdienst" geholt und in Graz studiert, wurde er 1941 als Soldat an der Ostfront eingesetzt und sammelte erste ärztliche Erfahrungen als Sanitäter, Operationsassistent und Lazarettarzt. 1944 hat er in Graz erfolgreich das Studium beendet, 1946 beginnt er seine Tätigkeit

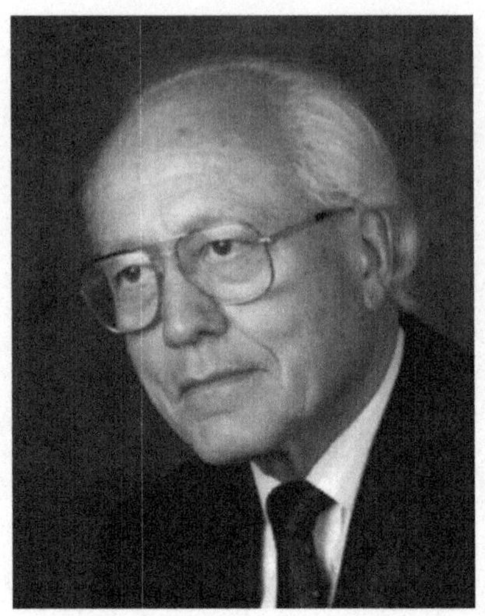

Abb. 28: Friedrich Loew

am Knappschaftskrankenhaus in Bochum-Langendreer, zuerst in der Chirurgie bei Heinrich Bürkle de la Camp (1895–1974) und dann in der Neurochirurgie bei Wilhelm Tönnis (1898–1974). Dieser nimmt ihn 1949 bei seiner Berufung auf das Kölner Ordinariat als Oberarzt mit dorthin. Seinem Chef stets der „getreue Leu", habilitierte Loew 1956 in Köln und wurde 1960 als Professor an die Universität des Saarlandes, wo er Klinikdirektor und 1963 Ordinarius für Neurochirurgie wurde (Abb. 28). Bekannt geworden ist Loew vor allem durch die Verbreitung des Operationsmikroskops bei neurochirurgischen Eingriffen, durch die Standardisierung von Bandscheibenoperationen, die Behandlung von Schädel-Hirn-Traumen und von intrakraniellen Tumoren. Er stand den deutschen Neurochirurgen und dem wissenschaftlichen Beirat der Bundesärztekammer vor, war Chefredakteur der „Acta Neurochirurgica" und einer der wenigen Ärzte, über die schon zu Lebzeiten eine Dissertation erschien.[34] Loew starb am 8. Februar 2018 im Alter von 98 Jahren, nachdem er seine Ehefrau um 25 Jahre überlebt hatte, und hinterließ drei Kinder.[35]

---

34 Hasselmann, C.: Prof. Dr. med. Friedrich Loew. Vita eines deutschen Neurochirurgen. Inaug.-Diss. Med. Fak. Lübeck 2005.

35 https://de.wikipedia.org/wiki/Friedrich_Loew(Mediziner) [04.02.2023].

„Es bleibt das unheimliche Rätsel des 20. Jahrhunderts. Ein Rätsel, das alle Menschen – vor allem nachdenkliche, deutsche Menschen – bis heute nicht loslässt: Wie konnte dies alles passieren? Ausgerechnet im Land der Dichter, Denker und Musiker? Und warum hat es so lange gedauert – ein halbes Jahrhundert – bis die „Trauerarbeit" der so genannten Vergangenheitsbewältigung in unserem Lande eine allgemeine Akzeptanz fand?"

Dies schrieb und fragte der Emigrant und Rückkehrer → Prof. Dr. Dr. h.c. Michael Trede im Zusammenhang mit den zwischen 1933 und 1945 Millionen entrechteten, misshandelten, geflohenen und ermordeten Menschen, darunter auch viele Chirurgen.[36] Einer von ihnen war **Siegfried Erich Leo Loewenthal**[37]. Ihm, dem die Flucht gelang, war allerdings ein langes Leben beschieden. Geboren am 19. Januar 1905 als Sohn eines Kaufmanns in Schneidemühl (Pila, PL) bei Posen, wuchs er in Berlin auf und war wie → Ostrowski Schüler des Chirurgen Moritz Borchardt (1868–1948) im Krankenhaus Berlin-Moabit, der den entlassenen und existenzbedrohten Kollegen von1933 bis zur Emigration in seiner Privatklinik beschäftigte. Dr. Siegfried Loewenthal, seit 1931 approbiert und seit 1933 promoviert, verließ mit seiner „arischen" Verlobten 1939 Deutschland und heiratete in London. Bessere berufliche Perspektiven sah er jedoch im Commonwealth-Land Australien, das er Mitte 1939 erreichte. Dort musste er im Alter von 34 Jahren noch einmal drei Jahre Medizin studieren, um die australische Arztzulassung zu erhalten. Er praktizierte bis ins hohe Alter in East Brighton und Melbourne-Richmond und verstarb 92-jährig am 25. Januar 1997 in North Caulfield.[38]

In der Chirurgie des 20. Jahrhunderts hat der Name **William P. Longmire** einen festen Platz. William Polk Longmire wurde am 14. September 1913 in Sapulpa/Oklahoma geboren und besuchte mit Johns Hopkins in Baltimore eine der renommiertesten Hochschulen des Landes.

---

36 Trede, M.: Geleitwort. In: Raute, M., Jude – venia entzogen 1934. Schicksale deutsch-jüdischer Chirurgen nach 1933. Leipziger Universitätsverlag. Leipzig 2024, S. 9.

37 Nicht zu verwechseln mit dem gleichnamigen Juristen oder einem Neurologen gleichen Namens.

38 Schwoch, R.: Die Verfolgten. In: Deutsche Gesellschaft für Chirurgie 1933–1945. Band II. Hrsg. v. H. Bauer, E. Kraas u. H.-U. Steinau. Kaden Verlag Heidelberg 2019, S. 162–163.

Er wurde nach seiner Promotion 1938 Schüler von Alfred Blalock (1899–1964) und assistierte diesem bei der ersten Operation der Fallotschen Tetralogie am 29. November 1944. Von 1948 bis 1984 stand Longmire dem chirurgischen Lehrstuhl an der Universität von Kalifornien in Los Angeles vor. 1950 gehörte er zu der Gruppe amerikanischer Ärzte, die bei Aufbau der Herzchirurgie an deutschen Universitäten halfen, und nahm eine Gastprofessur am Westend-Klinikum der FU Berlin-Charlottenburg wahr. Longmire schätzte die deutsche Chirurgie sehr, welche, wie er sagte, während der letzten 100 Jahre der Welt viel gegeben habe, nun aber der Hilfe der Freunde aus Übersee bedürfe. In Berlin hat Linder mit Longmires Unterstützung die ersten Herzoperationen durchgeführt, andernorts haben z.B. → Kern u.a. viel von Longmires bauchchirurgischem Knowhow wie Gastrektomie, Ersatzmagenbildung, Ösophagusersatz oder Duodenopankreatektomie gelernt. Der mehrfache Ehrendoktor, das mehrfache Ehrenmitglied vieler wissenschaftlicher Gesellschaften, unter ihnen die Deutsche Gesellschaft für Chirurgie, ist bis ins 89.Lebensjahr fit gewesen. Am 9. Mai 2003 erlag Longmire in Los Angeles einem Krebsleiden. Er ist 90 Jahre alt geworden.

Das ist die Geschichte eines Mannes, der eine vorzügliche chirurgische Ausbildung an einer der ersten Kliniken des Landes erhalten hatte und der dann schweren Herzens infolge eines hartnäckigen Karbolekzems in die Orthopädie wechselte, die seinerzeit eine überwiegend konservative war: **Adolf Lorenz**. Am 21. April 1854 in Weidenau (heute Vidnava, Tschechien) im Altvatergebirge als Sohn eines Sattlermeisters geboren, hat er in seiner Jugend viel Armut kennengelernt, musste sich Schule und Studium durch Nachhilfeunterricht und Hauslehrertätigkeiten verdienen und schaffte es vermittels seiner „schönen Altstimme", durch die Förderung des Stiftskapitulars von St. Paul in Kärnten auf das Gymnasium und an die Wiener Universität. Statt Geistlicher, wie von ihm selbst vorgesehen, wurde Lorenz in Wien Mediziner, schwankte zwischen Anatomie und Chirurgie, gab schließlich letzterer den Vorrang. Die I. Chirurgische Universitätsklinik wurde zu seiner zweiten Heimat, die er als so genannter Hausoperateur oft wochenlang nicht verlassen hat. Seine Lehrer waren Dumreicher, Nicoladoni und vor allem Eduard Albert, ein Verfechter der Listerschen Antisepis und Antipode Billroths. Lorenz hatte im Tag- und Nachtdienst als „Schwammarius", Instrumentarius und Operationsassistent viel mit der Desinfektion zu tun, und da stellte sich heraus, dass er Karbol absolut nicht vertrug, auch bei Jodoform war es nicht anders. Lorenz sah sich schon als Wald- und Wiesenarzt, da sagte sein Chef Albert zu ihm in seiner drastischen Art:

> *„Sind's g'scheit, wenn's mit der ‚nassen' Chirurgie nicht geht, so versuchen's es halt mit der ‚trockenen'!"*

So nahm die Weltkarriere eines Orthopäden ihren Lauf und fand ihren Höhepunkt in der ersten außerordentlichen Professur für Orthopädie in Österreich (1889), der die Gründung einer Unfallstation und ein Ordinariat folgten. Mit seinen redressierenden Gipsverbänden, Gipsbetten und der unblutigen Reposition der kongenitalen Hüftluxation hat sich Lorenz Weltruhm erworben. Vor und nach seiner Emeritierung 1924 ist er viel gereist, vor allem in die USA, hat Vorträge gehalten und operiert, ist noch im 83. Lebensjahr ärztlich tätig gewesen. Im „Patriarchenalter", da war Lorenz 70, verfasste er seine Autobiographie. Gestorben ist Adolf Lorenz mit 92 Jahren am 12. Februar 1946 an seinem Ruhesitz in Altenberg/Niederösterreich. Seine Söhne waren der Orthopäde und Schriftsteller Albert Lorenz und der Verhaltensforscher und spätere Nobelpreisträger Konrad Lorenz.

Man nannte ihn „Max Madlener der Jüngere", um ihn nicht mit seinem Onkel Hofrat Dr. Max Madlener (1868–1951) „dem Älteren" zu verwechseln. Unser **Max Madlener** kam als Sohn eines Architekten am 13. November 1898 in Kempten zur Welt (kurze Zeit darauf übernahm sein Oheim die chirurgische Abteilung des dortigen Krankenhauses). Max junior legte am Humanistischen Gymnasium in Kempten das Abitur ab, trat 1916 als Kriegsfreiwilliger in die Bayerische Armee ein und wurde 1919 als deaktivierter Leutnant Freikorpsmann. Während des Medizinstudiums in München, das er 1923 abschloss, hörte Madlener alle Größen der Fakultät einschließlich des Chirurgen Ferdinand Sauerbruch, mit dem er Jahrzehnte später in engere Beziehung treten sollte. Nach der Promotion 1924 absolvierte Madlener die Pflichtassistenz in München und Kempten, wechselte 1925 nach Köln in die Chirurgie zu Paul Frangenheim (1876–1930) und danach nach Düsseldorf, zunächst in die Pathologie (Hübschmann) und dann in die Chirurgie zu dem Sauerbruchschüler Emil Karl Frey, dessen Oberarzt er wurde. Seit 1934 habilitiert, ernannte ihn die Medizinische Akademie Düsseldorf 1940 zum a.o. Professor und 1944 zum kommissarischen Klinikchef. Der Krieg sieht ihn als Sanitätsoffizier in Reservelazaretten, als Adjutant von Frey und dann selbst als Beratenden Chirurgen. Es nimmt nicht Wunder, dass Madlener aufgrund seiner Mitgliedschaft in der NSDAP und als SS-Obersturmführer nach 1945 aller seiner Ämter enthoben und kurzzeitig inhaftiert wurde. Nach einem Interim als Landarzt rief ihn Sauerbruch zu sich an die Berliner Charité, wollte ihn als seinen Nachfolger aufbauen, musste sich jedoch alsbald als Patient in Madleners Hände begeben. Nicht nur die Berufung von Willi Felix (1892–1963) zum Nachfolger Sauerbruchs, sondern die Ostberliner Verhältnisse generell dürften den Ausschlag dazu gegeben haben, dass Madlener 1950 als Chefarzt an die Chirurgische Klinik des Krankenhauses Am Urban in Berlin-Kreuzberg ging, wo er dann auch den an Zerebralsklerose erkrankten Sauerbruch stationär aufnahm und bis zu dessen Tod ärztlich betreute. Das Krankenblatt Sauerbruchs weist als Einweisungsdiagnose am 5. Juni 1951 „Blasenerkrankung" auf, als Hauptdiagnose werden „Zerebrale Durchblutungsstörungen" genannt. Prof. Madlener bestätigte den Tod am 2. Juli 1951. Prof. Madlener operierte noch über das Rentenalter hinaus. In „seinem" Urban-Krankenhaus verstarb er mit 91 Jahren am 29. August 1989 an Demenz.

Einst von Kollegen als „einer der genialsten Schüler" von Prof. Moritz Borchardt am Krankenhaus Berlin-Moabit und selbst von Sauerbruch als „Hoffnung der deutschen Chirurgie" bezeichnet, beschloss **Max Marcus** sein Leben am 17. September 1983 in der Fremde, in Tel Aviv. Dort lebte er seit 1933. Max Marcus wurde am 30. Oktober 1892 in Rees am Niederrhein in eine Kaufmannsfamilie geboren, hat das Humanistische Gymnasium in Bonn besucht und in Bonn und München studiert. Als Kriegsfreiwilliger diente er bei den westfälischen Jägern, war Stabsarzt und stand 1919 auf Seiten der Münchner Räterepublik, was ihm eine kurze Inhaftierung eintrug. Marcus promovierte in München und ging nach Berlin-Moabit, zunächst zu dem Pathologen Prof. Carl Benda (1857–1932) und schließlich zu Prof. Moritz Borchardt (1868–1948) an die Chirurgische Klinik, die als III. Chirurgische Universitätsklinik fungierte. Der glänzende, wissenschaftlich ambitionierte Operateur Dr. Marcus, seit 1927 Oberarzt bei Borchardt, 1932 habilitiert, wurde noch im gleichen Jahr zum Chefarzt der II. Chirurgischen Abtei-

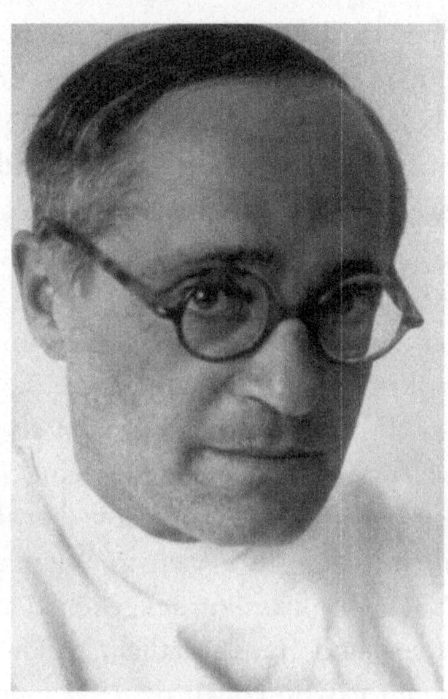

Abb. 29: Max Marcus

lung im Krankenhaus Berlin-Friedrichshain berufen. Außerdem besaß er eine Privatpraxis in der Joachimsthaler Straße und arbeitete als Belegarzt in der Ungerschen Privatklinik im Tiergarten, wo einst schon Ernst von Bergmann und Hans Kehr operiert hatten. Nach einem knappen Jahr war es aus mit jeglicher Hoffnung auf eine Zukunft in Deutschland. Innerhalb weniger Stunden musste Marcus 1933 die Klinik verlassen. Er zögerte keinen Augenblick, um als überzeugter Zionist sofort nach Palästina zu emigrieren. Obwohl er in Tel Aviv gleich wieder eine adäquate Beschäftigung fand, das Hadassah-Krankenhaus leitete und Arzt in der israelischen Untergrundarmee war, blieb er ein Zerrissener, litt extrem am Verlust seiner Heimat und machte sich durch die Pflege alles Deutschen in dem neu gegründeten Staat Israel nicht nur Freunde. Zur Chirurgie, die er weiterhin betrieb, entwickelte Dr. Marcus ein zunehmend kritisches Verhältnis. Bei seinem Tod am 17. September 1983 kurz vor dem 91. Geburtstag trauerte man um einen „internistischen" Chirurgen, um einen Philosophen und Kunstsammler (Abb. 29).

Über Vielseitigkeit in ihrem Leben konnte sich **Louisa Martindale** gewiss nicht beklagen: Sie war Staatsbeamte, Gefängniskommissarin, Ärztin, Chirurgin, Mitglied des Nationalen Frauenrates und Schriftstellerin.

Geboren am 30.Oktober 1872 in Leytonstone/Essex in eine christliche Familie, Mutter Suffragette, war ihr ein offenes und selbstständiges Leben vorbestimmt. Nach dem Tod des Vaters zog die Familie 1874 nach Cornwall, unternahm Reisen durch Deutschland und die Schweiz, um schließlich in Lewes/Sussex zu leben. 1885 wechselte die Familie wieder ihren Wohnsitz und ließ sich in Brighton nieder, wo Louisa die Höhere Schule besuchte. Sie immatrikulierte 1892 an der Medizinischen Fakultät der Londoner Universität und besuchte im darauf folgenden Jahr die London School of Medicine for Women, die sie 1899 mit dem Staatsexamen abschloss. Ihre berufliche Laufbahn als Chirurgin begann 1900 in Hull bei Dr. Mary Murdoch, auch diese eine Suffragette, mit der sie bis 1906, dem Jahr ihrer Promotion, eine berufliche und private Partnerschaft verband, mit der sie Ferien in Wien, Berlin und in der Schweiz verbrachte. Nach Brighton zurückgekehrt, arbeitete Dr. Martindale allgemein-, kinder- und frauenärztlich, bevor sie Chefchirurgin am New Sussex Hospital for Women wurde. 1922 ging sie nach London, eröffnete eine chirurgische Praxis und operierte in Teilzeit am New Sussex Hospital. Im Laufe ihrer Tätigkeit soll sie 7000 Operationen durchgeführt haben. Louisa Martindale genoss Respekt bei Kollegen und Patienten, auch wenn sie ein für damalige Zeit ungewöhnliches Privatleben führte. Sie hatte nicht geheiratet und lebte 30 Jahre mit Frau Ismay FitzGerald (~ 1875–1946) zusammen. Sie selbst schrieb 1951 in ihrer Autobiographie „A Woman Surgeon" offen über ihre Liebe zu FitzGerald, ohne in Details zu gehen. Dr. Louisa Martindale hat zahlreiche Mitgliedschaften, Ehrenmitgliedschaften und Auszeichnungen wissenschaftlicher Gesellschaften erhalten. 1947 hat sie ihre chirurgische Tätigkeit eingestellt, ist aber noch beratend tätig und sozial engagiert gewesen. Am 5. Februar 1966 ist sie im Alter von 93 Jahren gestorben. Ihr literarischer Nachlass ist breit gefächert und reicht von Fachbüchern bis zu Erinnerungen und Essays.

Er verbrachte den größten Teil der Kindheit in Spanien, dem Heimatland seiner Eltern: **Rudolph Matas**. Sein Geburtshaus stand in St. Charles Parish außerhalb von New Orleans, Louisiana. Nachdem die Familie dorthin zurückgekehrt war, studierte Rudolph ab 1877 an der Medical School of Louisina, später bekannt als Tulane University, und schloss im Alter von 19 Jahren (!) das Medizinstudium mit dem Diplom ab. Die Medical School der Tulane University wurde zu seiner wissenschaftlichen Heimat. Er erlernte dort das chirurgische Handwerk, wurde Professor und Lehrstuhlinhaber für Chirurgie. Rudolph Matas führte als erster in den USA die Spinalanästhesie in der Chirurgie ein, war ein Pionier der Infusionstherapie und der Peritoneal-Lavage. Ferner war er einer der ersten, welche die Operation nach Kondoleon bei Elephantiasis durchführten. Ganz oben auf dem Treppchen aber stand Prof. Matas als „Vater der vaskulären Chirurgie", wie ihn William Osler nannte. Dass er sich im ersten Weltkrieg besonders um die Frakturen kümmerte, belegt seine Vielseitigkeit. Matas' Namen tragen eine Chirurgenvereinigung, eine wissenschaftliche Bibliothek und eine Hauptschule, alle in Louisiana. Seine Biographin offenbarte, dass Matas sich einmal in New Orleans einer „geheimen Operation" bei Halsted unterzogen habe. Die Autopsie nach seinem Tod im Alter von 97 (!) Jahren am 23. September 1957 in New Orleans ergab den Zustand nach rechtsseitiger Orchiektomie.

Aktuellen Nachrichten aus der Fachpresse ist zu entnehmen, dass **Peter Matter** am 26. Juli des Jahres 2022 seinen 90. Geburtstag gefeiert hat und somit in den Kreis der Chirurgen im biblischen Alter aufzunehmen ist. Der Mann aus dem Laret im Graubündner Land, der eigentlich praktischer Arzt werden wollte, war in Chur und Basel Schüler des Chirurgen → Martin Allgöwer geworden, zuletzt dessen Oberarzt. Dort hatte er sich als Pionier der Laparoskopie und der elektronischen Datenerfassung erwiesen. 1969 kam er als Habilitant zu Professor Stephan Perren (1932–2019) an das Labor für Experimentelle Chirurgie in Davos, aus dem später das berühmte Forschungsinstitut der Arbeitsgemeinschaft für Osteosynthese (AO) wurde. Nunmehr war die neue Methodik der Knochenbruchbehandlung auf biologisch-physikalischer Grundlage das Metier, mit dem Matter international bekannt wurde, so auch jenseits des damaligen „Eisernen Vorhangs". 1971 erhielt er nach einem langwierigen Bewerbungsverfahren den Chefposten am Spital von Davos, konnte einen Krankenhausneubau begleiten und mit einweihen und lehrte weiter an der Universität Basel, die ihn 1985 zum a.o. Professor berief und damit die weitere enge Verbindung zwischen Davos und Basel gewährleistete. Über das Werden und Wachsen der Davoser Chirurgie unter seiner Leitung von 1970 bis 1994 hat Peter Matter ein aufschlussreiches Interview in der Festschrift „Geschichte(n) von Menschen und Medizin – 120 Jahre Spital Davos" gegeben (2008). In der ihm eigenen

Art stellte er für seine Kranken fest: „Eingeliefert ja, aber nicht ausgeliefert!" und vertrat den Standpunkt, das der moderne Patient nicht mehr mit optimaler, sondern nur noch mit maximaler Medizin zufrieden zustellen sei. Die AO war sein Leben, das nach eigenen Worten „Spaß gemacht hat". Matter war Kursleiter in Davos, AO-Präsident und Präsident der AO-International; er trug den „Spirit of Davos" in die Welt. Nach der Pensionierung 1994 nahm er noch viele Jahre verschiedene Aufgaben in der AO wahr und stand an der Spitze der AO-Stiftung. Erst nach Erreichen des 70.Lebensjahres zog er sich allmählich aus dem Tagesgeschäft zurück. Der begeisterte Skifahrer und vierfache Vater verbringt in geistiger und körperlicher Frische seinen Lebensabend mit seiner Frau Barbara in seinem schönen Haus hoch über Davos.

Der Sachse **Theodor Matthes**, geboren am 15. Juli 1909 in Freiberg, besuchte Bürgerschule und Gymnasium der Bergstadt, studierte Medizin und einige Semester Zahnmedizin in Jena, Wien und Freiburg i.Br., wo er 1936 auch promovierte und bei Aschoff in der Pathologie arbeitete. In Dresden widmete er sich der Pathologie und Inneren Medizin, bevor er 1938 in die Chirurgische Klinik des damaligen „Rudolf-Heß-Krankenhauses" in Dresden-Johannstadt unter Prof. Hermann Jensen (1895–1946) eintrat, dessen Oberarzt er wurde. In den Kriegs- und Nachkriegswirren hat Matthes zeitweise kommissarisch die Klinik geleitet und auch in der Frauenklinik operiert. Prof. Hans Gummel (1908–1973), mit dem er in Dresden zusammengearbeitet hatte, holte ihn 1950 als Leiter der chirurgisch-onkologischen Poliklinik an das Zentralinstitut für Krebsforschung der Akademie der Wissenschaften der DDR in Berlin. Hier, an der Robert-Rössle-Klinik, stieg Matthes zum Leiter der Thoraxchirurgie und nach Habilitation an der Humboldt-Universität und Professur zum Direktor des Bereiches Chirurgie auf. Der „Verdiente Arzt des Volkes" (eine hohe Auszeichnung im DDR-Gesundheitswesen) zählte zu den Mitbegründern der Gesellschaft für Chirurgie der DDR und war zweimal deren Vorsitzender. Seine nicht-operativen Aktivitäten konnte er bis ins hohe Alter ausleben, so z.B. als Chefredakteur der von 1968 bis 1990 existierenden „Zeitschrift für experimentelle Chirurgie". Theodor Matthes, Ehrenmitglied der Vereinigung Berliner Chirurgen. Er wurde 97 Jahre alt und starb am 12. März 2006 in Berlin.

Wenn von der weltberühmten Mayo-Klinik in Rochester/Minnesota die Rede ist, so denkt man zuerst an die Ärzte-Brüder William und Charles Mayo, die Söhne. Der eigentliche Gründer der Klinik aber ist der Vater **William Worall Mayo**, der noch als Arzt im Wilden Westen mit Pferd und Wagen zugange war. Geboren wurde er am 31. Mai 1819 als Sohn eines Schiffskapitäns in Eccles bei Manchester in Großbritannien. In Manchester studierte er Chemie und Physik, wanderte 1845 in die USA aus, wo er zunächst als Apotheker und Schneider (!) arbeitete und dann in La Porte/Indiana Medizin studierte, wobei er an Leichen zweifelhafter Herkunft seine in England begonnenen anatomischen Kenntnisse erweiterte. Trotz seiner Graduierung zum M.D. 1850 arbeitete Mayo senior als Apotheker, Redakteur und Flussdampferkapitän, bevor ihn der Bürgerkrieg nach Rochester verschlug und er wieder als Arzt tätig wurde. In Rochester wurde Dr. W.W. Mayo bald zu einer prominenten Persönlichkeit, nicht zuletzt weil er sich – nach Hospitationen in New York und Pennsylvanien – zum ersten Mal in der Gegend an Bauchoperationen wagte und zum ersten Mal erfolgreich einen Eierstocktumor entfernte. Zum anderen machte er sich als umsichtiger Helfer beim Wüten eines Orkans 1883 in Rochester verdient, dem Jahr, als auch seine aus Spenden finanzierte kleine Klinik entstand. Diese entwickelte er mit seinen Söhnen zu einer der größten Privatkliniken der Welt, von Kritikern als Gesundheitsfabrik bezeichnet, in der Patienten wie am Fließband behandelt würden. Gleichwohl pilgerten Ärzte aus der ganzen Welt nach Rochester um zu sehen, wie flache Hierarchien, bis ins Detail durchorganisierte Diagnostik und hochspezialisierte Therapie im Kollegialsystem funktionieren. Der Freimaurer William Worral Mayo konnte mit Genugtuung das Wachsen und Werden seiner Klinik beobachten. Als er am 6. März 1911 verstarb, stand er im 92. Lebensjahr. 1964 gab die US-Post eine 5-Cent-Briefmarke heraus, die ihn zusammen mit seinem ältesten Sohn Willam James Mayo (1861–1939) zeigt. Es wird geschätzt, dass gegenwärtig über 4000 Ärzte an der Mayo-Klinik in Rochester tätig sind und jährlich mehr als 400 000 Kranke stationär und eine Million ambulant behandelt werden.

Wo immer er sich befand, ragten sein weißer Haarschopf und seine dicke Brille hervor: **Moritz Mebel**, hervorragender Wissenschaftler der DDR und Kommunist bis zum Lebensende. Am 23. Februar 1923 in Erfurt als Sohn jüdischer Eltern geboren, emigrierte die Familie 1932/33 nach Moskau, wo der Junge die Schule bis zum Abitur besuchte und 1940 das Medizinstudium begann. Beim Überfall der Hitlerwehrmacht auf die Sowjetunion meldete sich Mebel, seit 1938 Mitglied des Komsomol, freiwillig an die Front, arbeitete als Feldscher und Propagandist. 1943 wurde er in die KPdSU[39] aufgenommen. Als Oberleutnant der Roten Armee erlebte Mebel das Kriegsende bei Brünn (Brno) und wurde nach weiteren Kämpfen in der Mongolei (gegen Japan) in die sowjetische Militärverwaltung nach Ostdeutschland versetzt. Von 1948 bis

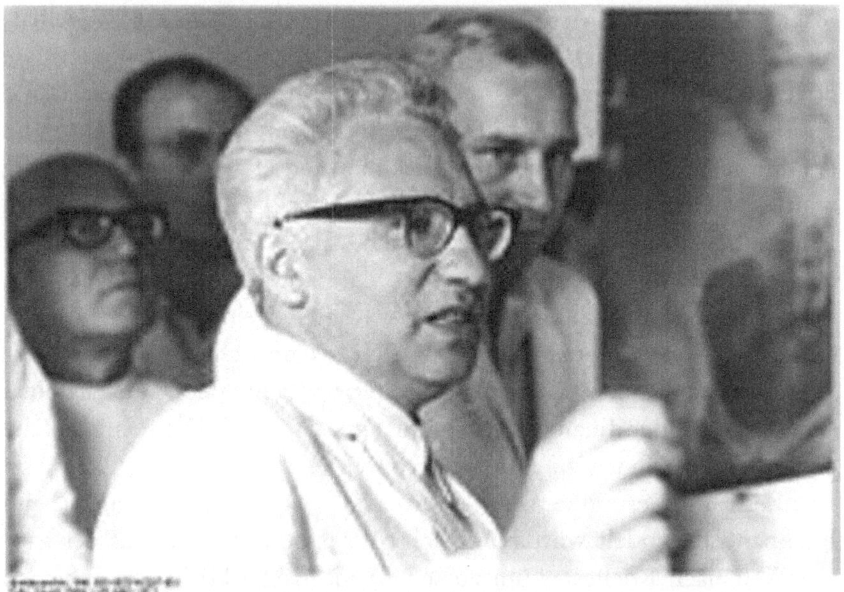

Abb. 30: Moritz Mebel

1951 setzte er sein Studium in Moskau fort und ging als chirurgischer Assistent an das Kreiskrankenhaus von Keila in Estland, damals Estnische SSR.[40] Von 1954 bis 1957 arbeitete Mebel als Aspirant am Lehrstuhl für Urologie des Zentralinstituts für Ärztliche Fortbildung in Moskau. Hier wurde Professor Anatoli Pawlowitsch Frumkin (1897–1962)[41] sein Lehrer und Doktorvater (1958 Dr. med.). Nach der Übersiedlung in die DDR arbeitete Dr. Mebel seit 1958 als Assistent an der

39 Kommunistische Partei der Sowjetunion (1918–1991).

40 SSR = sozialistische Sowjetrepublik.

41 Frumkin war Chirurg und Urologe, bei ihm hospitierte auch die deutsche Kämpferin gegen den § 218 und spätere plastische Chirurgin Else Kienle (1900–1970).

Chirurgischen Universitätsklinik der Charité (Felix) und seit 1960 als Oberarzt der Urologie bei Werner Krebs (1920–1984) am Hufeland-Krankenhaus in Berlin-Buch. 1963 habilitierte Mebel an der Humboldt-Universität Berlin und wurde Chefarzt der Urologischen Klinik am Stadtkrankenhaus Friedrichshain. Hier baute er, seit 1966 Professor der Charité, das erste Nierentransplantationszentrum der DDR auf, hier fand unter seiner Leitung 1967 die erste erfolgreiche Nierentransplantation in der DDR statt.[42] 1977 erfolgte Prof. Mebels Berufung zum o. Professor und Direktor der Urologischen Klinik der Charité in Berlin sowie zum Leiter der Abteilung für Experimentelle Urologie (Abb. 30). 1988 wurde Mebel emeritiert. Dem Mitglied der SED und ihres Zentralkomitees wurden alle nur denkbaren staatlichen Auszeichnungen zuteil. Im In- und Ausland wurden seine wissenschaftlichen Leistungen anerkannt. Schon hochbetagt, aber noch geistig frisch, gab er dem Verfasser in einer medizinhistorischen Angelegenheit freundlich und sachkundig fernmündliche Auskunft. Am 21. April 2021 ist Moritz Mebel 98-jährig in Berlin verstorben.[43]

Bei der am 6. Mai 1930 in Rastatt geborenen Chirurgentochter **Dorothea Meffert** (nach ihrer Heirat mit dem Juristen Eduard Liebermann seit 1956 **Liebermann-Meffert**) standen zur Berufswahl die Bildende Kunst und die Medizin. Noch während der Oberschule besuchte Dorothea die Kunstschule in Wehr, wandte sich nach dem Abitur aber dem Medizinstudium zu, das sie in Freiburg i.Br., Zürich und Paris absolvierte. Dr. med. und approbiert wurde sie in Freiburg, wo sie auch Assistentin in der Anatomie bei Goerttler wurde. Danach begann Dr. Meffert die chirurgische Ausbildung bei ihrem Vater in Rastatt, versuchte bei Krauss an der Chirurgischen Universitätsklinik in Freiburg unterzukommen, der aber von Frauen in der Chirurgie nicht viel hielt. In Martin Allgöwer in Basel fand sie einen wesentlich aufgeschlosseneren Chef, der sich auch gern ihres zeichnerischen Talents bediente. Bei diesem habilitierte sie 1977, wechselte 10 Jahre später an die TU München und wurde 1992 außerordentliche Professorin (für experimentelle Chirurgie). Bei den Studenten war Prof. Liebermann-Meffert wegen ihrer Propädeutik und ihrer Nahtkurse beliebt, die sie auch nach

---

42 Doz. Heinz Rockstroh in Halle/S. hatte 1966 die erste derartige Operation durchgeführt; der Empfänger überlebte jedoch nur 14 Tage.

43 https://de.wikipedia.org/wiki/Moritz_Mebel [15.08.2021].

ihrer Emeritierung beibehielt. Ihre enge Verbindung zur Chirurgie in den USA fand ihren Ausdruck in Gastprofessuren, in englischsprachigen Veröffentlichungen und in der Auszeichnung als „Frau des Jahres 1998“ durch das American Biographical Institute. Als erste Frau wurde Prof. Liebermann-Meffert Ehrenmitglied der Societé Internationale de Chirurgie. Der Geschichte dieser weltumspannenden Chirurgengesellschaft widmete sie auch das Buch „A Century of International Progress an Tradition in Surgery. An Illustrated History of the International Society of Surgery“. Lange noch aktiv, verstarb Prof. Dr. Dorothea Liebermann-Meffert, Mutter von vier Kindern, nach einem erfüllten Leben mit 90 Jahren in Opfingen bei Freiburg i.Br.

Der Chirurgieprofessor **Eduard Otto Melchoir** ist heute weitgehend vergessen und trat erst mit der Aufarbeitung ihrer verfolgten und verfemten Mitglieder durch die Deutsche Gesellschaft für Chirurgie 2019 an das Licht einer nicht gerade breiten Öffentlichkeit. Er wurde am 13. März 1883 in Dortmund geboren, studierte in Leipzig, Freiburg i.Br. und Straßburg, war 1909 vom mosaischen zum evangelischen Glauben übergetreten und hatte 1910 seine Ausbildung bei Prof. Hermann Küttner (1870–1932) an der Chirurgischen Universitätsklinik in Breslau begonnen, wo er 1916 habilitierte, Oberarzt, stellvertretender Klinikdirektor und 1921 a.o. Professor wurde. Seit 1925 mit einer Lungenfachärztin verheiratet, wurde Melchior Vater zweier Kinder, von denen die Tochter ebenfalls Ärztin wurde. Aufgrund antisemitischer Anfeindungen verließ Melchoir noch vor der Machtergreifung der Nazis die Universität und ging 1930 als Chefarzt an das Städtische Wenzel-Hanke-Krankenhaus in Breslau. 1936 emigrierte er mit seiner Familie in die Türkei und wurde Chefarzt eines neuen Krankenhauses in Ankara, 1946 dort auch o. Professor für Chirurgie an der Universität. Nach seiner Emeritierung kehrte Prof. Melchior 1954 nach Deutschland zurück. Seinen Lebensabend verbrachte er im Tessin, wo er am 30. Mai 1974 in Scesana verstarb; er war 91 Jahre alt geworden.

Den Reigen der weiblichen Chirurgen vergrößert an dieser Stelle eine wenig bekannte Fachgenossin. Es ist **Ilse Melzl**, geborene Meissner, in ihrer Zeit und in ihrer Region eine „Größe“. Sie wurde am 25. Februar 1914 an unbekanntem Ort geboren und verstarb am 9. Oktober 2005 im thüringischen Eisfeld, wo sie 1990 Ehrenbürgerin geworden war. Nach dem zweiten Weltkrieg hatte die Chirurgin in dieser Stadt unter desolaten Umständen im Krankenhaus ihre Arbeit aufgenommen. Überall herrschten Not und Mangel, vor allem im Gesundheitswesen. Umso mehr sind die Leistungen all jener zu würdigen, die sich mit ganzer Kraft für Verbesserungen einsetzten, darunter Dr. Ilse Melzl. Diese hatte in Würzburg studiert und promoviert, war seit 1954 Fachärztin für Chirurgie und seit 1961 Oberärztin am Kreiskrankenhaus Eisfeld, wo ihr Ehemann Dr. Hans Melzl (†1980) von 1950 bis 1978 Chefarzt der Chirurgie war. Das Ehepaar Melzl setzte durch, dass der Altbau des Krankenhauses rekonstruiert und erweitert wurde, eine Röntgenabteilung und eine Wachstation eingerichtet, ein moderner OP-Saal, eine Unfallstation und eine septische Station geschaffen wurde. Erschwerend kam hinzu, dass sich die Stadt Eisfeld bis 1972 im DDR-Sperrgebiet an der innerdeutschen Grenze befand. Ilse Melzl soll nach Auskunft des Stadtarchivs Eisfeld eine Geschichte des Eisfelder Krankenhauses von 1901 bis 1975 geschrieben haben, die noch ihrer Auffindung und Erschließung harrt.

Die plastische Chirurgie als eigenständige Disziplin nahm in der zweiten Hälfte des 20. Jahrhunderts derart an Fahrt auf, dass es hier ein Leichtes wäre, mehr als ein Dutzend Namen zu nennen, welche die plastische Chirurgie an vorderster Stelle gefördert und geprägt haben. Neben der bereits erwähnten → Leni Büchter und der weiter unten aufgeführten → Ursula Schmidt-Tintemann zählt auch **Hanno Millesi** zu ihnen. Der Kärtener wurde am 24. März 1927 in Villach als Sohn eines Arztes geboren und ging nach der Matura zielgerichtet seinen chirurgischen Weg. Dieser führte ihn nacheinander nach Innsbruck, in die Pathologie des Wilhelminenspitals in Wien und an die I. Chirurgische Universitätsklinik Wien zu Leopold Schönbauer (1888–1963). Die von Schönbauer mit dem Aufbau der Hand- und Wiederherstellungschirurgie betraute Elisabeth Winkler (1917–1996) wurde Millesis erste Lehrerin auf diesem Gebiet. Nach einer Hospitation in Schweden und der Habilitation 1967, nun schon unter Paul Fuchsig (1908–1977), wurde Millesi sukzessive Professor und Leiter der Abteilung für Plastische-, Hand- und Wiederherstellungschirurgie. In der experimentellen Chirurgie am Ludwig-Boltzmann-Institut, deren Direktor er war, beschäftigte sich Millesi vorrangig mit der Handchirurgie, der Chirurgie der peripheren Nerven und der Mikrochirurgie. In der Technik der Nerventransplantation erlangte Millesi überregionalen Ruf. Er führte 1974 einen sogenannten Replantationsdienst in seiner Klinik ein, der der erste seiner Art in Europa war. 1993 rekonstruierte er in einer mehrstündigen Operation die bei einem Briefbombenattentat zerfetzte Hand des Wiener Oberbürgermeisters Helmut Zilk (1927–2008). Präsident und Ehrenmitglied zahlreicher Fachgesellschaften im In- und Ausland, Ordensträger und Buchautor, operierte Prof. Millesi noch jahrelang nach seiner Emeritierung 1995. Er war zweimal verheiratet und verließ am 28. April 2017 in Wien für immer diese Welt.

Im Fernen Osten tat sich etwas in der Chirurgie seit etwa 1886, als in Japan die Meiji-Zeit einsetzte, die Periode der „aufgeklärten Herrschaft" des Kaisers Mutsuhito (1852–1912). Ärzte aus England, Frankreich, Holland, Amerika und Deutschland wurden engagiert, um das Medizinalwesen und die ärztliche Ausbildung im Land der aufgehenden Sonne grundlegend zu reformieren. Am bekanntesten dürften hier die Professoren Philipp Franz von Siebold (1796–1866) aus Würzburg und Julius Karl Scriba (1848–1905) gewesen sein, die beide mit Japanerinnen liiert waren. Zeitlich zwischen ihnen stand der Militärarzt Dr. Emil August Wilhelm Schultze (1840–1924), der Vorgänger von Scriba, mit seiner jungen Frau aus Berlin. Schultze wiederum war der Lehrer von **Hiizu Miyake**, der zu einem führenden Mediziner des modernen Japan werden sollte. Miyake stammte aus einer Ärztedynastie der Provinz Hizen, wurde am 17. November 1848 in Honjo bei Edo (Tokio) geboren und studierte ab 1858 in Tokio so genannte Westwissenschaften, unternahm 1863 ein Europareise und widmete sich nach seiner Rückkehr der Anglistik und Medizin. Seit 1870 Assistenz-Professor, vermerken die Unterlagen Prof. Miyake 1874 als „Schauspielschulmeister" (!) der Medizinschule Tokio. 1876 bereiste er die USA. Obwohl schon Professor und seit 1881 Dekan der Medizinschule von Tokio, erwarb Miyake erst 1888 als Allererster den medizinischen Doktorgrad der Universität Tokio. Er galt als Spezialist für Pathologie und Chirurgie, beherrschte die deutsche Sprache und hatte die chirurgischen und ophthalmologischen Vorlesungen seines Lehrers Schultze ins Japanische übersetzt. Durch Schultze wurde Miyake zu einem Pionier der Listerschen Antisepsis in Japan. Seine gesundheitspolitischen Vorstellungen und Erfahrungen konnte Miyake als Mitglied des House of Peers (eine Art japanischer Landtag)

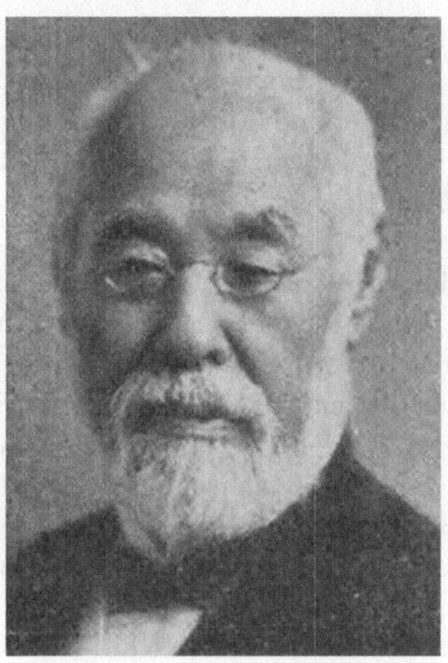

Abb. 31: Koichi Miyake

auf höchster Ebene einbringen. Hiizu Miayke hatte fünf Töchter und einen Sohn. Dieser, Koichi Miyake (1876–1954), ist ebenfalls Arzt geworden, und zwar ein berühmter Psychiater aus der Wiener Schule von Wagner-Jauregg und Freud. Der bis ins hohe Alter aktive Vater starb mit 92 Jahren am 13. März 1938 in Tokio (Abb. 31).

Die Chirurgin Dr. med. **Ruth Moeller** wird am 16. September 1913 in Treuenbrietzen als Tochter eines Arztes geboren. Nach dem Abitur in Potsdam studierte sie in Freiburg i.Br., Königsberg und Berlin, um Ärztin zu werden, ein für Frauen noch seltener Beruf in jener Zeit. Der berühmte Prof. Sauerbruch an der Charité wird ihr Doktorvater. 1942 wird sie Assistenzärztin am Krankenhaus in Pritzwalk, später in Brandenburg/Havel. Mitte 1945 kommt Ruth Moeller zurück nach Treuenbrietzen, die Situation am Krankenhaus ist schwierig, es mangelt an allem, besonders an Medikamenten, Instrumenten und Personal. Die Ärztin steht am Operationstisch und im Kreißsaal. Gleichzeitig ist sie vier Jahre lang Gesundheitsdezernentin in Treuenbrietzen, Brück und Niemegk. 1950 erhält sie die Anerkennung als Fachärztin für Chirurgie. Sie arbeitete bis zur Selbstaufgabe. Das wird staatlicherseits mit dem Titel „Medizinalrätin" anerkannt. Bis zur Pensionierung 1978 ist Frau

Dr. Moeller ununterbrochen Chefärztin der chirurgischen Abteilung des Kreiskrankenhauses Treuenbrietzen. Aus dem Ruhestand jedoch wird nichts: Die kinderlose Ruth Moeller behandelt in der Landarztpraxis ihres Vaters weiterhin Patienten. Das Leben der Rastlosen endet am 23. September 2010 im Alter von 97 Jahren.

In **Frederic E. Mohs** sehen wir einen US-amerikanischen Allgemeinchirurgen und ersten Vertreter der so genannten Dermatochirurgie. Schon als Medizinstudent an der Universität von Wisconsin hatte er eine Operationsmethode zur Behandlung von Hautkrebs inauguriert („The Micrographic Surgery"). Zu Hause in Burlington, Wisconsin, hatte er drei Monate nach seiner Geburt am 1. März 1910 den Vater verloren. Die Familie war nach Madison gezogen, wo die Mutter ein kleines Hotel eröffnete. Frederic wollte ursprünglich Radiotechniker werden, entschied sich jedoch dann für die Medizin. Schon früh begann er mit Tierexperimenten zum Problem des Hautkrebses und dessen Behandlung, pathologisch-anatomische und mikroskopische Untersuchungen eingeschlossen. Rückschläge schreckten ihn nicht ab, und so konnte er 1936 den ersten Patienten erfolgreich behandeln. Sein gesamtes Berufsleben verbrachte Dr. Mohs an der Universität von Wisconsin. Hier lehrte er auch Hautärzte das Operieren und histologische Befunden. Seine Pionierarbeit hat Auswirkungen bis heute auf die Arbeit von Chirurgen, Dermatologen und plastischen Chirurgen. Auch Methoden der Gewebekonservierung, der Hautplastik und der lokalen Chemotherapie gehen auf Dr. Mohs zurück. Ob bei dieser Leistung eine Berufung zum Professor erfolgte, geht aus den Unteralgen nicht hervor. Im Alter von 92 Jahren schlief Frederic E. Mohs in seinem Haus in Madison am 2. Juli 2002 friedlich ein. Er hinterließ zwei Söhne und eine Tochter.

Wer unter den Chirurgen kennt nicht den „Unfallmann"?! Für die Jüngeren: das ist ein 1928 zum ersten Mal erschienenes Lehrbuch der Unfallbegutachtung. Das Buch, zuerst herausgegeben von dem Chirurgen Prof. Hans Liniger (1863–1933) und dem Internisten Prof. Gustav Molineus (1880–1954)[44], ist seit der Zeit nach dem zweiten Weltkrieg untrennbar verbunden mit dem Namen des Chirurgen Prof. **Günter**

[44] Zuerst im Verlag Johann Ambrosius Barth in Leipzig, dann bei Julius Springer in Berlin.

Mollowitz. Er wurde am 16. Januar 1920 in Königsberg geboren und galt schon von Jugend an als „überdurchschnittlich begabt" und „technisch versiert". Mollowitz studierte während des Kriegs in Danzig, Greifswald und Kiel, wo er aufgrund wiederholter Fronteinsätze erst 1948 das Studium abschließen und promovieren konnte. Sein Doktorvater war übrigens Gerhard Küntscher (1900–1972), der „Vater der Marknagelung", und das Thema der Dissertation beschäftigte sich mit der Marknagelung bei verzögerter Knochenbruchheilung. Mollowitz' Neigung zur Chirurgie blieb bestehen, und so erhielt er an der Chirurgischen Universitätsklinik in Kiel bei Robert Wanke (1896–1962) die Fachausbildung und habilitierte 1957. Dozent Mollowitz wurde 1962 zum Chefarzt der chirurgischen Abteilung des Johanniter-Krankenhauses in Duisburg-Rheinhausen berufen. Die Universität Kiel ernannte ihn 1963 zum apl. Professor. 1967 ging Prof. Mollowitz als Chefarzt an das Bethanien-Krankenhaus in Moers, wo er fast 20 Jahre die Chirurgie leitete. „Der Unfallmann" wurde sein Lebenswerk, „Der Rentenmann" wurde ebenfalls zum Standardwerk, war aber nicht ganz so erfolgreich. Außerdem erfand Mollowitz ein Elektrodermatom. Er ging seinen Mitarbeitern nicht nur mit seiner ausgefeilten Operationstechnik voran, sondern gab auch ein positives Beispiel, indem er als einst starker Raucher gänzlich auf den Tabak verzichtete. Mollowitz erreichte das stattlich Alter von 91 Jahren und starb am 1. Februar 2011 in Duisburg-Rheinhausen.

„Pionier der Plastischen Chirurgie mit außerordentlicher Reputation" – das war das Urteil, das die Nachwelt über ihn fällte: **Fritz Eduard (E.) Müller.** Geboren am 1. August 1925 in Kattowitz, absolvierte Fritz das Studium von Medizin und Zahnmedizin mit Doppelpromotion in Bonn (1949), wo er sich auch der chirurgischen Ausbildung bei Erich von Redwitz (1883–1964) und der zahnheilkundlich-kieferchirurgischen Schulung bei Gustav Korkhaus (1895–1978) an den jeweiligen Universitätskliniken unterzog. Seine Chefs schickten ihn mehrfach nach England, wo er bei Sir Harold Gillies (1882–1960) und anderen in London hospitierte. Hier verbrachte er insgesamt fünf Jahre und heiratete 1963 auch seine Frau, eine Engländerin. Als Müller ans „Bergmannsheil" kam, war seit zwei Jahren Jörg Rehn (1918–2002) dort Chef, in der Nachfolge von Heinrich Bürkle de la Camp (1895–1974). Im Ruhrpott wurde damals noch Kohle gefördert und Stahl gekocht, entsprechend waren schwere und schwerste Unfälle zu versorgen. Von 1964 bis 1990 wirkte Prof. Müller am Krankenhaus „Bergmannsheil“ in Bochum, dem späteren Universitätsklinikum der Ruhr-Universität, seit 1966 als Oberarzt und seit 1968 als Leiter der von ihm gegründeten Abteilung für Plastische Chirurgie und Schwerbrandverletzte. Von Rehn als gleichberechtigter Partner angesehen, gründete Müller 1968 die erste Intensivstation für Schwerstbrandverletzte in Deutschland. Außerdem zählte Prof. Müller zu den Mitbegründern der Vereinigung der Deutschen Plastischen Chirurgen. 1990 trat in den Ruhestand, in seiner Klinik gefolgt von Hans Ulrich Steinau (*1946), arbeitete aber bis 2005, da war er 80 Jahre alt, noch in seiner Privatpraxis. Am 24. Mai 2020 verstarb Fritz E. Müller im Alter von 94 Jahren im Kreise seiner Familie in Witten/Ruhr.

Der junge Chirurg hatte gerade mühsam die Marknagelung erlernt, da trat die „Arbeitsgemeinschaft für Osteosynthese“ (AO) auf den Plan. Das neue Verfahren aus der Schweiz machte grenzüberschreitend die Runde, schon bald hielt man das „Manual der Osteosynthese von Müller, → Allgöwer und Willenegger in der Hand und operierte auch fern der Schweiz „nach AO“. Einer ihrer Inauguratoren war **Maurice Edmond Müller**, am 28. März 1918 in Biel im Kanton Bern als ältestes von fünf Kindern geboren. Der Region blieb er treu und studierte an den Universitäten in Neuchâtel, Lausanne und Bern. Im zweiten Weltkrieg schützte er sein Vaterland als Soldat. Aber schon 1944 fing er in der Klinik Zürich-Balgrist mit der Orthopädieausbildung an. Nachdem Müller ein Jahr in ärztlicher Mission in Abessinien (Äthiopien) war, erwarb er am Kantonsspital Liestal seinen chirurgischen Facharztgrad und richtete sein Augenmerk dann vollständig auf die Orthopädie bzw. orthopädische Chirurgie, was den Besuch entsprechender Zentren in Deutschland (Lange, Hohmann, Pauwels), Frankreich und Belgien einschloss. 1956 erhielt Müller in der Schweiz die Anerkennung als Spezialarzt für Orthopädie und habilitierte ein Jahr später in Balgrist. Drei Jahre leitete er die orthopädische Klinik im Kantonsspital St. Gallen, bevor er 1963 zum Ordinarius für Orthopädie und Chirurgie des Bewegungsapparats sowie Klinikdirektor nach Bern berufen wurde. Wenn sich auch die Revolution der Osteosynthese primär mit dem Dreigestirn Allgöwer, Müller und Willenegger verbindet, so gesellten sich schon am Anfang zwölf weitere Kollegen hinzu, die dieser Methodik zum Durchbruch verhalfen und zu einer verschworenen Gemeinschaft wurden, die sich immer mehr vergrößerte und in dem Instrumentenmacher Robert Mathys (1921–2000) einen kongenialen Partner fand. Auf Müllers maßgebliche Initiative hin fanden auch die Davoser AO-Kurse statt, und auf Müller gehen Stiftungen in der Schweiz und Nordamerika zurück. „Keep smiling" dürfte Prof. Müllers Grundhaltung gewesen sein, wenn man seine Konterfeis betrachtet. Der Arzt, der auch Kunstmäzen und Stifter des „Centre Paul Klee" gewesen ist, Mitglied der LEOPOLDINA und Ehrenbürger von Bern, starb am 10. Mai 2009 und wurde 91 Jahre alt. Ein Jahr zuvor hatte seine Tochter noch ihm noch eine Geburtstagsgabe zum Neunzigsten auf den Tisch gelegt.[45]

Als der Chirurg und Unfallarzt **Volker Müller** am 2. Februar 2019 in Weinheim seinen 90. Geburtstag feierte, nahm die Lokalpresse lebhaften Anteil.[46] Dabei wurde auf einen besonderen Anlass hingewiesen, Dr. Müller zu ehren. Es waren die desolaten Zustände in einem Altenpflegeheim der Lutherstadt Eisleben im Mansfelder Land, die in den Umbruchszeiten von 1989 publik geworden waren. Müller als Mitbegründer des Lions-Clubs Weinheim sah seine Aufgabe damals darin, umgehend zu helfen und Betten und Spezialmatratzen in das Eislebener Heim zu liefern. Mit dem dann 1990 in Eisleben gegründeten Lions-Club entwickelten sich unter Müllers Leitung enge Beziehungen, und es wurden diesbezüglich noch mehrere Hilfsaktionen gestartet. Der in Schopfheim im Südschwarzwald geborene Doktor hatte damals gerade sein 60. Lebensjahr vollendet und war als Chirurg in eigener Niederlassung, als D-Arzt und Notfallarzt eine bekannte Persönlichkeit in Weinheim, war er doch „praktisch immer im Dienst". Für seine unermüdlichen Dienste an seinen Mitmenschen erhielt Müller 1986 die Henri-Dunant-Medaille des DRK in Gold. Bevor er 1968 seine Praxis eröffnete, konnte er auf eine über 13-jährige klinische Tätigkeit in Mannheim zurückblicken. Die chirurgische Ausbildung hatte er im dortigen Diakonissenkrankenhaus erhalten, chirurgischer Oberarzt war er am Theresienkrankenhaus gewesen. Als Hobbypilot hat Dr. Müller oft sein einmotoriges Robin-Flugzeug der deutsch-französischen Jugendarbeit der Lions zur Verfü-

45 Janine Aebi-Müller (Hrsg.): Sternstunden der orthopädischen Chirurgie. Zum 90. Geburtstag von Prof. Dr. Maurice E. Müller. Huber, Bern 2008.

46 https://www.wnoz.de/Lokales/Weinheim/Foerderer-der-Partnerschaft-mit-Eisleben-=ae46848-7a67-4e80-a915-aea30441b1ac-ds [16.02.2023].

gung gestellt. Seinen Ruhestand verbringt er, inzwischen 94 Jahre alt, in Lützelsachsen, einen Ortsteil von Weinheim.

Nach Kocher, Carrel und Forßmann wieder ein Chirurg als Nobelpreisträger! Wir schreiben das Jahr 1990, als der Bostoner Chirurg **Joseph Edward Murray** diesen Preis für seine Verdienste um die Organtransplantation in Stockholm entgegennahm, zu diesem Zeitpunkt 81 Jahre alt. Hinter ihm lag ein facettenreiches, fast filmreifes Leben, das kurz in Stichworten zusammengefasst sei: Sohn eines Anwalts und einer Lehrerin, Besuch von Harvard, Weltkriegschirurg, erste Transplantationserfahrungen, breite chirurgische Ausbildung, Forschungen zur Transplantation und Immunsupression, 1954 erste erfolgreiche Nierentransplantation bei eineiigen Zwillingen, 1970 bis 1986 Ordinarius für Chirurgie an der Harvard Medical School in Personalunion mit einer Professur am Kinderhospital der Universität. Im Alter von 66 Jahren erlitt Murray einen schweren Schlaganfall, von dem er sich mit eisernem Willen fast vollständig erholte. Er nahm – mit Ausnahme der operativen Tätigkeit – seine Arbeit wieder auf, hielt Vorlesungen und Vorträge und übernahm eine Fülle von organisatorischen Aufgaben. Was in der Wissenschaft Rang und Namen hatte, trug ihm Präsidentschaften, Vorsitze und Ehrenmitgliedschaften an, die er auch gern annahm. 27 Jahre nach dem ersten Ereignis traf Murray ein zweiter zerebraler Insult, den er trotz intensiver Behandlung in „seinem“ Bostoner Krankenhaus nicht überlebte. Der am 1. April 1919 im Milford/Massachusetts Geborene verschied am 26. November 2012 im Alter von 93 Jahren. Aus seiner 1945 geschlossenen Ehe waren sechs Kinder hervorgegangen, und unter Kollegen fragte man sich scherzhaft, woher Murray bei seiner vielen Arbeit dazu wohl die Zeit genommen habe.

Eine der ungewöhnlichsten Karrieren begegnet uns im Fall von **George Nagobads**. Denn berühmt geworden ist der Letto-Amerikaner nicht als Chirurg, sondern als Eishockey-Spieler und „Hockey-Doktor“. Geboren am 18. November 1921 in Riga als Sohn eines Gymnasialdirektors, begann er bereits in der Kindheit und vor allem während des Medizinstudiums in Riga Eishockey zu spielen. Als Mitglied der lettischen Armee arbeitete er in einem Feldlazarett und floh 1944 bei Einmarsch der Roten Armee in Lettland mit der Familie nach Deutschland. In Gießen und Tübingen setzte er das Studium fort und promovierte 1950 an der

Eberhard-Karl-Universität. Ordinarien der Chirurgie, die damals seinen Weg kreuzten, waren Friedrich Bernhard (1897–1949) und Theodor Naegeli (1886–1971). Im zweiten Weltkrieg arbeitete George Nagobads für eine internationale Flüchtlingsorganisation in Frankreich, leitete eine mobile Röntgenstation und engagierte sich in der Tuberkulosebekämpfung. Die Familie Nagobad wanderte 1952 in die USA aus, wo Dr. med. George Nagobads in Minneapolis/Minnesota die englische Sprache lernte und die chirurgische Fachausbildung abschloss. Seit 1958 Mannschaftsarzt des Teams „Golden Gophers" von Minnesota, kamen ihm seine Erfahrungen in Chirurgie, Unfallchirurgie und Orthopädie zugute. Die operative Verletzungschirurgie musste er aufgeben, als er Mannschaftsarzt US-amerikanischer Olympia- und Nationalmannschaften wurde. In der Eigenschaft eines medizinischen Direktors nahm er an 16 Weltmeisterschaften und fünf Olympischen Spielen teil. 2010 wurde Dr. Nagobads, „The Hockey Doc", in die US-Hockey Hall of Fame" aufgenommen. Der Vater zweier Töchter starb am 31. März 2023 im Alter von 101 Jahren![47]

„ECCE HOMO" könnte als Leitmotiv über dem hundertjährigen Leben von **Clemens Nartschik** stehen. Am 11. März 1921 wurde er in der Viel-Türme-Stadt Bautzen in die Wiege gelegt, hier wurde er im katholischen Glauben erzogen und legte an der Domstiftsschule 1939 das Abitur ab. Sofort griff die Wehrmacht nach ihm, erlaubte aber neben dem Dienst an der Waffe das Medizinstudium, das Nartschik mit den einsatzbedingten Unterbrechungen in München und Breslau absolvierte, wo er das Physikum bestand. In München erhielt der nunmehrige Unterfeldarzt im April 1945 die Notapprobation, wurde in ein Lazarett abkommandiert und geriet in Gefangenschaft. Von 1946 bis 1947 arbeitete der Mittzwanziger als chirurgischer Assistent am Krankenhaus von Bayreuth, machte noch einmal ein reguläres Staatsexamen und promovierte 1946 in München. Die Heimat rief, und so kehrte Dr. Nartschik nach Bautzen zurück und wandte sich nach einem kurzen Intermezzo in der Inneren der Chirurgie zu. Hier wurde zunächst Prof. Hermann Kästner (1890–1971), ein Payr-Schüler, sein Lehrer. Nach dem Wechsel an das größere Haus in Görlitz nahm sich Prof. Heinz Funke (1911–1993) seiner an. Eine grundsolide chirurgische Ausbildung war die

47 https://en.wikipedia.org/wiki/George_Nagobads [15.04.2023].

Folge, so dass es nicht verwunderte, als Dr. Nartschik 1966 als Chefarzt der Chirurgie an das St. Elisabeth-Krankenhaus in Leipzig gerufen wurde, wo er bis 1990 erfolgreich wirkte, Neuerungen wie die Osteosynthese und die endoksopische Chirurgie einführte und die späteren Professoren Peter Heinrich (1927–2012) und Winfried Mokros (*1936) in Magdeburg seine Assistenten waren. Auch die Anästhesie und die Handchirurgie hatten in ihm einen großen Förderer. Auch die Krankenpflegeschule am Katholischen Krankenhaus in Leipzig untetstützte er, wo er konnte. Bis ins hohe Alter hinein war Dr. Nartschik in karitativen Gremien tätig und hat im Seniorenbeirat der Stadt Leipzig mitgearbeitet. Noch hoch in den neunziger Jahren leitete er den Förderverein für ein katholisches Pflegeheim in Leipzig. Bei alldem bot ihm seine große Familie Rückhalt und Freude. Im Namen seiner Schüler gratulierte ihm Prof. Alfred Bunk (*1949) im „Ärzteblatt Dresden".[48] Wenige Wochen nach seinem 100. Geburtstag starb Chefarzt Dr. Clemens Nartschik am 21. April 2021 in Leipzig.

„Lungenärzte leben nicht lange!" warnte man den jungen Mann aus dem Erzgebirge, als er sich auf den Weg machte, in Halle an der Saale die große Welt der Thoraxchirurgie zu erobern. Da war der Volksmund noch ganz dem Schrecken der ansteckenden Tuberkulose verhaftet. **Heinz Neef** wurde am 23. Februar 1933 in Bockau geboren und ist dort im 90. Lebensjahr 2022 verstorben. Die operative Lungenheilkunde, der er sich seit 1959 an der Chirurgischen Universitätsklinik Halle widmete, hat ihm gut getan. In voller geistiger Frische erinnerte er sich 2020 in einer Schrift an die Pionierzeit und den Wandel seines Faches und überblickt 50 Jahre der Veränderungen in Indikation, operativer Technik und Nachsorge in der Thoraxchirurgie.[49] Abitur in Aue, Studium in Leipzig, Pflichtassistenz am Kreiskrankenhaus in Aue, Landarzt im heimatlichen Bockau, kam der 1956 promovierte und 1958 approbierte Doktor an die Chirurgische Universitätsklinik in Halle an der Saale, wo er unter die strengen Fittiche von „Kaiser Franz", d.i. Professor Franz Mörl (1899–1979), geriet. Der betraute ihn zunächst mit der Leitung der Blutspendezentrale, bevor er ihn im Rotationsprinzip alle Fachabteilungen der

---

48 Bunk, A.: Dr. med. Clemens Nartschik zum 100. Geburtstag. ÄBS 3(2021), S. 25.

49 Neef, H.: Universitäre Thoraxchirurgie und Herzchirurgie in Halle/Saale. Pionierzeit und Wandel. Mironde-Verlag Niederfrohna 2020.

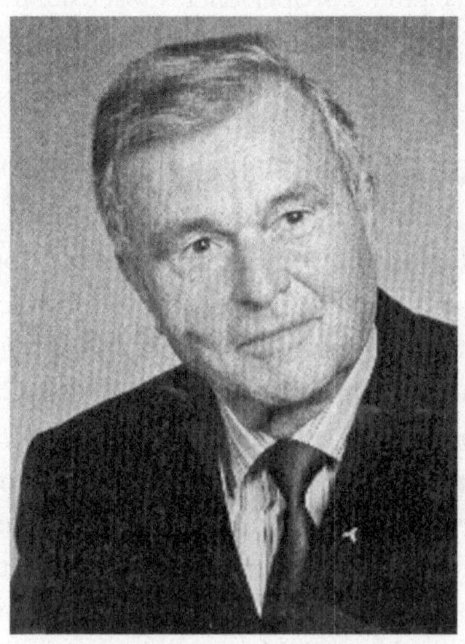

Abb. 32: Heinz Neef

Klinik durchlaufen ließ. So arbeitete er auch eng mit der Oberärztin für Bauch- und Handchirurgie → Lene Büchter zusammen. Neef blieb bis zu seiner Emeritierung an der Hallenser Klinik, erlebte infolgedessen sämtliche Chefwechsel bis 1990, wobei er besonders von Prof. Dr. Karl-Ludwig Schober (1912–1999), dem Nestor der ostdeutschen Herzchirurgie, gefördert wurde. Neef erweist sich als Zeitzeuge par exzellence, wenn er die Schwierigkeiten der universitären Nachkriegschirurgie in der DDR, die Entwicklung der Spezialgebiete und vor allem den Einsatz der ersten (selbstgebauten) Herz-Lungen-Maschine 1962 in Halle schildert. Vom Assistenten und über den Oberarzt brachte es Neef, seit 1978 habilitiert und Dozent, zum Leiter der Abteilung Thoraxchirurgie der Universitätsklinik. Er hatte auch dem Herz-Team von Schober angehört. Deutlich wird in seinen Erinnerungen auch die nabelschnurartige Verbindung zur Leipziger Chirurgie, insbesondere zur Thoraxchirurgie (Heller-Mörl-Rothe-Reichmann-Gläser). Wenn man die damalige Zeit miterlebt hat und auch zwischen den Zeilen zu lesen versteht, erschließt sich einem die Einzigartigkeit der Hallenser Chirurgie unter Schober, dem Gentleman unter den DDR-Chirurgen. Trotz des Kalten Krieges gab es einen regen Wissenschafts- und Erfahrungsaustausch zwischen Ost und West mit Halle als internationaler Drehscheibe. Neef selbst ist

Ehrenmitglied zahlreicher europäischer Gesellschaften für Thoraxchirurgie sowie auch der Deutschen Gesellschaft für Thoraxchirurgie (DGT) gewesen (Abb. 32).

Star-Chirurg und Kirchenmann – das ist in den USA keine ganz ungewöhnliche Kombination. Wie so etwas funktioniert, sehen wir am Beispiel von **Russell Marion Nelson**, geboren am 9. September 1924 in der Mormonenstadt Salt Lake City. Er besuchte zunächst eine Handelsschule und war Hilfssekretär in einer Bank. Im Alter von sechzehn Jahren gelangte er in den Bannkreis der Kirche Jesu Christi der Heiligen der letzten Tage und wurde getauft. Russel studierte an der University of Utah und schloss dort 1947 sein Medizinstudium ab. Die Facharztausbildung in Chirurgie absolvierte er am Massachusetts General Hospital in Boston und an der Universitiy of Minnesota (1954 M.D.). In Minnesota erfolgte seine Hinwendung zur Kardiochirurgie. Er war Teil des Teams an der Herz-Lungen-Maschine und nahm an den ersten Herzoperationen in den USA teil. Seine Militärdienstzeit führte ihn in den Koreakrieg, den er in seiner ganzen Schrecklichkeit erleben musste. Nach einem Zwischenstopp in Harvard kehrte Dr. Nelson 1955 in seine Heimat zurück, um an der Universität von Utah die Herzchirurgie als Vorstand weiter auszubauen und das gesamte Spektrum geschlossener und offener Eingriffe am Herzen zu etablieren. Über Jahre in Spitzenstellungen der US-amerikanischen Gefäß-, Herz- und Thoraxchirurgie, hat Prof. Nelson zahlreiche Ehrendoktortitel erhalten sowie den Golden Award der amerikanischen Herzgesellschaft. Für seine Kirche war er seit 2015 Präsident des Kollegiums der Zwölf Apostel und seit 2018 Präsident der Gesamtkirche der Heiligen der Letzten Tage. In dieser Eigenschaft hat er die ganze Welt bereist, wobei seine besondere Aufmerksamkeit den osteuropäischen Ländern und dem fernen Osten galt. Für seinen Aufenthalt in China lernte er extra die Sprache Mandarin. Drei Universitäten der Volksrepublik China zeichneten ihn übrigens mit einer Ehrenprofessur aus – verständlicherweise nicht für seine kirchlichen Aktivitäten, sondern für seine Verdienste als Herzchirurg. Zum Zeitpunkt dieser Niederschrift befindet sich Prof. Nelson im 99. Lebensjahr, hat aus erster Ehe 10 Kinder und ist seit 2006 in zweiter Ehe mit einer 26 Jahre jüngeren Professorin der Psychotherapie und Krankenpflege verheiratet.[50]

Die Schweizerin **Gret Nicole-Gisler** zählte zu jenen Frauen, die bei ihrem Einstieg in die Chirurgie feststellen mussten, dass sie „das falsche Geschlecht" für eine ihren Fähigkeiten entsprechende Karriere hatten. Als Gret Gisler 1913 in Rohrschach geboren, wuchs sie am Bodensee und in St. Gallen auf, studierte zunächst Gesang und wechselte krankheitsbedingt zur Medizin. Sie besuchte die Universitäten von Wien, Genf und Basel, wo sie auch promovierte. Letztlich verdankte sie dem Mangel an männlichen Ärzten im zweiten Weltkrieg ihre Einstellung und Ausbildung an der nicht gerade als frauenfreundlich bekannten Chirurgischen Universitätsklinik Basel unter Prof. Carl Henschen (1877–1957). Zusammen mit der später als zweite eidgenössische Chefärztin für Chirurgie an der Schweizerischen Pflegerinnenschule in Zürich wirkenden Dr. Marie Lüscher (1912–1991) arbeitete sie bei Henschen „bis zum Umfallen". Die beiden Frauen mussten alles operieren – Appendices, Magen, Galle, Knochenbrüche – und erwarben sich alsbald das Vertrauen der Patienten und des Chefs. Zwei Jahre leitete Dr. Gisler die Chirurgie des Kinderspitals Basel, wo sie von ihrem späteren Ehemann, dem Chirurgen Prof. Robert Nicole (1903–1991) in dieser Funktion abgelöst wurde. Prof. Nicole hatte im zweiten Weltkrieg der Schweizer Ärztegruppe in Finnland angehört. Frau Dr. Nicole-Gisler bewirkte die Einrichtung einer Schule für Säuglingsschwestern am Bethesda-Spital in Basel, eröffnete eine Privatpraxis und operierte in verschiedenen Spitälern der Stadt. Sie war eine versierte und beliebte Operateurin. Ausgleich fand sie bis zum Lebensende in Musik, Literatur und angeregten Gesprächen. Kurz vor ihrem 99. Geburtstag verschied sie am 23. Juni 2012 in Basel.[51]

Kollegen bezeichneten ihn als einen der „Giganten der Medizin und Chirurgie des 20. Jahrhunderts" – **Hugo** Lorenz **Obwegeser**. Er selbst, der Österreicher aus Hohenems, geboren am 21. Oktober 1920, sah sich

---

50 https://de.wikipedia.org/wiki/Russell_M._Nelson[16.02.2023];https://www.churchjesuchrist.org/learn/russell-m-nelson?lang=de [16.02.2023].

51 Buletin des médecins suisses/Schweizerische Ärztezeitung/Bolletino dei medici svizzeri 2012, 93: 31/32.

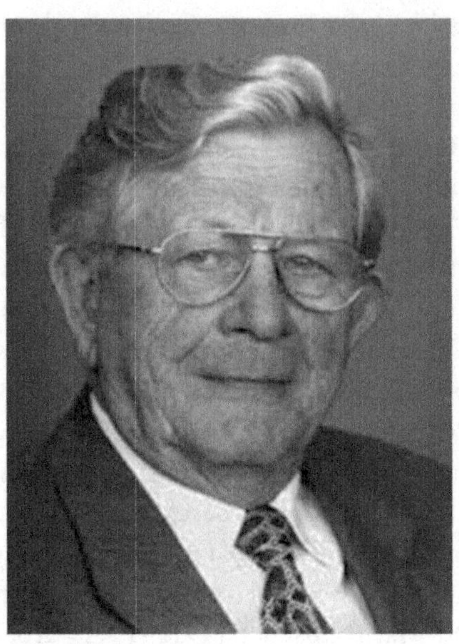

Abb. 33: Hugo Obwegeser

eher als „gehobenen Feinmechaniker" der Gesichtsgestaltung. Studium in Innsbruck, Doktor der Zahnmedizin und später der Chirurgie, absolvierte Obwegeser eine Ausbildung in Mund-, Kiefer- und Gesichtschirurgie an der Universität Graz, für die er sich schon früh, gleich nach dem Studium, entschieden hatte. In Graz waren die Altmeister der Zahn- und Kieferchirurgie Franz Trauner (1867–nach 1939) und Hans Pichler (1877–1949) seine Lehrer. 1967 wurde er zum Direktor der Universitätsklinik für Kiefer- und Gesichtschirurgie in Zürich berufen und die Schweiz zur lebenslangen Wahlheimat. Von Zürich aus verbreiteten sich sein Pionierleistungen auf dem Gebiet der Kieferkorrekturen auf der ganzen Welt, so halfen zum Beispiel in Indien seine Operationsmethoden bei Lippen-Kiefer-Gaumenspalten vielen Tausend Menschen. Präsidentschaften und Ehrungen blieben nicht aus. In Deutschland wurde Prof. Obwegeser Mitglied der altehrwürdigen LEOPOLDINA und Ehrenmitglied der Deutschen Gesellschaft für Mund-Kiefer-Gesichtschirurgie (Abb. 33). Bei aller beruflichen Aktivität und Belastung blieb er ein Familienmensch par exzellence und konnte in seinem Domizil Schwerzenbach bei Zürich auf die stattliche Zahl von sechs Kindern, 22 Enkeln und sechs Urenkeln blicken. Zudem genoss er den Ruf eines Weinkenners und Anekdotenerzählers. Am 2. September

2017 ist Prof. Dr. h.c. mult. Hugo Obwegeser kurz vor Vollendung seines 97. Lebensjahres in seinem Schwerzenbacher Haus eingeschlafen. Nach ihm ist sowohl die höchste Auszeichnung der Schweizerischen Gesellschaft für Mund-, Kiefer-und Gesichtschirurgie, der *Hugo-Obwegeser-Preis*, als auch ein Reisestipendium benannt.[52]

Zum ersten Mal begegnete **Siegfried Ostrowski** dem Unterzeichner in der Literatur während der Zusammenarbeit mit dem Medizinpädagogen und Pflegehistoriker Horst-Peter Wolff (1934–2017). Dieser hatte in seiner dem Verfasser dedizierten Monographie „Zur Geschichte der Krankhausstadt Berlin-Buch"[53] Ostroswki an mehreren Stellen erwähnt. Um einige Jahre später widmete ihm Rebecca Schwoch (*1963) ein eigenes Kapitel in der groß angelegten Edition der Deutschen Gesellschaft für Chirurgie zu den zwischen 1933 und 1945 verfolgten Mitgliedern.[54] Siegfried Ostrowkis eigene Erinnerungen ergänzten dann das Bild dieses besonderen Chirurgen.[55] Es sind traurige Erinnerungen... Der aus einer ostpreußischen jüdischen Kaufmannsfamilie stammende Junge, geboren am 13. April 1887 in Braunsberg (heute Braniewo, PL), kam als Zweijähriger mit den Eltern nach Berlin, wo er aufwuchs, Abitur machte und studierte. Nach der Approbation 1914 zog er in den Krieg, den er 1918 als Oberarzt der Reserve, der auch ein Speziallazarett für Amputierte geleitet hatte, verließ. Prägend war dann die chirurgische Ausbildung bei Prof. Moritz Borchardt (1868–1948) am Krankenhaus Berlin-Moabit, der III. Chirurgischen Universitätsklinik (1920–1945). Bei Borchardt wurde er Oberarzt und Dozent, bevor er 1929 die Leitung der Chirurgischen Klinik am Hospital Buch-West in Berlin übernahm. 1933 dort aufgrund des „Gesetzes zur Wiederherstellung des Berufsbeamtentums" fristlos entlassen, konnte er noch die Chirurgie der Jüdischen Gemeinde in Berlin-Mitte vertreten und verkörperte dann einen Berufsbegriff, den die Nationalsozialisten erfunden hatten: er

52 http://de.wikipedia.org/wiki/Hugo_Obwegeser [04.11.2022].

53 Wolff, H.-P. u. A. Kalinich: Zur Geschichte der Krankenstadt Berlin-Buch. Mabuse-Verlag Frankfurt am Main 2006², S. 89, 91 u. 114.

54 Bauer, H., Kraas, E. u. H.-U. Steinau (Hrsg.): Deutsche Gesellschaft für Chirurgie 1933–1945/Rebecca Schwoch: Die Verfolgten. Kaden Verlag Heidelberg 2019, S. 203–204.

55 Ostrowski, S.: Vom Schicksal jüdischer Ärzte im Dritten Reich. Ein Augenzeugenbericht aus den Jahren 1933–1939. Leo Baeck Institut. Tel Aviv 1963.

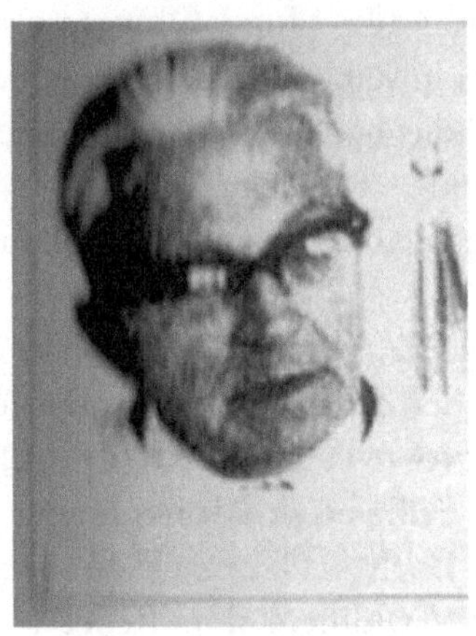

Abb. 34: Siegfried Ostrowski

wurde chirurgischer „Krankenbehandler“ allein für jüdische Patienten.1938 verlor er die Approbation, wurde aber noch Nachfolger von Prof. Paul Rosenstein (1875–1964) am Israelitischen Krankenhaus im Wedding. 1939 floh er mit seiner Frau über Triest nach Palästina. Die meisten seiner Angehörigen wurden Opfer des Holocaust. In Tel Aviv baute sich Prof. Dr. Ostrowski eine neue Existenz auf, wurde Chefchirurg einer Arbeiterkrankenkasse und arbeitete bis über das 70. Lebensjahr hinaus praktisch und wissenschaftlich („Hospitalbrand“). Nach vorübergehendem Aufenthalt in (West-)Berlin verbrachte er den Lebensabend im Schweizerischen Luzern, wo am11. September 1977 sein Leben endete. 90 Jahre ist er geworden (Abb. 34).

„Ein Spezialist ist jemand, der immer mehr über immer weniger weiß...“ Der Sachse **Hans Wolfgang Paessler** war ein solcher im positiven Sinne. Am 10. September 1903 in Leipzig geboren, widmete er sich ein Leben lang den Blutgefäßen und errang auf diesem Gebiet Anerkennung und Nachruhm. Der Weg dorthin war äußerst vielgestaltig. In Heidelberg, München und Leipzig studierte er, in Königsberg promovierte er. Bei Schmorl in Dresden erlernte er die Pathologie, bei Schmieden in Frankfurt absolvierte er die ersten chirurgischen Jahre. Kurz war Paessler bei Sauerbruch in Berlin, bei Kirschner in Heidelberg hielt er es drei Jahre aus und landete schließlich in seiner Heimatstadt bei Rieder, wo er sich 1939 habilitierte, aber wegen unbotmäßiger politischer Äußerungen entlassen wurde. Die Einberufung zur Wehrmacht kam ihm deshalb nicht ungelegen. Als Leiter eines Sonderlazaretts für Frost- und Gefäßschäden in Paris fühlte er sich ganz in seinem Element, konnte er doch aus einem großen Krankengut Erfahrungen gewinnen. Nach kürzeren Episoden als Chefarzt in Gelsenkirchen und Hemer leitete Paessler zwanzig Jahre lang die Chirurgie und das Städtische Klinikum in Leverkusen, wurde Professor und Stadtobermedizinalrat. Im Anschluss an die offizielle Pensionierung ließ sich der betriebsame Professor als praktischer Chirurg nieder und gründete sein „Institut für Angiologie". Paessler war Mitbegründer der Deutschen Gesellschaft für Gefäßchirurgie, deren Ehrenmitglied er 1994 wurde. Im 98. (!) Lebensjahr schloss Hans Wolfgang Paessler am 16. Dezember in Leverkusen für immer die Augen. So manches Fachbuch von ihm wird noch heute zu Rate gezogen.

Als Chirurg in der Partisanenarmee von Josip Broz Tito nahm der Slowene **Paul Parin** eine Sonderstellung ein. 1916 in Polzela (Heilenstein) an der Savinja in Slowenien geboren, studierte er Medizin in Graz, Zagreb und Zürich, wo er 1943 promovierte und seine chirurgische Ausbildung erhielt, u.a. bei Prof. Alfred Brunner. Parin fühlte sich während des zweiten Weltkrieges dem antifaschistischen Volksbefreiungskomitee verbunden, das gegen die deutschen und italienischen Truppen kämpfte, und ging zu den Partisanen in die Wälder. Er leistete Tito und seinen Männern jede nur erdenkliche ärztliche, speziell chirurgische Hilfe. Sie alle hatten das Ziel, einen unabhängigen jugo-slawischen Nationalstaat zu gründen. Ob ihn die Schrecken des Krieges dazu bewogen haben oder was Parin auch immer an der Chirurgie frustriert haben mag – er wandte sich nach Ende des Krieges von der Chirurgie ab und der Psychologie zu. Auch wurden ihm die sozialistischen Ideen Titos und der kommunistischen Partei fremd, so dass Parin für sich die kapitalistische Schweiz als Lebensort wählte. In Zürich bildete er sich zum Neurologen und Psychiater aus und betrieb dort eine psychoanalytische Praxis. Zwischen 1955 und 1971 unternahm Parin zahlreiche Forschungsreisen nach Westafrika, die ihn zum Begründer einer „Ethnopsychoanalyse" werden ließen. Am 18. Mai 2009 starb Parin in Zürich. Mit dem 93-Jährigen ist auch ein Schriftsteller dahingegangen, der eine Fülle von Erzählungen verfasste und 1992 den Erich-Fried-Preis erhalten hatte.

In der Wartburgstadt Eisenach existierten bis 1990 drei Krankenhäuser: das Kreiskrankenhaus, das evangelische Diakonissen-Krankenhaus und das katholische St. Elisabeth-Krankenhaus. Die beiden letzteren waren direkte Nachbarn in der Schillerstraße und wurden von Chirurgen geleitet, die in ihrem Wesen nicht unterschiedlicher hätten sein können. Im St. Elisabeth amtierte ruhig und zurückhaltend ein Vierteljahrhundert lang Dr. **Fritz Pein**, dessen Wiege seit dem 31.12.1921 im thüringischen Geschwenda gestanden hatte. Medizin studierte Pein in Würzburg und Berlin, wurde in die Uniform gezwungen und Sanitätssoldat in der berüchtigten 6. Armee des General Paulus. Stalingrad überlebte er nur, weil er vor der Entscheidungsschlacht verwundet wurde und in die Heimat kam. Nach dem Krieg beendete Pein 1948 das Studium mit Staatsexamen und Promotion in Jena. Die chirurgische Ausbildung erfolgte im Krankenhaus Arnstadt bei dem renommierten Prof. → Gerhard Jorns. Das war, wie Pein mehrfach äußerte, eine breitgefächerte und grundsolide Schulung. Sie befähigte ihn im Alter von 34 Jahren zur Übernahme der chirurgischen Abteilung und Leitung des gesamten Krankenhauses in Vacha in der Rhön. Für den 1. Januar 1962 wählte ihn die Kongregation der Grauen Schwestern von der Heiligen Elisabeth zum Chefarzt ihres Hauses in Eisenach. Hier entfaltete Pein, von den staatlichen Stellen trotz seiner Bindung an ein konfessionelles Haus mit dem Titel eines Obermedizinalrates ausgezeichnet, eine so umfangreiche chirurgische Tätigkeit, wie sie heute nicht mehr vorstellbar ist. Sie reichte von der Allgemeinchirurgie über die Unfallchirurgie bis zur operativen Gynäkologie und Geburtshilfe. Peins operative Technik wird als geschickt und meisterhaft beschrieben, auch in den kritischsten Situationen bewahrte er Ruhe und Übersicht. Seine Mitarbeiter bestaunten sein phänomenales Gedächtnis für Patientennamen, Krankengeschichten und Operationsereignisse. Bescheiden und nicht auf äußere Wirksamkeit bedacht, genoss Fritz Pein hohes Ansehen in der Bevölkerung. Auch nach dem von der Kirchenleitung verfügten Ausscheiden mit Erreichen des 65. Lebensjahres, dem sich Pein nur widerwillig fügte, war er in seinen ärztlichen Aktivitäten nicht zu bremsen. So arbeitete er als Chirurg in der Poliklinik des „Wartburg"-Autowerkes und als Lehrer an der Medizinischen Fachschule Eisenach. Mit Ehrerbietung grüßten die Bürger den Neunzigjährigen, wenn er durch die Stadt oder um den Prinzenteich spazierte. Zwei Tage vor seinem 96. Geburtstag ist OMR Dr. Fritz Pein am 29. Dezember 2016 in Eisenach gestorben.

Nach vorangegangener Korrespondenz hatte der Verfasser erstmals 2014 Gelegenheit, Prof. **Hans-Jürgen Peiper** beim Chirurgenkongress in Berlin persönlich kennenzulernen. Der hoch gewachsene, schlanke, leicht gebeugt gehende Senior nahm durch seine zugewandte und freundliche Art sofort für sich ein. Im Kreis der Senatoren, der ehemaligen Präsidenten der Gesellschaft und emeritierten Ordinarien hatte sein Wort Gewicht. Hans-Jürgen Peiper wurde am 4. Dezember 1925 in Frankfurt am Main geboren, wo sein Vater Oberarzt bei Schmieden war. Peiper junior studierte ab 1944 in Berlin, geriet in Kriegsgefangenschaft und setzte das Studium in Mainz fort, wo er 1952 promovierte und zunächst bei seinem Vater Herbert Peiper (1890–1952) arbeitete, der dort

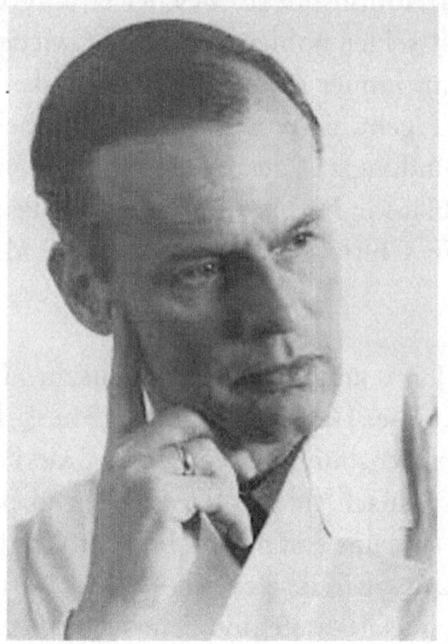

Abb. 35: Hans_Jürgen Peiper

seit 1946 Ordinarius für Chirurgie war. Ein Stipendium führte Peiper für ein Jahr nach Newark in die USA. Anschließend war er fünf Jahre Assistent bei Rudolf Zenker in Marburg und erfuhr dort Prägungen, über die er später, selbst schon Emeritus, unter dem Titel „Die Zenker-Schule" reflektierte. Peiper folgte dem Zenker-Schüler Georg Heberer (1920–1999) bei dessen Berufung nach Köln, habilitierte dort 1962 und blieb bis 1969 als Oberarzt und a.o. Professor an dieser Klinik. 1969 wurde Peiper zum Nachfolger von Hans Hellner (1900–1976) auf den

Lehrstuhl für Chirurgie an die Georg-August-Universität Göttingen berufen. 15 Jahre hat Peiper dort gewirkt, an großen Lehr- und Handbüchern mitgearbeitet und 1986/87 die Präsidentschaft der deutschen Gesellschaft für Chirurgie übernommen. An vorderster Stelle hat Peiper mitgekämpft, dass das Theodor-Billroth-(Geburts-)Haus in Bergen auf der Insel Rügen saniert und zu einem Zentrum der chirurgischen Weiterbildung geworden ist. Ebenso hat er mit Gleichgesinnten wie → Wilhelm Hartel u.a. für die Restitution des Langenbeck-Virchow-Hauses in Berlin gesorgt und darüber einen eindrucksvollen Bildband vorgelegt. Nach seiner Emeritierung 1994 beschäftigt sich Peiper, hoch in den Neunzigern und von einer bewundernswerten Rüstigkeit, eingehend mit chirurgischer Traditionspflege, welcher er aufgrund seiner fundierten Kenntnisse und seiner noblen Art immer wieder neue Impulse zu geben vermag. Wann immer es um die Belange der Deutschen Gesellschaft für Chirurgie geht, ist er zugegen, zuletzt bei der Festveranstaltung zum 150. Gründungstag der Gesellschaft am 1. Juli 2022 im Langenbeck-Virchow-Haus in Berlin. Inzwischen hat Peiper unter dem Titel „Zeitreise durch ein Chirurgenleben“ auch seine Memoiren veröffentlicht (Abb. 35).

Sie war nur einige Jahre jünger als ihr ostdeutsches Pendant in der Kinderchirurgie Ilse Krause. Dr. med. **Inge** (Ingeburg) **Petersen** wurde am 19. Februar 1920 in Flensburg geboren und wurde 1944 in Straßburg als Ärztin approbiert. Danach fließen die Quellen über sie etwas üppiger. In Straßburg kam sie zum ersten Mal mit der Chirurgie in Person des Ordinarius Prof. Ludwig Zukschwerdt (1902–1974) in Berührung, bei dem sie bis Kriegsende arbeitete und dem sie, nach einem kurzen Engagement in Norderdithmarschen, über Göppingen und Bad Oeynhausen bis nach Hamburg-Eppendorf folgte. Unter dem Direktorat Zukschwerdts an der Chirurgischen Universitätsklinik begann Frau Dr. Petersen ihren Aufstieg auf dem Spezialgebiet der Kinderchirurgie. Seit 1960 leitete sie für viele Jahre die Kinderchirurgie am Kinderkrankenhaus Hamburg-Rothenburgsort, das 1982 geschlossen wurde. Die Teilgebietsbezeichnung „Kinderchirurgie“ führte sie nach eigenen angaben seit 1972. Durch ihre Schule sind zahlreiche Kinderchirurginnen und Kinderchirurgen gegangen, die bei ihr lernten wie man Säuglinge, Kleinkinder und Kinder operiert und nachbehandelt. Frau Dr. Petersen starb am 21. Februar 2017 im gesegneten Alter von 97 Jahren.

Der Ruf von **Boris Petrovsky** drang über den „Eisernen Vorhang"[56] hinaus in die Welt. Er wurde am 27. Juni 1908 als Arztsohn im Bezirk Stawropol geboren (wie in diesem Rayon 1931 der Staats-und Parteichef Michail Gorbatschow) und galt als Patriarch der sowjetischen Chirurgie. Studiert und promoviert hatte Petrovsky in Moskau, dann als Militärchirurg im russisch-finnischen Krieg und im Großen Vaterländischen Krieg gedient, wie die Russen den zweiten Weltkrieg nennen. Man sagt, er habe in dieser Zeit über 800 Schussverletzungen operiert und hier die ersten Erfahrungen in der Gefäßchirurgie gesammelt. Noch während des Krieges nahm seine Karriere Fahrt auf, als er 1941 Professor am Pirogow-Institut wurde. Ordinarius wurde er dann an der I. Moskauer Chirurgischen Universitätsklinik und nach einem Ungarnaufenthalt an der II. Moskauer Chirurgischen Universitätsklinik. In Budapest hatte er von 1949 bis 1951 die III. Chirurgische Universitätsklinik geleitet. Parteichef Leonid Breschnew (1906–1982) hatte es sich in den Kopf gesetzt, Petrovsky zum Gesundheitsminister der UdSSR[57] zu ernennen. Petrovsky fügte sich der Parteidisziplin und amtierte 15 Jahre lang! Trotz dieser belastenden Funktion stand er regelmäßig im Operations-

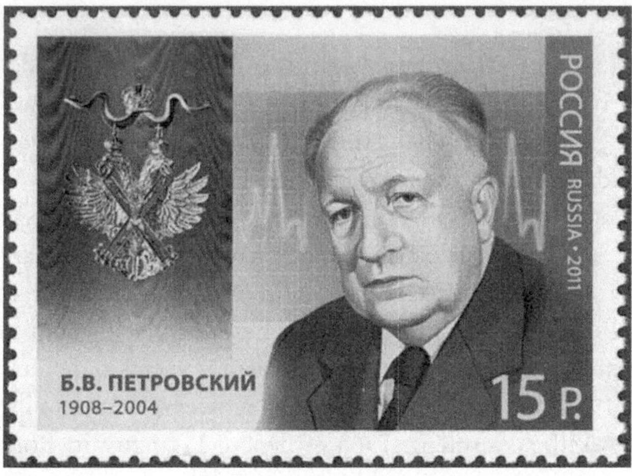

Abb. 36: Boris Petrovsky

56 Hermetisch abgeriegelte und schwer bewaffnete Grenze mitten in Europa zwischen den von der Sowjetunion dominierten „sozialistischen" Ländern im Osten und dem Westen unter dem Dach des Nordatlantikpaktes (NATO).

57 = Union der sozialistischen Sowjetrepubliken, von 1922 bis 1991 existierender kommunistischer Staat.

saal. Im Jahr seiner Berufung zum Minister führte Petrovsky die erste Nierentransplantation in der UdSSR durch (1965). Er besuchte mehrmals die DDR, wo ihn der Verfasser bei einem Chirurgenkongress in Berlin erlebte. Petrovsky pflegte intensive Kontakte auch zu westlichen Chirurgen und wurde 1971 Ehrenmitglied der Deutschen Gesellschaft für Chirurgie. Sein Schaffen wirkt bis heute nach: die Gründung des Allunions-Instituts für Klinische und Experimentelle Chirurgie, der Aufbau der Transplantationschirurgie, die Thorax- und Gefäßchirurgie sowie Methoden des Ösophagusersatzes (Abb. 36). Seinen Einfluss als Minister nutzte Petrovsky auch dazu, 1973 in Moskau das erste Department für Mikrochirurgie ins Leben zu rufen, in dem sensationelle und in der UdSSR erstmals Replantationen von Fingern, Händen und Armen gelangen. Der Mann war ein Idealist und sagte einmal: „Chirurgie ist ein romantischer Beruf, wer Geld machen will, sollte ihn nicht ergreifen". Ferner modifizierte er den Hippokratischen Eid als „Eid sowjetischer Ärzte". Seine Autobiographie ist als „Man. Medicine. Life" 1995 auf Englisch erschienen. Prof. Boris Wassiljewitsch Petrovsky ist am 4. Mai 2004 im Alter von 95 Jahren in der Nähe von Moskau gestorben.[58]

Sein vollständiger Name ist lang: **Ivo Hélcio Jardim de Campos Pitanguy**. Ivo wurde am 5. Juli 1926 in Belo Horizonte als Kind eines Chirurgen geboren und wuchs mit vier Geschwistern auf. Der Vater war ihm Vorbild, und so studierte der junge Pitanguy in Minas Gerais und Rio de Janeiro Medizin. Er erhielt ein Stipendium zur Weiterbildung in Cincinnati und New York. Die Handchirurgie hatte es ihm angetan, mit dieser Spezialisierung wer er der erste in Südamerika. Zielstrebig hospitierte Dr. Pitanguy in Frankreich, u. a. bei Marc Iselin, und in London. Als Professor an der Katholischen Universität von Rio de Janeiro machte er sich 1961 um die Versorgung der Schwerverletzten eines Zirkusbrandes besonders verdient. 1963 eröffnete Pitanguy in Botafogo eine seinen Namen tragende Privatklinik für Hand-, plastische- und wiederherstellende Chirurgie, die dann immer mehr der kosmetischen Chirurgie diente und praktisch eine „Schönheitsfarm" wurde. Auf einer Privatinsel im atlantischen Ozean vor Rio bot Pitanguy seinen Kunden auch die entsprechende Nachsorge. Die Zahl seiner Eingriffe an Brust und

---

58 https://www.ncbi.nlm.nhi.gov/pmc/articles/PMC420306 [03.03.2021].

Po, Fettabsaugungen und Implantationen wird über 100 000 geschätzt. Zu seinen Patienten zählten Brigitte Bardot, Jimmy Carter und Frau, Farah Diba, Nicki Lauda, Sophia Loren, Gina Lollobrigida und viele andere. Der „Arzt der Reichen und Schönen", des Jet-Set, der Politik und des Show-Biz hatte vier Kinder, von denen die Tochter Gesila Klinik und Reha-Einrichtung übernahm. Pitanguy starb am 6. August 2016 in Rio de Janeiro an den Folgen eines Herzinfarktes. Er war bis zum 90. Lebensjahr aktiv und hatte einen Tag vor seinem Tod noch im Rollstuhl die olympische Fackel durch einen Teil der Stadt getragen.

Die Jagdleidenschaft vieler Ärzte ist sprichwörtlich, und es mag Zufall sein, dass sie bei Chirurgen besonders häufig ist. Der hier beschriebene ist ein solch passionierter Nimrod: Prof. **Kurt Pitzler**, geboren am 10. Juli 1930 in Langenwetzendorf bei Greiz. Der Thüringer ist immer ein Wanderer zwischen den Welten gewesen, ging erst in Greiz, dann in Bad Godesberg zur Schule, kehrte 1950 in die thüringische Heimat zurück und begann mit dem Medizinstudium in Jena, das er 20 Jahre nicht verließ. Kurt machte 1954 seinen Dr. med., wurde unter Heinrich Kuntzen Facharzt für Chirurgie und hatte Schwierigkeiten beim Wechsel des Ordinariats auf Theo Becker (1916–1991). Seit 1971 Professor und nach schweren inneren Kämpfen in die SED eingetreten, erhielt Pitzler 1976 die Berufung auf den Lehrstuhl für Chirurgie an der Ernst-Moritz-Arndt-Universität Greifswald, nachdem zuvor Verhandlungen in Dresden gescheitert waren. Aufgrund unüberbrückbarer Differenzen mit der Universitätsleitung und höchsten Parteistellen in Berlin, ausgelöst durch die desolaten baulichen und hygienischen Zustände in der Greifswalder Klinik, wurde Prof. Pitzler abberufen und kaltgestellt. Er zog nach Jena zurück und stellte einen Ausreiseantrag in die BRD. Beruflich bedeutete das in der DDR das Aus. Pitzler durfte nicht mehr operieren oder anderweitig als Arzt tätig sein. Die staatliche Jagdaufsichtsbehörde entzog ihm das Jagdrecht, das traf ihn mindestens so hart wie das Berufsverbot. „Nach drei Jahren des Hoffens und Bangens" (Pitzler) konnten der Chirurg und seine Familie unter Zurücklassung aller Habe 1982 die DDR verlassen. Pitzler fasste langsam wieder Fuß, war Gastarzt am Klinikum Großhadern in München und Chefarzt an den Krankenhäusern von Neunkirchen/Saar und Arnsberg im Sauerland, wobei ihm ein gutes Jagdrevier immer wichtig war – eine seiner Qualifikation entsprechende universitäre Position hat er jedoch nicht wieder erlangt. Im Alter von 82 Jahren hat er seine Memoiren mit dem beziehungsreichen Titel „Zwangswechsel eines Jägers" veröffentlicht. Seit 1997 lebte Pitzler in körperlicher und geistiger Frische in München. Noch während dieser Niederschrift ist er am 5. Juni 2020 kurz vor seinem 90. Geburtstag in der Isarmetropole gestorben.

Mit dem Namen von **Jaroslav Prochazka**[59] wurde der Autor zum ersten Mal als Doktorand im thüringischen Bad Berka konfrontiert, wo der Tscheche dem dortigen Thoraxchirurgen Eberhard Hasche bei den ersten Herzoperationen helfend zur Seite stand. Das war Mitte der 1960er Jahre. Jaroslav Prochazka wurde am 15. Januar 1913 in den böhmischen Städtchen Kolin östlich von Prag geboren. Er studierte an der Medizinischen Fakultät der Karls-Universität in Prag und kam nach dem Staatsexamen als MUDr.[60] und Assistent zu Dozent Jan Bedrna (1897–1956) an das Kreiskrankenhaus in Hradec Králové (Königsgrätz). Das Krankenhaus wurde 1945 Medizinische Fakultät, Bedrna Professor und 1951

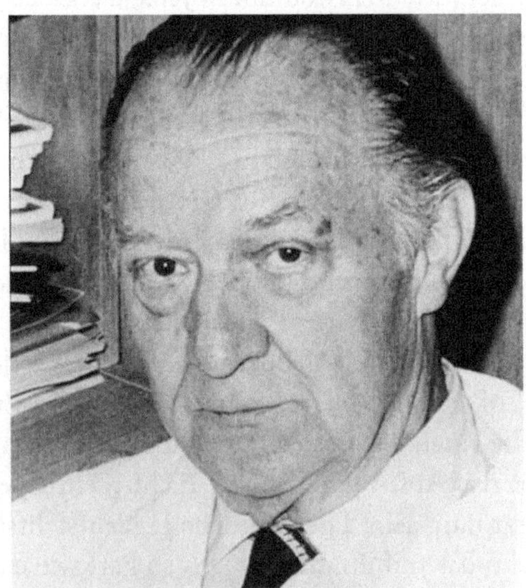

Abb. 37: Jaroslav Prochazka

59 Nicht zu verwechseln mit dem gleichnamigen Sänger und Lehrer Hermann Preys, Jaro Prochaska (1891–1965).

60 Medicinae universalis doctor, in der Tschechoslowakei gebräuchlicher Titel, entspricht unserem Dr. med.

Gründer des ersten kardiochirurgischen Zentrums der damaligen CSR. Sein Schüler Prochazka führte dort 1948 die erste Lungenresektion durch und wurde 1956 sein Nachfolger. 1958 nahm er die erste Herzoperation in seinem Lande unter extrakorporaler Zirkulation vor. Spätestens seitdem war Prochazka ein gefragter Vortragsredner und Operateur im In-und Ausland, vornehmlich in den so genannten Ostblock-Staaten, aber auch diesseits des „Eisernen Vorhangs". Sein Buch „Resektion der Lunge" (1954) wurde in viele Sprachen übersetzt. Über sein Leben gibt der Chirurg und Kunstliebhaber Prochazka Auskunft in den Werken „Aus den Erinnerungen eines Chirurgen" (1989) und „Erinnerungen eines Chirurgen aus Hradec Králové" (2002). Darin steht auch, wie er 1943 von einem NS-Anthropologen untersucht, als „reinrassig" eingestuft wurde und einen Befehl an die Chirurgische Universitätsklinik Heidelberg erhielt, dem er jedoch nicht Folge leistete. Vielmehr machte er sich in dem von der Kirche dominierten Krankenhaus in Hradec Králové nützlich, wo er das Kriegsende erlebte. Zu seinem 90. Geburtstag erhielt Prof. Prochazka die Ehrenbürgerschaft von Hradec Králové.[61] Elf Monate später, am 29.12.2003, ist er in Hradec Králové gestorben (Abb. 37).

Der Buchstabe Q bleibt dem „Vater der chinesischen Chirurgie" und großem „Freund Deutschlands" vorbehalten: **Qiu Fazu**. Er wurde am 6. Dezember 1914 in Hangzhou in der Provinz Zhejiang am ostchinesischen Meer geboren und ist früh Halbwaise geworden. Der Tod seiner Mutter an einer Appendizitis war der Anlass für ihn, Medizin zu studieren. Das geschah an der Deutschen Medizinschule in Shanghai (heute Tongji-Universität) und ab 1936 als Humboldt-Stipendiat an der Ludwig-Maximilians-Universität in München. Qiu Fazu promovierte 1940 in München und wurde für Deutschland approbiert. Bei Georg Magnus und Emil Karl Frey wurde er Chirurg und Oberarzt. Während des Krieges leitete er ein Behelfskrankenhaus bei Bad Tölz und lernte dort die Krankenschwester Loni König kennen, die er nach Kriegsende heiratete. Mit ihr zusammen hat er sich um die Rettung von Häftlingen aus dem KZ Dachau verdient gemacht. 1946 kehrte Qiu mit Loni, nunmehr Frau Qiu Luoyi, nach China zurück, wo er die Errichtung der Volksrepublik

[61] https://cs.wikipedia.org/wiki/Jaroslaw_Procházka(chirurg) [25.01.2023].

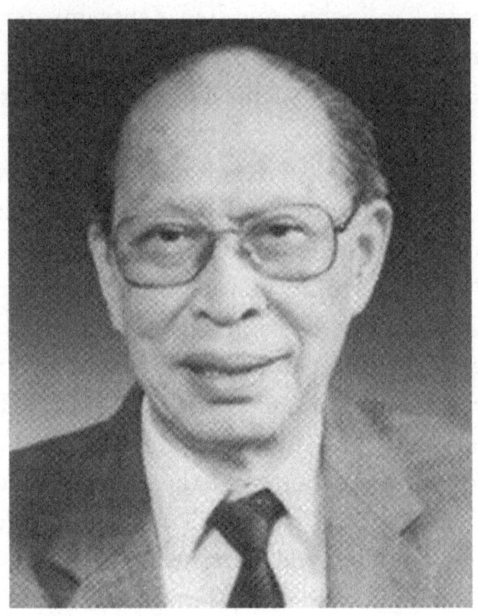

Abb. 38: Qiu Fazu

unter Mao Zedong erlebte und Professor der Chirurgie wurde; seine Ehefrau erhielt 1958 die chinesische Staatsbürgerschaft. Dr. Qiu Fazu arbeitete u.a. für das Gesundheitsministerium, im Koreakrieg und an seiner alten Ausbildungsstätte in Shanghai, der Tongji-Universität. Obwohl Mitglied der KP Chinas, musste der Professor während der berüchtigten „Kulturrevolution“ (1966–1976) niedere Arbeiten wie das Reinigen von Toiletten verrichten, seine Frau im Untergrund leben. Vollständig rehabilitiert, übernahm Prof. Qiu Fazu 1978 die Vize-Präsidentschaft und 1981 das Amt des Rektors der inzwischen nach Wuhan umgesiedelten Tongji-Universität. Er hatte sich auf dem Gebiet der Transplantationsmedizin spezialisiert, die ersten diesbezüglichen Operationen in China durchgeführt und das erste Forschungszentrum geleitet. Mit Deutschland blieb er zeitlebens eng verbunden, hat besonders die Freundschaft zwischen der Medizinischen Fakultät in Wuhan und der Ruperto Carola in Heidelberg gepflegt und deren Ehrendoktorwürde erhalten. Weitere hohe Ehrungen waren für ihn die Auszeichnung mit dem Großen Bundesverdienstkreuz und die Ehrenmitgliedschaft der Deutschen Gesellschaft für Viszeralchirurgie. Am 14. Juni 2008 ist Prof. Qiu Fazu im 94. Lebensjahr in Wuhan gestorben. „Ihm waren Weisheit und Güte ins Gesicht geschrieben“, formulierte ein ungenannter Zeitgenosse.[62]

Bevor sich Spezialisten um die Chirurgie im Kindesalter kümmerten, haben die Allgemeinchirurgen auch die Pylorusstenose operiert, um nur ein Beispiel zu nennen. Die Methode hieß „Weber-Ramstedt“, benannt nach zwei Chirurgen, die unabhängig voneinander das Verfahren kreiert hatten. Der eine, Wilhelm Weber (1872–1928) aus Dresden, ist nicht alt geworden. Der andere, **Conrad Ramstedt** aus Münster erreichte das 96. Lebensjahr! Ramstedt erblickte am 1. Februar 1867 in Hamersleben bei Oschersleben im Anhaltinischen das Licht der Welt. Dem Studium in Heidelberg, Berlin und Halle an der Saale folgte die chirurgische Ausbildung an der Universität Halle bei Fritz Bramann und am Knappschaftskrankenhaus bei Maximilian Oberst (1849–1925). Der fertige Chirurg ging als Sanitätsoffizier in die Garnison von Münster und verließ sie als Generalstabsarzt. Um der Chirurgie zu frönen, eröffnete Ramstedt 1903 in Münster eine Privatklinik. 1909 wählte ihn die Kongregation der Clemens-Schwestern (Clementinen) zum Chefarzt der chirurgischen Abteilung ihrer Raphaels-Klinik in Münster. In diesem Amt verblieb er bis 1947, und in dieser Zeit führte er auch die erste Pyloromyotomie durch, habilitierte an der Universität Münster und wurde Titular-Professor. Alles das geschah im Jahre 1911. Über die Operation Pylorusstenose publizierte Ramstedt zum ersten Mal 1912, Weber hatte darüber bereits 1910 geschrieben. Ungeachtet dessen blieb die Allgemeinchirurgie das Tagesgeschäft von Chefarzt Prof. Dr. Ramstedt im Raphael-Krankenhaus, das er nach 38-jähriger Tätigkeit verließ. Die Hochachtung, die man ihm von allen Seiten entgegenbrachte, fand ihren Ausdruck auch in der Verleihung des Bundesverdienstkreuzes (1957). Am 7. Februar 1963 ist Prof. Conrad Ramstedt in Münster verstorben.

Unser nicht sehr umfangreiches Wissen über betagte Chirurginnen und Chirurgen in unserem Nachbarland Frankreich können wir mit der Person von **Jean-Pierre Razemon** erweitern. Geboren am 22. Januar 1927 im nordfranzösischen Lille als Sohn eines Medizinprofessors, hat er die Jeanne d’Arc-Schule und die Medizinische Fakultät seiner Hei-

---

62 https://de.wikipedia.org/wiki/Qiu_Fazu; https://www.uni-heidelberg.de/presse/news08/pm280701-5qiu.htm [07.11.2022].

matstadt mit Erfolg absolviert und sich an dieser Universität auch der chirurgischen Ausbildung und Habilitation unterzogen. Razemons Hauptinteresse galt der Traumatologie, der orthopädischen Chirurgie und der plastischen Chirurgie. Auf diesen Gebieten hat er reüssiert, ist Professor und Präsident der französischen Chirurgengesellschaft geworden. Er stand den Chirurgen von Lille ebenso vor wie den französischen Handchirurgen. Sein Literaturverzeichnis enthält zahlreiche Monographien zur Unfall-, Plastischen und Handchirurgie, die in mehrere Sprachen übersetzt worden sind. Als Ritter der Ehrenlegion verstarb Jean-Pierre Razemon am 21. Januar 2018 in Lille. Er wurde 90 Jahre alt.

Er war der am höchsten dekorierte Chirurg in der Bundesrepublik Deutschland, denn er war Militär. Seine Brust zierte eine staatliche Reihe von Orden und Ehrenzeichen. Als jüngstes von sechs Kindern des Medizinalrats Ernst Rebentisch wurde **Ernst Rebentisch** junior am 31. Januar 1920 in Offenbach am Main geboren. In Darmstadt legte er das Abitur ab und absolvierte anschließend den so genannten Reicharbeitsdienst. Aus Überzeugung wurde Rebentisch Offizier, stieg noch vor Beginn des zweiten Weltkriegs zum Leutnant auf und befehligte später eine Panzerdivision an der Ostfront. Darüber schrieb er 1963 das Buch „Zum Kaukasus und zu den Tauern – Die Geschichte der 23. Panzerdivision (1941–1945)“. Nach schwerer Verwundung wurde Rebentisch zum Oberkommando des Heeres in Berchtesgaden befohlen, wo er das Kriegsende erlebte und interniert wurde. Seinen in diesen Jahren gereifter Wunsch, Arzt zu werden, verwirklichte der inzwischen über 28-Jährige mit dem Studium in München. Seine ersten Schritte in die chirurgische Praxis erfolgten ab 1950 am Stadtkrankenhaus von Offenbach, wo sein Vater einmal Chefarzt gewesen war. An der Johannes-Gutenberg-Universität in Mainz promovierte er und war dann als Fach- und Oberarzt an der chirurgischen Abteilung des Kreiskrankenhauses Gelnhausen tätig. Indes: Es zog Rebentisch wieder zum Militär, und so trat er 1959 als Sanitätsoffizier in die Bundeswehr ein, wo er einen unaufhaltsamen Aufstieg nahm, der ihn als Generaloberstabsarzt bis an die Spitze des Sanitätsdienstes der bundesdeutschen Streitkräfte brachte. Schneidig sah er aus in seiner immer gut sitzenden Uniform, die energischen Gesichtszüge entsprachen seinem Charakter. Bei den Olympischen Spielen 1972 in München war er für die medizinischen Belange zuständig, 1975 wurde Rebentisch Honorarprofessor für Katastrophenmedizin an der TU München. Auch nach seinem Abschied aus dem Sanitätsdienst war Rebentisch noch viele Jahre, drahtig-energisch wie man ihn kannte, für den Katastrophen- und Zivilschutz unterwegs, beriet die Bundesärztekammer und die Bundesregierung in diesen Fragen. Am 3. Dezember 2013 ist Prof. Rebentisch im Alter von 93 Jahren in Kronberg im Taunus gestorben. Auf seinem Ehrenkissen lagen u.a. das Bundesverdienstkreuz 1. Klasse und das Große Bundesverdienstkreuz mit Stern.

Richard Reding kam 1932 als Arbeiterkind in Groitzsch in der Leipziger Tieflandsbucht zur Welt und zählt zu der so genannten jüngeren Generation der ostdeutschen Chirurgen, die inzwischen im 90. Lebensjahr steht. Er hat an der Leipziger Herder-Schule das Abitur gemacht, konnte aufgrund des nachkriegsbedingten Ärztemangels sofort an der Leipziger Universität Medizin studieren und 1956 promovieren. Der strebsame junge Mann absolvierte ein anatomisches Jahr bei seinem vorklinischen Lehrer Kurt Alverdes (1896–1959), bevor sich der angestrebten chirurgischen Ausbildung bei Herbert Uebermuth (1901–1986) an der Chirurgischen Universitätsklinik Leipzig unterzog. Nach der Berufung von Uebermuths Mitarbeiter → Prof. Werner Kothe (1919–2010) auf den Lehrstuhl in Greifswald, folgte er diesem, habilitierte sich dort, wurde Dozent und 1970 ordentlicher Professor. Nach der Rückberufung Kothes als Nachfolger von Uebermuth in Leipzig leitete Reding zuerst kommissarisch, dann hauptamtlich die Chirurgische Universitätsklinik Greifswald. Als → Walter Schmitt in Rostock emeritiert wurde, erfolgte 1976 Redings Berufung auf das Rostocker Ordinariat, das er bis 1993 innehatte. Als Krönung seines Berufslebens sind Redings Wahl zum Vorsitzenden der Gesellschaft für Chirurgie der DDR für die Jahre 1987 bis 1989 und die damit verbundene Präsidentschaft des 17. Kongresses im März 1989 in der Kongresshalle am Berliner Alexanderplatz anzusehen. Es war eine große und erfolgreiche Tagung mit zahlreichen Gästen „aus dem Westen" und einer erstmaligen Industrieausstellung. Dass sie zum „Schwanengesang" für die DDR-Chirurgengesellschaft werden sollte, war nicht abzusehen. Der für die Folgejahre gewählte Präsident Prof. Peter Heinrich (1927–2012) aus Magdeburg konnte infolge des Zusammenbruchs der DDR keinen Kongress mehr durchführen. – Reding schied 1993 aus dem Hochschuldienst aus und war beim Medizinischen Dienst der Krankenversicherung in Niedersachsen als Leiter des Referats „Ärztliche Sorgfaltspflichtverletzungen“ tätig. In erster Linie versierter Bauchchirurg, rhetorisch begabt, gut vernetzt und mehrfach geehrt, hat er ein umfangreiches wissenschaftlich-literarisches Werk vorzuweisen, zu dem Werke über Schädel-Hirn- und Mehrfachverletzungen, Spezielle Chirurgie und Abdominalchirurgie zählen. Seinen aktiven Ruhestand verbringt er in Bad Nenndorf im Schaumburger Land.[63]

Man nannte ihn den „mittleren Rehn“, stand er doch in der Chirurgendynastie gleichen Namens zwischen seinem Vater Ludwig Rehn, dem ersten Herzoperateur in Frankfurt am Main, und seinem Sohn Jörg Rehn (1918–2002), dem langjährigen Direktor der Unfallklinik „Bergmannsheil“ in Bochum. Dieser hat seinem Vater ein einfühlsames Kapitel in seinen Memoiren „Erlebte Chirurgie“ gewidmet (1997). Zur

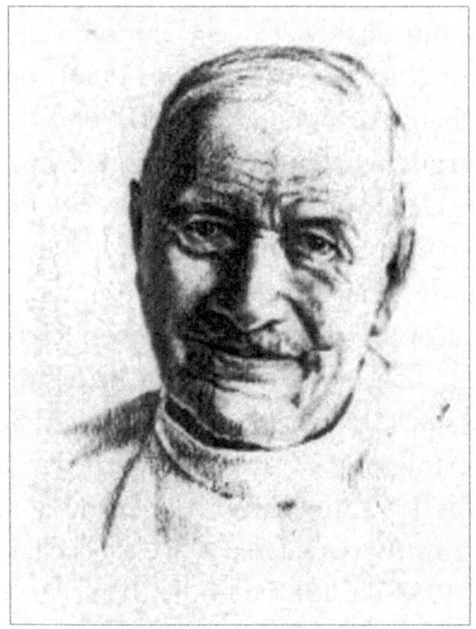

Abb. 39: Eduard Rehn

Familie gehörte auch der Hamburger Ordinarius Hermann Kümmel (1852–1937), dessen Tochter Maria Eduard Rehn geheiratet hatte. **Eduard Rehn** kam am 20. Januar 1880 in Frankfurt am Main zur Welt,

63 htttps://wikipedia.org/wiki/Richard_Reding [05.07.2022]; Killian², S. 165–166; Kiene, Reding, Senst (Hrsg.): Gentrennte Wege – ungeteilte Chirurgie. Augsburg 2009.

studierte in Marburg, Würzburg und München und wurde nach pathologischer und internistischer Vorbildung bei Aschoff bzw. Krehl für viele Jahre Assistent von Erich Lexer (1867–1937), bei dem er sich 1910 in Königsberg habilitierte, dem er nach Jena und Freiburg i.Br. folgte. 1924 wurde Rehn als Professor und Direktor der Chirurgischen Klinik an die Medizinische Akademie Düsseldorf berufen, blieb dort aber nur drei Jahre, um 1928 – nach einem ultrakurzen Intermezzo in Bonn – Nachfolger seines Lehrers Lexer in Freiburg zu werden. Eduard Rehn gehörte noch jener Generation von Chirurgen an, die wissenschaftlich und operativ die gesamte Bandbreite ihres Fachgebietes pflegten, mit einer gewissen von seinem Lehrer vorgegebenen Schwerpunktsetzung in der Unfall- und Plastischen Chirurgie. Das schlug sich auch in seinen Publikationen nieder. In Freiburg setzte Rehn einen Klinikneubau durch – Wunschtraum eines jeden Ordinarius! Weiter bemerkenswert: Eduard Rehn leitete als Vorsitzender die erste Nachkriegstagung der Deutschen Gesellschaft für Chirurgie 1949 in Frankfurt am Main, und er war der erste Deutsche, der nach dem zweiten Weltkrieg 1951 zum Kongress der „Societé Internationale de Chirurgie" nach Paris eingeladen wurde. (Abb. 39). Nach seiner Emeritierung, da war er immerhin schon 71 Jahre alt, arbeitete Prof. Rehn noch als Chefchirurg am Krankenhaus von Ettenheim im Ortenaukreis. Sein Leben beschloss er am 10. Mai 1972 in Freiburg i.Br. Zu seinen bekanntesten Schülern zählten Bruno Karitzky (1907–1978) und → Hans Killian.

Obwohl es **Rudolf Reichle** bis an die Spitze der Deutschen Gesellschaft für Chirurgie geschafft hatte und 1957 Präsident des 74. Kongresses der Deutschen Gesellschaft für Chirurgie in München gewesen ist und die Tagung souverän geleitet hat, wie berichtet wird, ist er heute weitgehend in Vergessenheit geraten. Seine Wiege stand in Ravensburg, sein Geburtstag war der 3. Dezember 1889. Das Studium führte Reichle nach Tübingen, Kiel, Berlin und München, wo er 1914 zum Dr. med. promovierte. Auf die Chirurgie bereitete er sich in der Pathologie und in der Inneren Medizin vor, begann mit dem Operieren in Stuttgart und im Allerheiligenhospital zu Breslau bei Alexander Tietze (1864–1927). 1923 wird Reichle zum Chefarzt der neu gegründeten chirurgischen Abteilung des katholischen Marienkrankenhauses in Stuttgart berufen. In seiner bis 1962 reichenden Tätigkeit hat er viele Höhen und Tiefen des Hauses miterlebt, darunter die Diskriminierung der Vinzentinerinnen durch die Nationalsozialisten, die Enteignung und die schwere Zerstörung der Klinik im zweiten Weltkrieg. Mit seinem Team musste er in Bunkern operieren. Den Wiederaufbau begleitete und gestaltete Reichle, inzwischen Titular-Professor, aktiv mit. Als er 1956 seine Assistentin Dr. Ilse Hofmeister (1923–?) in die USA schickte, um die moderne Anästhesie zu erlernen, und diese dann nach ihrer Rückkehr mit dem Aufbau einer Anästhesieabteilung betraute, galt dies als mutige Tat in der deutschen Chirurgie. Seinen Lebensabend verbrachte Rudolf Reichle am Tegernsee und verstarb dort am 1. Oktober 1983 als Hochbetagter mit 93 Jahren.

Es war ungemein schwer, 1937 einen geeigneten Nachfolger für Erwin Payr in Leipzig zu finden, nachdem Martin Kirschner den Ruf abgelehnt hatte und lieber in Heidelberg geblieben war. Die Fakultät stand zwischen Skylla und Charybdis: Hier das Bemühen, Ansehen und Niveau der Leipzig Chirurgie zu halten, da der Druck der braunen Machthaber, einen Parteigänger auf den Lehrstuhl zu hieven. Das geschah, als auf Weisung des Reichkulturministers Bernhard Rust der Hamburger Extraordinarius **Wilhelm Rieder** in der Liebigstraße inthronisiert wurde. Ein beispielloser Vorgang, da kein Berufungsverfahren klassischer Art mit auf primo, secundo und tertio loco plazierten Kandidaten erfolgt war. Der Hesse Rieder, geboren am 12. Mai 1893 auf Gut Schaaken im Waldeckschen, Abitur in Korbach, Feldunterarzt, Studium in Bonn, Würzburg und Göttingen, habilitiert 1929 bei Paul Sudeck in Hamburg, NSDAP-Mitglied seit 1933 und Unterzeichner des „Bekenntnisses deutscher Hochschullehrer zu Adolf Hitler“, hatte es in Leipzig nicht leicht. Zudem war er als beratender Chirurg seit Beginn des zweiten Weltkrieges häufig abwesend. Bei der Rückberufung in den zivilen Dienst musste er die Zerstörung seiner Klinik durch alliierte Luftangriffe und die Verlegung der Patienten in auswärtige Krankenhäuser hinnehmen. Rieder selbst verlor Wohnhaus, Privatbibliothek, wissenschaftliche Unterlagen und mit dem Einmarsch der Amerikaner sein Amt, während anderswo Pg's wie Frey, Zukschwerdt oder Guleke weiterhin Ordinarien sein durften. 1947 verließ Rieder Leipzig. Versuche, die Universitätslaufbahn fortzusetzen scheiterten, und so wurde er für 10 Jahre Chefarzt eines großen Bremer Krankenhauses. Dem Chirurgen mit Verdiensten auf dem Gebiet der Allgemein-, Sympathikus- und Abdominalchirurgie wurde mit der Mitgliedschaft in der LEOPOLDINA und den Tagungsvorsitzen in der Nordwestdeutschen Chirurgenvereinigung (1953, 1957 und 1963) späte Ehre zuteil. Im Jahr seiner Pensionierung publizierte Rieder noch die Monographie „Sympathikus-Chirurgie" (1961). Wilhelm Rieder, der mit einer Schwester von → Werner Wachsmuth verheiratet war, starb im Alter von 91 Jahren am 8. August 1984 in Bremen.

Der verlorene Krieg vertrieb **Carl Georg Ritter** 1919 aus Posen, wo er 10 Jahre lang die Chirurgie des Städtischen Krankenhauses geleitet hatte. Ritter war ein Kieler Jung', geboren dort am 15. April 1871 als Sohn des praktischen Arztes und Privatdozenten Adolph Ritter. Er besuchte die Gelehrtenschule seiner Heimatstadt, studierte in Erlangen und Kiel, unterbrochen vom Freiwilligendienst in einem Holsteiner Infanterieregiment. 1895 schloss Ritter in Kiel sein Studium ab, war Volontär in der Universitäts-Pathologie und promovierte 1896. Er wollte Chirurg werden, an der Küste bleiben und etwas Neues sehen. So zog es Ritter an die altehrwürdige Universität in Greifswald zu → Heinrich Helferich. Dieser wurde sein chirurgischer Lehrer, förderte ihn nach Kräften, brachte ihn zur Habilitation und übertrug ihm die Leitung der Chirurgischen Poliklinik. Der 1906 zum Professor ernannte Ritter wurde 1909 zum Direktor der Chirurgischen Klinik des Städtischen Krankenhauses Posen (1919 Teil der polnischen, 1941 der deutschen Universität) gewählt. In Posen (heute: Poznan, PL) genoss Ritter einen hervorragenden Ruf. Er konnten dann relativ problemlos in Düsseldorf Fuß fassen und 17 Jahre segensreich, wie man zu sagen pflegt, als Chefarzt am Evangelischen Krankenhaus wirken, der Einrichtung, an der 30 Jahre später der Nobelpreisträger Werner Forßmann die gleiche Position einnahm. Ritter erlebte das Wachsen und Werden der 1907 gegründeten Medizinischen Akademie Düsseldorf, ohne eigene Ambitionen für die Wiederaufnahme einer akademischen Karriere zu bekunden. Er wusste, wo sein Platz war und übernahm gern den Vorsitz der medizinisch-wissenschaftlichen Gesellschaften von Düsseldorf und dem Niederrhein. Die Vereinigung Nordwestdeutscher Chirurgen ernannte ihn zu ihrem Ehrenmitglied. Der Vater zweier erfolgreicher Akademiker, der eine Pathologe, der andere Philologe, wurde 94 Jahre alt. Sein Tod erfolgte am 26. März 1965 in Hameln. Von seinem unerschrockenen ärztlichen und sozialen Engagement während des zweiten Weltkrieges und danach weiß man in Hameln noch heute zu rühmen.

Kinder von Einwanderern hatten (und haben) es in der neuen Heimat nie leicht. Das trifft auch auf **Hugo Rizzoli** zu, der am 20. August 1916 als Sohn italienischer Eltern in Newark/New Jersey geboren wurde und einer der führenden Neurochirurgen der USA werden sollte. Vater und

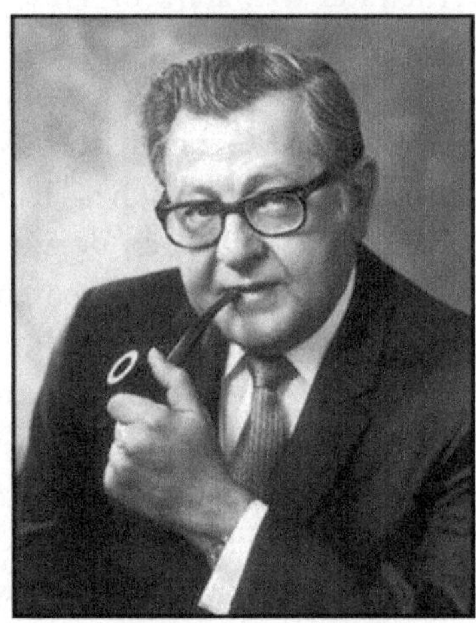

Abb. 40: Hugo Rizzoli

Mutter taten alles, um ihm das Medizinstudium an der angesehenen Johns Hopkins Universität in Baltimore/Maryland zu ermöglichen. Hugo legte dort 1940 das Staatsexamen ab, absolvierte ein internistisches Pflichtjahr und kam mit einem Harvey-Cushing-Stipendium als Assistent zu dem namhaften Neurochirurgen Walter Dandy (1886–1946) am Johns Hopkins Hospital. Dr. Rizzoli wurde 1944 Facharzt für Neurochirurgie, arbeitet danach bis 1949 am Walter Reed General Hospital in Bethesda/Maryland, wo er die Neurochirurgie leitete. Im Zweiten Weltkrieg war er Chirurg in mehreren Lazaretten. 1949 wechselte Rizzoli an die Klinik für Neurochirurgie der George Washington University in Washington D.C., wo er es von Assistenten bis zum Ordinarius (1969) brachte! Dort wurde er 1987 emeritiert. Lange noch wissenschaftlich und beratend aktiv, verstarb Rizzoli am 4. Dezember 2014 im Alter von 98 Jahren in Washington D.C. Er galt als „Gentleman" der US-Neurochirurgie (Abb. 40).[64]

64 https://www.cns.org/meetings/past-honored-guests-detail/hugo-v-rizzoli [06.02.2023].

Jane („Jenni") Smillie Robertson wird als „erster weiblicher Chirurg in Kanada" bezeichnet. Als Jane Smillie, am 10. Februar 1878 in Hensall/ Ontario als viertes Kind eines Farmerpaares geboren, heranwuchs, wurde sie von Hauslehrern auf den höheren Bildungsweg vorbereitet. Es konnte ihr nicht schnell genug gehen, eine medizinische Hochschule zu besuchen, und augenscheinlich gelang es ihr ohne größere Schwierigkeiten, in das Kingstons Ontario Medical College for Women einzutreten, das 1906 in der Medizinische Fakultät von Toronto aufging. Schwieriger wurde es dann nach dem Examen 1909, als sich kein Krankenhaus in Toronto fand, das sie als Assistentin aufnahm. Also ging Jennie nach Philadelphia in den USA und ließ sich am Womens Medical College ausbilden. 1911 kam sie als fertige Chirurgin in ihre Heimat zurück. Das hatte es in Kanada noch nicht gegeben: eine Frau in diesem Metier! Wie in jener Zeit üblich, praktizierte Miss Smillie neben der Chirurgie auch die operative Gynäkologie, wiederum als erste Frau in Kanada. Im Alter von 70 Jahren (!) heiratete Dr. Smillie einen gewissen Mister Alex Robertson. Am 26. Februar 1981 starb sie in einem Schwesternheim in Toronto. Dr. Smillie Robertson ist 103 Jahre alt geworden.

Im „Gruppenbild mit drei Damen" steht **Gerhard Rodeck** links neben seinem Chef, Ordinarius und Klinikdirektor Prof. Egbert Schwarz (1890–1966) (Abb.41). Wir schreiben das Jahr 1956, also zwei Jahre nach Gründung der Medizinischen Akademie Erfurt, die sich immer in der Nachfolge der fünftältesten deutschen Universität sah. Fast hätte der Verfasser Gerhard Rodeck noch persönlich kennengelernt wie fast alle anderen auf dem Foto abgelichteten Mitarbeiter der Chirurgischen Klinik in Erfurt, aber da war dieser längst in den Westen entwichen und hatte sich auf der Bahn eines Vorkämpfers der Urologie in Deutschland befunden. Die chirurgischen Grundlagen und erste Anregungen zur Spezialisierung hatte Rodeck, geboren am 14. April 1922 in Jena, hier in Erfurt erhalten. In Jena sowie in Berlin, Würzburg und Gießen hatte er studiert, hatte als Assistent in Weimar und Meiningen gearbeitet und war 1952 Facharzt für Chirurgie und 1953 Oberarzt bei Schwarz geworden, der ihm eine Station zu für Patienten mit Harnwegs-, Blasen- und Nierenerkrankungen anvertraute. Seit 1954 Facharzt für Urologie, habilitierte Rodeck 1958 in Erfurt. Das Thema seiner Antrittsvorlesung am 17. November 1958 war jedoch kein urologisches, sondern lautete „Die neuere Entwicklung der Herzchirurgie"! Sein Lehrer Schwarz hatte ihn auch für dieses Gebiet gewonnen. Die Einführung Herzchirurgie in Erfurt durch Egbert Schwarz und Gerhard Rodeck ist in jüngster Zeit von Eckehard Knoth dargestellt worden.[65] Bei einem Zeitgenossen, der die Verhältnisse in Erfurt gut kannte, heißt es in seinen Erinnerungen, „der Rektor Professor Schwarz... lenkte die Geschicke der Akademie bedachtsam-fürsorglich, ließ sich aber auch gelegentlich beeinflussen... Ungünstige Einflüsse würden von dem sich selbst überschätzenden ersten Oberarzt ausgehen, der sich auch neurochirurgisch betätigte."[66] Zusammen mit dem Chefwechsel auf Prof. Theodor Becker (1916–1991) war dies vielleicht auch mit ein Grund, warum Rodeck Erfurt den Rücken gekehrt und an die Philipp-Universität in Marburg an der Lahn gegangen war, wo er von 1961 bis 1990 wirkte und 1970 die Urologische Universitätsklinik gründete und 20 Jahre leitete. Hier hatte er den ersten Lehrstuhl für Urologie an der Universität inne und in dem

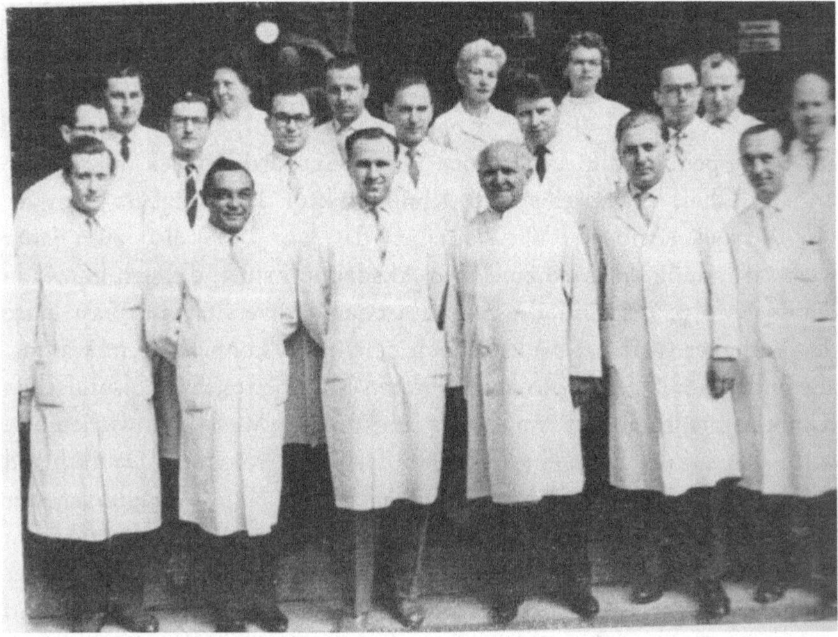

Abb. 41: Gerhard Rodeck 1. Reihe, 2. von rechts

---

65 Knoth, E.: Ein früher Herzchirurg in Erfurt: Professor Gerhard Rodeck (1922–2020). Ärzteblatt Thüringen 7–8/2022, S. 45–48.

66 Sayk, J.: Von den Masurischen Seen über Königsberg nach Jena und Rostock. Stationen eines Arztes und Forschers. Rostock 1998. S. 252.

fast gleichaltrigen Chirurgie-Ordinarius → Horst Hamelmann einen umgänglichen Partner. 1972 führte Prof. Gerhard Rodeck die erste Nierentransplantation in Marburg durch. Der erste Ordinarius für Urologie an der Universität Leipzig, der ehemaliger Erfurter Assistent Ferdinand Dieterich (1928–2006) [er steht auf dem Bild hinter Prof. Schwarz], hat nach eigenen Angaben von Rodeck die ausschlaggebenden Impulse für seine urologische Tätigkeit erhalten. Gerhard Rodeck verstarb am 8. August 2020 im Alter von 98 (!) Jahren in Marburg.

Zu ihrer Zeit war Frau Dr. **Christa Römer** eine bekannte Chirurgin in Magdeburg. Sie wurde am 6. Mai 1919 geboren und ist am 7. Februar 2009 im Alter von 90 Jahren in Magdeburg verstorben. Sie kam 1957 aus Jena (von Guleke) an die Medizinischen Akademie Magdeburg, die neben Erfurt und Dresden 1954 gegründet worden war, und ist dort Schülerin des ersten Ordinarius für Chirurgie Prof. Werner Lembcke (1909–1989) gewesen. Später leitete Frau Dr. Römer viele Jahre die Chirurgische Poliklinik der Medizinischen Akademie (seit 1993 Teil der

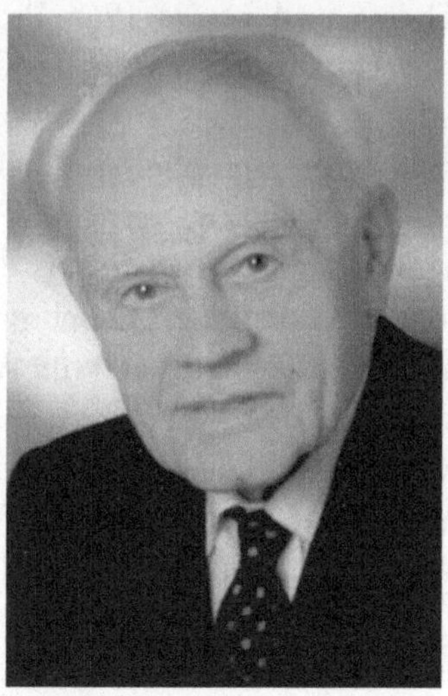

Abb. 42: Karl-Heinrich Römer

„Otto-von-Guericke-Universität" Magdeburg). Viele Chirurgen ihrer Generation, vor allem aus der ehemaligen DDR, fallen zunehmend der Vergessenheit anheim. So auch Christa Römers Ehemann, Prof. Dr. med. **Karl-Heinrich Römer** (Abb. 42). Dieser, 1920 in Landau in der

Pfalz geboren und als Halbwaise aufgewachsen, mit Abitur 1939 und Arbeitsdienst, zählte zu der so genannten Kriegsgeneration, die Studienunterbrechungen und die Schrecken des zweiten Weltkrieges erleben mussten. 1940 begann Römer sein Medizinstudium in Erlangen und musste nach dem Physikum als Soldat an die Ostfront, wo er als Sanitäts-Unteroffizier eingesetzt wurde. 1942 durfte er das Studium in Jena fortsetzen. Nach dem Notexamen und der Promotion 1945 setzten ihn die Amerikaner kurz gefangen. Dann war der 25-Jährige für ein Jahr Landarzt und trat 1946 in die Chirurgische Universitätsklinik Jena unter Nikolai Guleke (1878–1958) ein, seinen ersten chirurgischen Lehrer, den er zeitlebens verehrte. In Jena hatte er auch seine spätere Ehefrau Christa kennengelernt. 1953 erhielt Dr. Römer die Facharztanerkennung für Chirurgie, 1956 diejenige für Urologie, eine Kombination, die seinerzeit nicht unüblich war. Im selben Jahr wechselte er als 1. Oberarzt an die Chirurgische Klinik der Medizinischen Akademie Magdeburg[67] zu Prof. Werner Lembcke. Das Ehepaar Dr. Römer wohnte längere Zeit in der Klinik. K.H. Römer habilitierte sich 1960 mit einem thoraxchirurgischen Thema und wurde 1964 Professor. In enger Zusammenarbeit mit der Kinderklinik wandte er sich nun gänzlich der Kinderchirurgie zu und erhielt den ersten Lehrauftrag für dieses Fachgebiet in Magdeburg. Ein Ordinariat blieb ihm aufgrund dessen, dass er nicht in die Staatspartei SED eintrat, verwehrt. Eine weitere schwere Enttäuschung war der erzwungene Austritt aus der Deutschen Gesellschaft für Chirurgie und der Deutschen Gesellschaft für Kinderchirurgie. So war die Ehrenmitgliedschaft in letzterer Vereinigung 1994 eine späte Genugtuung für einen Mann, der mit „Leib und Seele" für die kranken Kinder dagewesen ist und dem, das ist nicht zu vergessen, auch eine künstlerische Begabung zu eigen war. Am 6. Juli 2010 ist Prof. Römer kurz vor Vollendung seines 90. Lebensjahres in Magdeburg verstorben.

Körperlichen und seelischen Drangsalierungen, ja dem Tod entging **Alice Rosenstein** nur durch ihre Flucht aus Deutschland im November 1933. Schlimm genug, dass sie im April des Jahres aus der Universitätsnervenklinik in Frankfurt am Main fristlos entlassen worden war und alle ihre Hoffnungen auf eine ersprießliche Zukunft zunichte gemacht

---

[67] Seit 1993 Medizinische Fakultät der Otto-von-Guericke-Universität Magdeburg.

wurden. Alice Ellen Rosenstein wurde am 9. Juni 1898 in Breslau geboren, wo ihr Vater leitender Frauenarzt am Jüdischen Krankenhaus war, ihre Mutter war Amerikanerin. Alice studierte In Breslau und Berlin, promovierte dort 1923, war Volontärin am Rudolf-Virchow-Krankenhaus in Berlin, erhielt eine bald Sparmaßnahmen zum Opfer fallende Stelle an der Universitäts-Augenklinik in Breslau und bewarb sich mit Erfolg um eine Assistentenstelle bei Prof. Otfried Foerster (1873–1941) am Wenzel-Hancke-Krankenhaus in Breslau. Hier trat die junge Ärztin in engere Beziehungen zur Neurologie und Neurochirurgie, operierte selbständig ihre ersten Fälle, publizierte darüber und wurde stellvertretende Oberärztin. Ludwig Guttmann (1899–1980), der spätere Sir und „Kopf" der britischen Neurochirurgie, war ihr Mitassistent. 1929 wechselte Dr. Alice an die Universitätsnervenklinik in Frankfurt am Main, die unter der Leitung von Prof. Karl Kleist (1879–1960) stand, einem Mann, den die Nazis auf Grund seiner toleranten Haltung gegenüber jüdischen Mitbürgern als „Judenkönig von Niederrad" schmähten. „Fräulein" Dr. Rosenstein brachte es auf 71 Hirn- und Rückenmarksoperationen, was vom Frankfurter Chirurgie-Ordinarius Viktor Schmieden mit Missbilligung gesehen wurde, betrachtete dieser doch die Neurochirurgie nicht als selbständiges Fach. Nach der eingangs erwähnten Maßregelung aufgrund ihrer Herkunft stellte sich Alice Rosenstein in den USA neuen Herausforderungen, hatte das Glück bei Verwandten unterzukommen, bald die amerikanische Zulassung und ärztliche Arbeitsstellen zu erhalten, zuerst im Mount Sinai Hospital, dann im Montefiore Hospital. Außerdem eröffnete sie in New York eine eigene Praxis für Neurologie und Psychiatrie. Inwieweit sie noch neurochirurgisch tätig war, entzieht sich unserer Kenntnis. Inzwischen US-Staatsbürgerin und sich seit 1943 **Alice E. Rost** nennend, trat sie als beratende Neurologin und Psychiaterin in die US-Army ein. Aus dieser Zeit stammt ein Foto, das sie in der Uniform eines US-Captains zeigt. In ihrer Praxis in Kingston behandelte Dr. Rost noch über ihr 80.Lebensjahr hinaus Patienten. Über 40 Jahre lebte Alice Rost mit ihrer Haushälterin zusammen, wohl daher auch ihr Einsatz für Lesben und Schwule. Sie starb am 4. Mai 1991 im Alter von 93 Jahren in New York.

Donald Nixon Ross – „a great pioneer of cardiac surgery", so die gleichlautenden Einträge über ihn in Lexika und Enzyklopädien. Ross leitete das Chirurgenteam, das 1968 am National Heart Hospital in

London die erste Herztransplantation im Königreich vorgenommen hatte.[68] Ross, am 4. Oktober 1922 in Kimberley/Südafrika als Sohn schottischer Eltern geboren, war der Lehrer einer ganzen Generation von Herzchirurgen, darunter → Terence English. Selbst hatte Ross in Kimberley das Abitur abgelegt, in Kapstadt studiert und promoviert. Er war ein mit einer Goldmedaille ausgezeichneter Best-Student und hatte ein Übersee-Stipendium genutzt, um nach England zu gehen und dort zu bleiben. Wesentlichen Einfluss auf seine Karriere hatten → Roland Belsey in Bristol, wo Ross eine Zeit lang arbeitete und sich mit der Ösophaguschirurgie vertraut machte, und Russel Brock in London. Am Groote Schuur Hospital bei Barnard hat Ross ebenfalls gearbeitet. Ross wurde Professor, hatte leitende Funktionen am Gay's Hospital in London inne und wurde 1970 Direktor des Departments für Chirurgie am Institut für Kardiologie in London. Wissenschaftlich beschäftigte er sich vor allem mit der Immunsuppression und dem Aortenklappenersatz (Operation nach ROSS). Prof. Ross erhielt alle nur denkbaren Ehren, welche die britische Chirurgengesellschaft zu vergeben hat, dazu mehrere ausländische Ehrendoktorwürden. Privat züchtete er Araber-Pferde, ging gern ins Theater, in die Oper und zur Kammermusik. Mit 91 Jahren verstarb Donald Ross am 7. Juli 2014 in London.

Ja, so warn's, die alten Rittersleut'! Der Chirurg **Franz Christoph Rothmund** durfte sich ab 1857 Ritter von Rothmund nennen! In einer Rüstung wurde er allerdings nie gesehen, umso mehr im Waffenrock. Rothmund kam am 28. Dezember 1801 in Dettelbach in Unterfranken zur Welt. Welcher Chirurgengeneration er angehörte, das zeigen die Namen seiner Lehrer Kajetan von Textor, Johann Lukas Schönlein und Karl Ferdinand von Gräfe an den Studienorten Würzburg und Berlin. Die Tätigkeiten des 1824 frischgebackenen, d. h. promovierten und approbierten Arztes waren zunächst die eines Medizinalbeamten in Miltenberg und die eines Gerichtsarztes in Volkach. Im Jahr 1843 wurde Dr. Rothmund zum Professor und Direktor der chirurgischen Abteilung des Städtischen Krankenhauses in München berufen, de facto Ordinarius der Universität. So etwas ging damals – ohne langjährige operative Ausbildung und ohne Habilitation. Rothmund focht dies nicht an, er vermochte es gar, die Operationsfrequenz zu steigern und gleichzei-

[68] Der Patient überlebte 46 Tage.

tig die Sterblichkeit zu senken. Welch fortschrittlicher Mann er war, zeigt sich darin, dass er als einer der ersten in Deutschland die Äther- und die Chloroform-Narkose einführte und die professionelle Krankenpflege förderte. Mit 70 Jahren hat Rothmund, der Ritter, noch operiert und ist kurz vor Vollendung seines 90. Lebensjahres am 30. November 1891 in München verstorben.

Auch **Fritz Ludwig Ruëff** war ein Mann, der als Halbwüchsiger noch die Schrecken des zweiten Weltkriegs erlebte. Mit 18 Jahren aus dem behaglichen Münchner Leben herausgerissen, hatte er gerade das Abitur am Wilhelmsgymnasium hinter sich, als er 1943 zur Truppe befohlen wurde. Eine Herzmuskelentzündung, deren anfänglich ungünstige Prognose durch das weiteren lange Leben des Probanden ad absurdum geführt wurde, führte zur Ausmusterung des jungen Mannes und zur weiteren Verwendung im Kriegsersatzdienst in einem Münchner Ausweich-Krankenhaus. Hier avancierte Ruëf bald – Personal war knapp – vom Sanitäter zum chirurgischen Assistenten. Das Studium konnte 1946 in München fortgesetzt und 1949 mit dem Staatsexamen „Sehr gut" abgeschlossen werden. Im gleichen Jahr promoviert, ergab sich für Dr. Ruëff die Notwendigkeit, sich Wissen in der Pathologie (Hueck) und Inneren Medizin (Bingold) anzueignen, bevor er in die Chirurgische Universitätsklinik unter Prof. Emil Karl Frey (1888–1977) eintrat, damals noch in der Nußbaumstraße. 1957 wurde er Facharzt für Chirurgie. Ein Jahr später erschien der neu berufene Rudolf Zenker (1903–1984) aus Marburg und brachte 21 Mitarbeiter mit! Da musste sich Ruëff behaupten, was ihm dank seiner chirurgischen Fähigkeiten und seiner Durchsetzungskraft gut gelang. 1962 habilitierte er, 1968 wurde er außerplanmäßiger Professor, auf dem Gebiet der Bauchchirurgie ebenso zu Hause wie auf dem der Unfallchirurgie. Als 1974 das „Raumschiff" Großhadern bezogen wurde, blieb Prof. Ruëff bis 1981 Klinikdirektor der Innenstadtkliniken Nussbaumstraße und Thalkirchner Straße. Er hat viel geschrieben, auch an der berühmten Zenker-Kirschnerschen Operationslehre mitgearbeitet und sich mit medizinisch juristischen Fragen beschäftigt (sein Großvater war einst ein renommierter Strafverteidiger in München!). Am 15. Mai 1925 als Arztsohn in München geboren, verschied Prof. Fritz Ruëff am 14. Mai 2020 in seiner Heimatstadt. Seine Tochter Franziska wurde Professorin für Dermatologie und Chefärztin in der Thalkirchner Straße.

„Entrechtet, verfolgt, geflohen" – diese drei Wörter vermögen nur mangelhaft das Schicksal zu beschreiben, das neben vielen anderen auch den Professor der Chirurgie **Albert Salomon** ereilte. Mit Entzug der Venia legendi wurde eine Karriere gekappt, an die der Mann nach seinem Leidensweg nicht wieder Anschluss fand. Am 26. Januar 1883 in Röbel/Mecklenburg in eine bürgerlich Welt hineingeboren, studierte Salomon in Berlin, Heidelberg, München und Würzburg, war Assistent an verschiedenen Berliner Krankenhäusern und wurde 1903 Assistent von August Bier an der I. Chirurgischen Universitätsklinik in der Berliner Ziegelstraße. Bier ermöglichte dem strebsamen jungen Mann, der alle Gebiete der Chirurgie beherrschte, 1921 die Habilitation und befürwortete 1927 die Ernennung zum a.o. Professor. Während des ersten Weltkrieges hatte Dr. Salomon bereits Leitungsfunktionen in Versorgungskrankenhäusern und Lazaretten ausgeübt. Mit der Oberarztstelle bei Bier und der eigenen Praxis in Berlin-Charlottenburg schien Salomons weitere Laufbahn gesichert – bis zum 7. April 1933, dem Inkrafttreten des „Gesetzes zur Wiederherstellung des Berufsbeamtentums". Prof. Salomon konnte noch von 1935 bis 1938 als Leiter der chirurgischen Poliklinik des Krankenhauses der Jüdischen Gemeinde im Wedding arbeiten, wurde am 10. November 1938 verhaftet und in das KZ Sachsenhausen verschleppt. Wie durch ein Wunder kam er wieder frei und floh mit seiner zweiten Frau nach Amsterdam. Die dann besetzten Niederlande waren jedoch für deutsche, insbesondere jüdische Emigranten ein gefährliches Pflaster, und so gerieten die Salomons in die Fänge der Gestapo und in das KZ Westerbork, wo ihnen, so unglaublich das erscheinen mag, die Flucht gelang. Unter unsäglichen Umständen überlebte das Paar im Untergrund den Krieg. Eine Tochter aus erster Ehe war in Auschwitz ermordet worden, andere Familienmitglieder mussten einen ähnlichen Weg gehen. Prof. Salomon war magenkrank, depressiv und demoralisiert. Er konnte erst im Alter von über 66 Jahren wieder eine kleine Praxis für Allgemeinmedizin, Blasen- und Nierenkrankheiten eröffnen, jedoch nicht mehr chirurgisch arbeiten. Prof. Albert Salomon starb 1976 im Alter von 93 Jahren in Amsterdam. Deutschland hatte er nicht mehr wiedersehen wollen.

Der Vorsitzende der Sektion Thoraxchirurgie in der Gesellschaft für Chirurgie der DDR, Prof. Dr. Eberhard Hasche, begrüßte zum Zwerchfell-Symposium 1969 in Bad Berka u.a. einen Gast aus Wien mit den

Worten: „Herr Professor Salzer hat bereits zahlreiche unserer Tagungen mit seinen Beiträgen bereichert. Wir begrüßen ihn nicht nur als Gast, sondern auch als guten Freund!“ Gäste von jenseits des Eisernen Vorhangs waren zu jener Zeit in der DDR die Ausnahme. In Salzers Begleitung befand sich damals der Wiener Primarius Doz. Dr. Peter Wurnig (1923–2005), aus der Schweiz war Mario Rosetti (1926–2007) gekommen. Der Arztsohn **Georg Salzer**, geboren am 30. April 1903 in Wien, war als Direktor der Chirurgischen Klinik der Städtischen Krankenanstalten Wien-Lainz zu der Tagung nach Thüringen gereist. Er hatte in Wien studiert und seine chirurgische Ausbildung an der II. Chirurgischen Universitätsklinik bei Prof. Wolfgang Denk (1882–1970) erhalten, ergänzt von einem Studienaufenthalt bei Alfred Brunner in Zürich. Von 1954 bis 1957 leitete Salzer vertretungsweise die Universitätsklinik und wurde anschließend zum Primarius der I. Chirurgischen in Wien-Lainz gewählt. Schwerpunkte seiner Arbeit waren die Thorax- und Kinderchirurgie. So operierte er als erster in Österreich eine Ösophagusatresie, und so erklärt sich auch seine Einladung nach Bad Berka. Auch der stadiengerechten operativen Behandlung des Bronchialkarzinoms vermochte Salzer wesentliche Impulse zu geben. Der ehemalige Präsident der Österreichischen Gesellschaft für Chirurgie (1971/72) starb im Alter von 92 Jahren am 15. November 1995 in seinem geliebten Wien.

Seine Zeit war das 20. Jahrhundert, das er von Anfang bis Ende durchlebte. Den schwedischen Chirurgen **John Philip Sandblom** nannten seine Zeitgenossen einen Universalisten und Weltbürger. Er wurde am 29. Oktober 1903 in Chicago/USA geboren, studierte in Stockholm und Chicago und promovierte 1944 am Karolinska-Institut der schwedischen Hauptstadt, wo er auch habilitierte und sich zunächst der Kinderchirurgie zuwandte. Bereits während seiner chirurgischen Ausbildung hatte er den Begriff der Hämobilie geprägt. So war er von 1945 bis 1950 Direktor der Abteilung für Kinderchirurgie am Kronprinzessin-Luise-Kinderkrankenhaus. Anschließend nahm Prof. Sandblom den Ruf auf den Lehrstuhl für Chirurgie der Universität Lund an, den er bis 1968 innehatte. Charakteristisch ist das Bild des hochgewachsenen würdigen Mannes mit weißem Haar im Ornat des Rektors der Universität Lund (1957). 1967 wurde Sandblom Präsident der Internationalen Gesellschaft für Chirurgie, 1969 deren Ehrenmitglied.

Auch in der Deutschen Gesellschaft für Chirurgie ist er Ehrenmitglied gewesen. Nach seiner Emeritierung 1971 wirkte er noch als Gastprofessor an den Universitäten von San Diego und Lausanne. Im Zentrum seiner wissenschaftlichen Arbeit stand die Leber-, Gallen- und Pfortader-Chirurgie. Es gibt noch zwei andere Seiten des Menschen Sandblom: die des Kunstsammlers und die des Seglers. Vor allem in letzterem Metier hat er als Mitglied der Königlich Schwedischen Segelmannschaft große Erfolge erzielt, darunter die Bronzemedaille in der 8-Meter-Klasse bei den Olympischen Spielen 1928 in Amsterdam. Zur Équipe gehörten auch sein Vater und sein Bruder. Eines seiner wichtigsten grenzüberschreitenden Bücher ist „Kreativität und Krankheit: Vom Einfluss körperlicher und seelischer Leiden auf Literatur, Kunst und Musik“ (1990). Hellwach bis zum Schluss, starb Philip Sandblom im Alter von 98 (!) Jahren am 21. Februar 2001 in Lausanne.

Als die Methoden der AO von → Müller, → Allgöwer und Willenegger auch in die Kliniken der damaligen DDR Eingang fanden, war **Eberhard Sander** in Halle einer der ersten, die sie anwandten und verbreiteten. Karl Ludwig Schober hatte ihm Pass, Visa und Valuta verschafft und ihn in der Schweiz an die Ursprungsorte dieses neuen Operationsverfahrens geschickt, was nicht so einfach war, wie es sich hier liest. Nach solcher Schulung hielt Sander AO-Kurse an der Chirurgischen Universitätsklinik in Halle an der Saale ab, die von zahlreichen Kollegen aus der ganzen Republik besucht wurden, die Plätze waren knapp! Hier vermittelte Sander didaktisch gekonnt die in Davos und Chur gewonnenen Erkenntnisse und Fertigkeiten. Schober sorgte dafür, dass Sander habilitierte und die Unfallchirurgie in Halle zur Selbständigkeit führte. Prof. Sander war übrigens der erste und einzige Präsident der AO-Gruppe Osteuropa, also der so genannten sozialistischen Länder. Und nicht von ungefähr wählte ihn die angesehene LEOPOLDINA 1976 zu ihrem Mitglied. Eberhard Sander war ursprünglich Schlesier, geboren am 21. Dezember 1922 in Breslau, und starb mit 93 Jahren am 3. August 2015 in Halle an der Saale.

Die (zweite) Frau an s e i n e r Seite hier an dieser Stelle? Nun, **Margot Sauerbruch** dürfen wir mit Fug und Recht als „Halb- oder Hilfschirurgin“ bezeichnen. Sächsin und Fabrikantenkind, geboren am 14. Februar 1905 in Großröhrsdorf bei Dresden, hatte sie bereits zwei Ehen hinter sich, als sie sich als geschiedene Margot Hinrichs 1939 mit dem 30 Jahre älteren prominenten Chirurgen Ferdinand Sauerbruch verband.[69] Dieser hatte inzwischen seine Frau Ada (1885–1961), Tochter des Greifswalder Pharmakologie-Ordinarius Hugo Schulz (1853–1952) und die vier gemeinsamen Kinder verlassen. Margot Großmann studierte in Heidelberg, Genf und Berlin, wo sie 1939 als Frau Hinrichs promovierte. Ihre weitere medizinische Karriere ist etwas unklar, trat sie doch 1939 in die Chirurgische Universitätsklinik der Charité in Berlin bei Sauerbruch ein und „arbeitete dort im Wesentlichen als Internistin", wie es heißt. Bei wem sie diese Fachausbildung erhielt, bleibt im Dunkeln. Jedenfalls hat sie nach 1948 wieder als Internisten im Martin-Luther-Krankenhaus in Berlin gearbeitet. Während der gesamtem Kriegszeit war sie Assistentin ihres Mannes und operierte mit diesem bei den Bombenangriffen im Bunker der Charité, wo sie auch wohnten, denn ihre Villa in der Herthastraße 11 im Grunewald war nicht sicher genug. Oft begleitete sie den Professor mit seinen vor den Luftangriffen in Sicherheit gebrachten Patienten in das von ihrem Vater 1892 in Großröhrsdorf gegründete Krankenhaus „Carl-Großmann-Stiftung". Hier assistierte sie auch dem aus Siebenbürgen stammenden Chirurgen Dr. Johann Mathiae (1897–1948), der Sauerbruch vertrat. Von 1945 bis 1948 war Dr. Margot Sauerbruch noch unter ihrem Mann in der Chirurgischen (!) Poliklinik der Charité in der Schumannstraße tätig. Alte Charité-Schwestern lobten Frau Sauerbruchs chirurgische Kenntnisse und ihr Geschick bei der so genannten kleinen Chirurgie. Mit ihrem Mann war sie viele Jahre mit der chemisch-pharmazeutischen Fabrik Böttger GmbH verbandelt, die Schönheitspräparate unter dem Namen Placentubex® und Hormocenta® vertrieb und den Namen „Dr. Sauerbruch" verwendete. Dr. Margot Sauerbruch, die sich noch mit Erfolg dafür eingesetzt hatte, dass das Gymnasium ihrer Heimatstadt Großröhrsdorf den Namen Ferdinand Sauerbruchs tragen und behalten durfte, verstarb am 3. Februar 1995 kurz vor ihrem 90. Geburtstag.[70]

Man sagte, dieser pflichtbewusste Schwabe spreche die Sprache seiner Patienten. Kombiniert mit profundem Wissen und technischem Können war damit die Grundlage für Beliebtheit und eine erfolgreiche ärztliche

---

69 Die Trauung fand übrigens in der evangelisch-reformierten Kirche in Bern/CH statt.

70 https://de.wikipedia.org/wiki/Margot_Sauerbruch [16.01.2023].

Tätigkeit gelegt. Die Rede ist von dem Chirurgen **Heinrich Schall** in Radolfzell. Wie vielen Bürgern dieser Bodenseestadt und wie vielen Gästen er Knochenbrüche gerichtet und Gallenblasen entfernt hatte, war bei seinem Ableben am 21. Dezember 2017 nicht bekannt, wohl aber seine Leistungen im allgemeinen und sein hohes Ansehen, auch außerhalb der Medizin. Geboren wurde Heinrich Schall am 19. April 1927 in Blaubeuren als Sohn eines Arztes. Er studierte in Tübingen, arbeitete in Schleswig, München und Karlsruhe, um dann wieder in die Heimat zurückzukehren und die „Tübinger Schule" zu durchlaufen, das war die chirurgische Ausbildung bei Walter Dick an der Universitätsklinik. Als chirurgischer Oberarzt fand Dr. Schall 1964 ein neues Betätigungsfeld am Kreiskrankenhaus von Radolfzell; man hatte ihn von dort abgeworben. Ein Jahr später schon war der „junge Mann" – der Arzt war 38 Jahre alt – bereits Chefarzt der Chirurgie und blieb es bis 1992! Dank seines Durchsetzungsvermögens und seines Verhandlungsgeschicks konnte Schall in Radolfzell einen Krankenhausneubau eröffnen. Beim Festakt zur 100-Jahr-Feier des Krankenhauses hielt ChA Dr. Schall den Vortrag „Aus der Geschichte des Spitals und des Radolfzeller Medizinalwesens". Seine außerklinischen Aktivitäten fanden ihren Ausdruck u.a. in der Präsidentschaft des Museum-Fördervereins. Als leidenschaftlicher Segler hatte Schall schon als Student an der Kieler Woche teilgenommen, und so verwundert es nicht, das ihn der Bodensee immer wieder aufs Wasser lockte und er Mitglied des Radolfzeller Yachtklubs war. Bis zum 85.Lebensjahr hat Dr. Heinrich Schall noch ärztlich gearbeitet und – selbstverständlich – auch gesegelt. Bei seinem Tod hinterließ er fünf Kinder und neun Enkelkinder.

Peter Schaps, geboren am 9. April 1932 in Leuna, zählt zu den Neurochirurgen, welche die Entwicklung dieses Fachgebietes von den Anfängen an miterlebt und mitgestaltet haben. Er studierte Medizin und Zahnmedizin an der Universität in Halle/Saale und schloss mit der Doppelpromotion eines Dr. med. und Dr. med. dent. ab. An der Chirurgischen Universitätsklinik in Halle erlebte er noch die Granden Franz Mörl (1899–1979) und Karl-Ludwig Schober (1912–1999); unter der Obhut des später nach Leipzig berufenen Prof. Kurt Hübner (1929–1975) begann Schaps seine neurochirurgische Laufbahn. Diese führte ihn 1965 an die Chirurgische Klinik der 1954 gegründeten Medizinischen Akademie „Carl Gustav Carus" in Dresden zu Richard Kirsch

(1915–1971), der ihn mit dem Aufbau einer neurochirurgischen Station betraute.

Schaps wurde 1967 Oberarzt und nach seiner Habilitation (über Hirndruck) 1978 Leiter einer halbselbständigen Abteilung für Neurochirurgie, 1981 erhielt er einen Lehrauftrag und war bis 1990 mit der Wahrnehmung eines Lehrstuhls für Neurochirurgie beauftragt. An der Vereinigung der ost- und westdeutschen Gesellschaft für Neurochirurgie am 24. Februar 1990 in Dresden war Schaps noch beteiligt, bevor er – bedingt durch die veränderten politischen Verhältnisse – Dresden verließ, 1992 als erster neurochirurgischer Chef an das Klinikum Niederlausitz in Senftenberg und von 1994 bis 1997 an das Großkrankenhaus in Görlitz ging, wo er abermals die Neurochirurgie aufbaute.[71] Seinen Ruhestand verbrachte Prof. Schaps in Dresden, wo er am 10. April 2023 mit 91 Jahren verstarb.

Drei politische Systeme hat **Galina Schatalowa** erlebt: das Zarenreich, die Sowjetunion und die postkommunistische Russische Föderation. Ein Jahr vor Ausbruch der bolschewistischen Revolution am 13. Oktober 1916 in Asgabat (ehemals Aschchabad) in Turkmenien geboren, zog die Familie mit ihr nach Rostow am Don. Ein Medizinstudium war für junge Frauen in der UdSSR – gute Leistungen vorausgesetzt – kein Problem. So studierte Galina von 1932 bis 1938 an der Rostower Universität. 1939 wurde sie als Militärärztin eingezogen und an der russisch-finnischen Grenze eingesetzt. Nach Ende des Großen Vaterländischen Krieges arbeitete Galina Schatalowa in der Sowjetischen Akademie der Wissenschaften in Moskau, was eine Auszeichnung bedeutete. Am Zentralinstitut für Neurochirurgie qualifizierte sie sich zur Fachärztin, promovierte 1951 und wurde mit der nach dem sowjetrussischen Neurochirurgen Nikolai Burdenko (1876–1946) benannten Medaille ausgezeichnet. Dr. Schatalowa wirkte über zehn Jahre als klinische Neurochirurgin, bevor sie in den 1960er Jahren auf eine verantwortliche Position am Institut für Weltraumforschung versetzt wurde. Hier wurde sie mit der Auswahl und ärztlichen Betreuung der Fliegerkosmonauten betraut. Wiederum ein Jahrzehnt später sehen wir die Schatalowa als niedergelassene Ärztin in Moskau. Seit ihrer Zeit bei der Kosmonauten-

71 Neurochirurgie in Deutschland: Geschichte und Gegenwart. Hrsg. i.A. der Deutschen Gesellschaft für Neurochirurgie. Berlin-Wien 2002. S. 142f.

ausbildung hat sie sich intensiv mit Ernährungsfragen beschäftigt und ist mit ihrem „Konzept der natürlichen Heilung" weltweit bekannter geworden denn als Neurochirurgin. Viele Bücher hat sie darüber geschrieben, die in viele Sprachen übersetzt wurden. Am bekanntesten dürfte „Vibor puti" sein mit dem drastischen deutschen Titel „Wir fressen uns zu Tode". Auch ihr Buch „Philosophie der Gesundheit" ist auf Deutsch erschienen. Prof. Galina Schatalowa starb am 14. Dezember 2011 in Moskau. Ob es an ihrer vorzugsweise veganen Ernährung oder an ihren kilometerlangen Wanderungen gelegen hat, dass sie 95 Jahre alt geworden ist?

Mit dem größten Bedauern musste 1977 der Präsident der 94. Tagung der Deutschen Gesellschaft für Chirurgie in München verkünden, erneute keine Kollegen aus der DDR begrüßen zu können. Wörtlich sagte

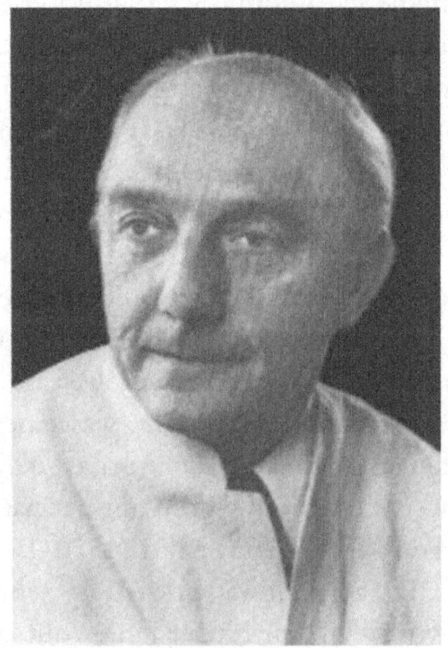

Abb. 43: Wolfgang Schega

er: „Trotz der Schlussakte von Helsinki sah das Ministerium für Gesundheitswesen der DDR noch immer keine Möglichkeit, deren Teilnahme zu genehmigen... Dennoch schicken wir unseren Kollegen auch in diesem Jahr wieder unsere herzlichen Grüße über die Mauer!" Der da am Pult stand, wusste, wovon er sprach, denn er stammte selbst „aus dem Osten“: **Hans-Wolfgang Schega** (später nur Wolfgang Schega) wurde 20. Dezember 1915 in Dresden geboren. Er besuchte das dortige König-Georg-Gymnasium, die gleiche Lehranstalt, auf die auch der Schriftsteller Erich Kästner, der Theologe Bernhard Wensch und der Politiker Wolfgang Mischnik gegangen waren, um nur einige Beispiel zu nennen. Der Abiturient Schega musste zunächst den Waffenrock tragen, um anschließend mit Unterbrechungen in Freiburg i.Br., Graz und München studieren und das Studium 1941 sogar noch regulär mit Staatsexamen und Promotion beenden zu können. Seine erste ärztliche Tätigkeit war die eines Sanitätsoffiziers. Aus Krieg und Gefangenschaft unversehrt zurückgekehrt, wandte sich Schega der Chirurgie zu, von der er im Kriegseinsatz schon einiges gelernt hatte. Seine wirklichen Lehrmeister fand er in Mainz in Herbert Peiper und Georg Brandt (1895–1968), bei dem er 1953 habilitierte. Seit 1961 Professor, folgte Schega noch im selben Jahr dem Ruf als Direktor der Chirurgischen Klinik der Städtischen Krankenanstalten Krefeld, eine Position, die er bis 1980 innehatte. Die deutschen Chirurgen krönten seine Leistungen mit der Wahl zum Präsidenten ihrer Gesellschaft, zum Senator auf Lebenszeit und zum Ehrenmitglied, schließlich war Schega der Pionier der chirurgischen Qualitätssicherung und hatte zusammen mit Otto Scheibe (1924–2011) die Arbeitsgemeinschaft für Qualitätssicherung in der Deutschen Gesellschaft für Chirurgie gegründet. Mit seiner Geburtsstadt Dresden und seinen Kollegen in der DDR hat er auch in schwierigen Zeiten den Kontakt gepflegt. Wolfgang Schega starb am 10. Juli 2005 in Mainz; er wurde 90 Jahre alt (Abb. 43).

> *„Am 26. März 2021 hat uns mit Professor Dr. med. Heinrich (‚Heiner‘) Scheier eine große Persönlichkeit der Orthopädie und Wirbelsäulenchirurgie verlassen“.*

So beginnt der Nachruf s e i n e r Schulthess[72]-Klinik in Zürich. **Heinrich (Heiner) Scheier** wurde am 23. Juli 1923 in Mörschwil im Kanton St. Gallen geboren. Er studierte an der Universität von Fribourg (CH),

[72] Der Orthopäde und a. o. Prof. Dr. med. Wilhelm Schulthess (1855–1917) gründete 1883 in Zürich ein Institut für körperbehinderte Kinder und (konservative) Orthopädie.

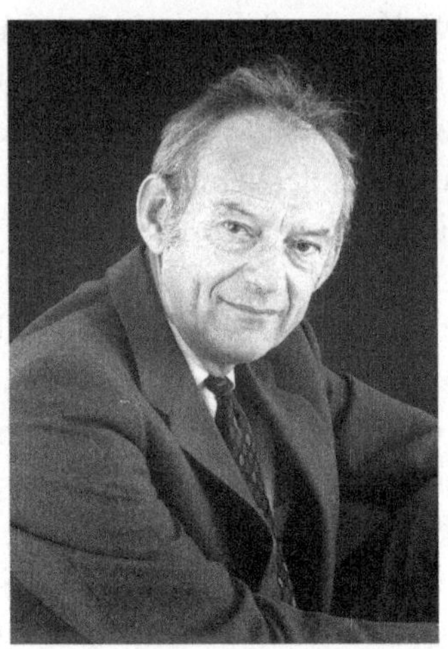

Abb. 44: Heiner Scheier

in Paris und Zürich. Zur chirurgischen Fachausbildung ließ er sich „den Wind um die Nase wehen", zuerst in Holland, dann im Wallis und schließlich in St. Gallen. In der orthopädischen Universität Balgrist in Zürich spezialisierte er sich auf die Wirbelsäulenchirurgie, habilitierte und wurde Professor. 1969 wurde Scheier von Prof. Norbert Gschwend (1925–2020) (s.o.) zum Co-Chefarzt der Schulthess-Klinik verpflichtet (Abb. 44). Hier hat er die konservative Therapie der schweren Wirbelsäulenveränderungen in die Ära der operativen Korrekturen überführt und sich dadurch höchste Anerkennung erworben. Ihm wurden Eigenschaften wie Genialität, „fokussierte Besonnenheit" bei der Erreichung seiner Ziele, Ehrlichkeit, Uneigennützigkeit und Bescheidenheit zugeschrieben. Nach seiner Pensionierung hat sich Scheier konsequent in die Privatsphäre zurückgezogen und ist im gesegneten Alter von 94 Jahren am 26. März 2021 in Zürich gestorben.[73]

Die Chirurgen, die sich später in einer Spezialdisziplin einen Namen machten, hatten bis ungefähr zur Jahrtausendwende alle noch eine umfassende Ausbildung im Mutterfach erhalten. Sie waren Fachärzte für Chirurgie, so auch **Herbert Schickedanz**, der Ostpreuße, geboren am 20. September 1928 in Schillen-Wilkowischken im Kreis Tilsit. Bis 1944

[73] http://www.schulthess-klinik.ch/de./news/nachruf-fuer-prof-drmed.Heiner_Scheier [21.05.2021]; CHAZ 22 (2021), 4.+ 5. Heft, S. 179.

besuchte der Junge dort die Schule, kam anschließend auf die Segelfliegerschule in Rossitten und mit 16 Jahren zum „Volkssturm". Vor der russischen Front floh die Familie über die Stationen Königsberg, Danzig, Kopenhagen, Flensburg und Hamburg in das noch heute als Umsteigebahnhof bekannte Büchen in Schleswig-Holstein. An Schulbesuch war nicht zu denken. Schlimmer noch: Die sowjetische Militärpolizei nahm Herbert gefangen – „Werwolf"-Verdacht! Nach seiner Entlassung arbeitete Herbert Schickedanz fünf Jahre in der Landwirtschaft. Mit eisernem Willen gelang es ihm, die Oberschule in Halle an der Saale zu besuchen und ab 1953 in Jena und Greifswald Medizin zu studieren. In Greifswald kam es zum Eklat, als Schickedanz sich nicht freiwillig zum Dienst in der Nationalen Volksarmee (NVA) verpflichtete bzw. sich nicht zum Übertritt in die im Aufbau befindliche Militärmedizinische Sektion der Universität bereit erklärte und relegiert wurde. Er wechselte an die Universität Jena, was ihm nur aufgrund des akuten Ärztemangels möglich war. Nach Staatsexamen und Promotion wurde die Chirurgische Universitätsklinik Jena zu seiner bleibenden Arbeitsstätte. Dort erlebte er das Ende der Amtszeit von Heinrich Kuntzen und diente die längste Zeit unter Theo Becker (1916–1991). Letzterer förderte Schickedanz' Hinwendung zur Kinderchirurgie und führte ihn 1969 zur Habilitation. Ohne Schickedanz scheint heute die Kinderchirurgie in Thüringen undenkbar. 1977 – noch unter Becker – erhielt Prof. Schickedanz den ersten Lehrstuhl für Kinderchirurgie an der FSU Jena. In dieser selbständigen Stellung erlebte er den Ordinariatswechsel von Becker auf Hans Schröder (1929–1997). Mit 67 Jahren trat Schickedanz von seinem Posten zurück. Er hat die Vorsitze zahlreicher Gesellschaften und Gremien innegehabt und viele Auszeichnungen erhalten. Bei Konzeption dieser Reihe ist Schickedanz 92 Jahre alt, hat in seinem Berufsleben (und danach) 480 Vorträge galten und 458 wissenschaftliche Arbeiten veröffentlicht.

Die deutsch-amerikanische Chirurgin und Allgemeinmedizinerin **Trude Schiff-Löwenstein** wurde am 28. Mai 1907 als Tochter eines jüdischen Kaufmanns in Köln geboren, zu einer Zeit, in der es Mädchen zunehmend erlaubt wurde, die höhere Schule zu besuchen und zu studieren. Trude absolvierte das Kölner Kaiserin-Augusta-Gymnasium und begann anschließend in Köln das Medizinstudium. Nach dem Physikum 1928 besuchte sie die Universitäten in Bonn, Innsbruck und Wien, um dann wieder an ihre heimatliche Alma Mater zurückzukehren und 1931 zu promovieren. 1932 erhielt die junge Doktorin ihre Approbation, volontierte an den Universitätskliniken in Köln-Lindenthal und Frankfurt am Main. Jedwede Karriereplanung wurde zunichte gemacht, als Fräulein Schiff unmittelbar nach der Machtergreifung der Nationalsozialisten entlassen wurde. Sie kam dann am Israelitischen Asyl und im Jüdischen Krankenhaus Oststraße, beide in Köln, unter. In letzterer Einrichtung arbeitete Dr. Schiff als 1. Assistentin, Oberärztin und zeitweilige als Leiterin der chirurgischen Abteilung. Ihr chirurgischer Lehrer war Dr. Alfred Roseno (1896–1965), der seinerseits Schüler von Paul Rosenstein (1875–1964) in Berlin gewesen ist. Am 25. Juni 1937 erhielt Dr. Schiff – allen widrigen Umständen zum Trotz – die Facharztanerkennung für Chirurgie. Ein reichliches Jahr später verlor sie ihre Approbation. Neben 16 männlichen Kollegen wurde sie als einzige Frau zur Krankenbehandlung jüdischer Mitbürger zugelassen. Am 21. September 1938 hatte sie den kaufmännischen Angestellten und Fotografen Hans Schiff (1907–1976) geheiratet. Auf Drängen von Chefarzt Roseno, der 1936 in die USA emigriert war, stellte das Ehepaar den Ausreiseantrag und konnte mit einem temporären Visum London erreichen, wo Frau Dr. Schiff-Löwenstein jedoch nicht ärztlich arbeiten durfte und sich mit Hilfsarbeiten begnügen musste. 1940 wurde beiden die Einreise in die USA erlaubt. Nach einer Sprachprüfung und dem amerikanischen medizinischen Examen war Frau Dr. Schiff-Löwenstein, mit neuem Vornamen „Joan“, endlich wieder Ärztin. Allein, sie erhielt keine klinischen Anstellung, um als Chirurgin zu arbeiten. Kurzentschlossen eröffnete sie eine Praxis für Allgemeinmedizin in New York, musste aber mit Krankenpflege und medizinischen Referaten dazu verdienen. Trude „Joan“ Schiff arbeitete bis ins hohe Alter hinein noch in den Ambulanzen großer Kliniken wie Beth David, Manhattan General oder Mount Sinai Hospital. Bis zu Ende aktiv, z.B. in der Rudolf Virchow Medical Society in New York, starb Frau Dr. Schiff-Löwenstein am 11. Juni 2003 bei einem Besuch in Israel. Sie wurde 96 Jahre alt.

Sein bajuwarisches Idiom hatte er weitgehend abgelegt, zu lange war er unter Preußen. Doch sein Habitus war immer irgendwie bayrisch. Die nicht mit oder unter ihm im großen Stadtkrankenhaus in Berlin-Friedrichshain gearbeitet haben, konnten ihn in persona u.a. 1975 als Präsidenten der DDR-Chirurgengesellschaft in der Kongresshalle am

Alexanderplatz in Berlin erleben. Alles exakt durchorganisiert, interessante Themen und dann die souveräne, imposante Persönlichkeit des Vorsitzenden Schmauss. Geboren am 25. Juli 1915 im niederbayrischen Viechtach, zog **Albert Karl Schmauss** zum Studium nach München, absolvierte ein so genanntes Kriegsexamen und diente als Truppenarzt an mehreren Kriegsschauplätzen. Das Kriegsende verschlug ihn zunächst wieder in seine Heimatstadt und an das dortige Krankenhaus. Schmauss wollte aber in eine größere Stadt – Ärzte wurden überall dringend gesucht – und landete in Potsdam bei → W.M. Haßlinger, auch der ein Bayer. Hier war es seines Bleibens nicht lange, und er wechselte an die Charité in Berlin zu Felix, bei dem er promovierte und habilitierte. Einem kurzen Intermezzo als Leiter der Chirurgischen Universitäts-Poliklinik Greifswald unter → Serfling folgte die Berufung zum Chefarzt der renommierten Chirurgischen Klinik am Krankenhaus Berlin-

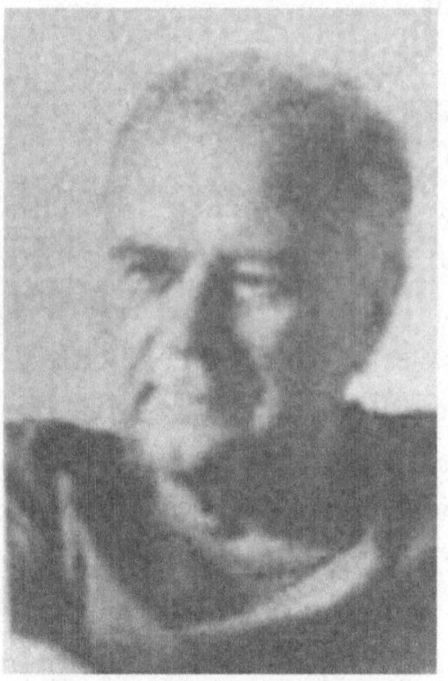

Abb. 45: Albert Karl Schmauss

Friedrichshain (Abb. 45). Bekannt wurde Prof. Schmauss als Pionier chirurgischer Leitlinien in der DDR, als gefürchteter Gutachter bei so genannten Kunstfehlerprozessen sowie als humanitärer Helfer in Nordvietnam. Die EMU (= erweiterte materielle Unterstützung) bei medizinischen Schadensfällen hatte in Schmauss einen wesentlichen Fürsprecher. Dem Verfasser gegenüber, der ihn persönlich kennenlernen durfte, hat er sich mehrfach als hilfreich bei der Beschaffung historischen Materials erwiesen. So gehört zu einer solchen biographischen Notiz in diesem Falle auch die Anmerkung, dass Schmauss einen Bericht Theodor Billroths über dessen Thüringen Reise als Student der chirurgischen Öffentlichkeit bekannt gemacht hat.[74] 95 Jahre alt ist dieser prominente DDR-Chirurg geworden; er starb am 26. März 2020 in Berlin. Prof. Schmauss war auch immer an der Geschichte seines Faches interessiert und hat viele Kollegen diesbezüglich unterstützt. In geselliger Runde berichtete er einmal, wie er 1938 als Student extra von München nach Berlin wechselte, um den berühmten Sauerbruch zu erleben. Nach einigen enttäuschenden Kollegs des großen Selbstdarstellers verließ er jedoch die Reichhauptstadt wieder, weil er die Vorlesungen des Münchner Ordinarius Georg Magnus wesentlich attraktiver fand.

Unter den in der Wikipedia-Enzyklopädie angegebenen Söhnen seiner Geburtsstadt Viechtach fehlt sein Name ebenso wie unter den Ehrenbürgern der Stadt.

Ende Juli 2017 kam über die Presseagenturen die Nachricht, dass am 26. Juli die langjährige Chefin der Plastischen Chirurgie am Klinikum Rechts der Isar der TU München, Professor **Ursula Schmidt-Tintemann** verstorben ist. Ursula Schmidt wurde am 19. Juni 1924 im ostpreußischen Goldap geboren und maturierte 1942 in Königsberg. Sie wurde als Krankenschwester zum Kriegsdienst verpflichtet und konnte daneben ihr Medizinstudium in Königsberg beginnen. An der Karls-Universität in Prag legte sie 1944 das Physikum ab, kam 1945 in ein russisches Internierungslager bei Brünn (Brno), konnte zu den Amerikanern nach Pilsen (Plzen) fliehen und gelangte schließlich nach München, wo sie 1951 das Studium beendete und promovierte. Am Münchner Krankenhaus Perlach begann Dr. Ursula Schmidt, inzwischen Frau Tintemann, die chirurgische Ausbildung bei Georg Maurer, der sie bei seinem Wechsel an das Krankenhaus rechts der Isar (seit 1968 Medizinische Fakultät der TU München) mitnahm. Seit 1956 Fachärztin und mit langjährigen Erfahrungen in der „großen Chirurgie“ widmete sich Frau Dr. Schmidt-Tintemann, nicht zuletzt auf Anregung des Lexer-Schülers Maurer, verstärkt der Plastischen Chirurge. Sie hospitierte dazu in Wien, Großbritannien und den USA. Ab 1958 wurde sie mit dem Aufbau

---

[74] Schmauss, A.K.: Ein unbekannter Brief von Theodor Billroth. CHAZ 5 (2004), H.9, S. 378–383.

einer eigenen Abteilung betraut, habilitierte 1969 und wurde 1975 Professorin an der TU München. Operieren war ihre Leidenschaft, und immer hat sie sich vehement für die Selbständigkeit ihres Fachgebietes eingesetzt, dieses auch gegen die mediokre „Schönheitschirurgie" verteidigt. Ein weiteres Lieblingsthema der Professorin Schmidt-Tintemann war die Rolle der Frau in der Chirurgie. Wo immer sich ihr Gelegenheit bot, hat sie ihre Kolleginnen dazu aufgefordert, aus der zweiten Reihe herauszutreten und die Bastionen der „Männer-Chirurgie" zu stürmen. Sie wusste, wovon sie sprach, denn sie hatte schon als Studentin geheiratet und dann zwei Kinder bekommen. Ursula Schmidt-Tintemann wurde als erste Frau und Vertreterin der Plastischen Chirurgie in den Vorstand der Deutschen Gesellschaft für Chirurgie gewählt und 1996 als erste Frau Ehrenmitglied dieser Gesellschaft (Abb. 46). Die „Grande Dame" der plastischen, rekonstruktiven und ästheti-

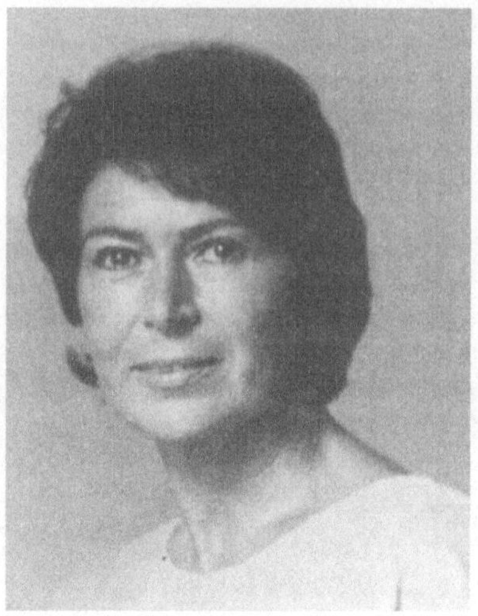

Abb. 46: Ursula Schmidt-Tintemann

schen Chirurgie in Deutschland hat eine Fülle von Ehrungen und Auszeichnungen erhalten; 1984 wurde sie emeritiert. Bis zu ihrem Tode lebte sie mit dem Journalisten Dagobert Lindlau (1930–2018) zusammen. Ihre Lovestory liest sich bei Lindlau so: „1956 sollte mein immer noch nicht verheiltes rechtes Bein [nach einer Kriegsverletzung, d. Verf.] am Oberschenkel amputiert werden. Eine junge und atemberaubend schöne Chirurgin, die in den USA eine bei uns kaum bekannte

Transplantationstechnik gelernt hatte, legte ihr Veto gegen die Amputation ein und deckte die ausgedehnten und bis auf den Knochen reichenden Defekte mit einem halben Dutzend Operationen. Bis heute behielt ich mein Bein und sie mich...". Frau Prof. Dr. Ursula Schmidt-Tintemann ist 93 Jahre alt geworden. Sie hat eine beachtliche und stets dankbare Schülerschar hinterlassen, welche ihr ehrende und einfühlsame Nachrufe widmete.

Dank seiner „Allgemeinen Chirurgie", seiner „Chirurgie der Infektionen", seiner Präsidentschaft der Gesellschaft für Chirurgie der DDR und dank seiner langjährigen Tätigkeit als Chefredakteur des „Zentralblatts für Chirurgie" war **Walter Schmitt** so etwas wie der Papst der DDR-Chirurgen (Abb. 47). Mit großem Fleiß, Ausdauer, Zähigkeit und

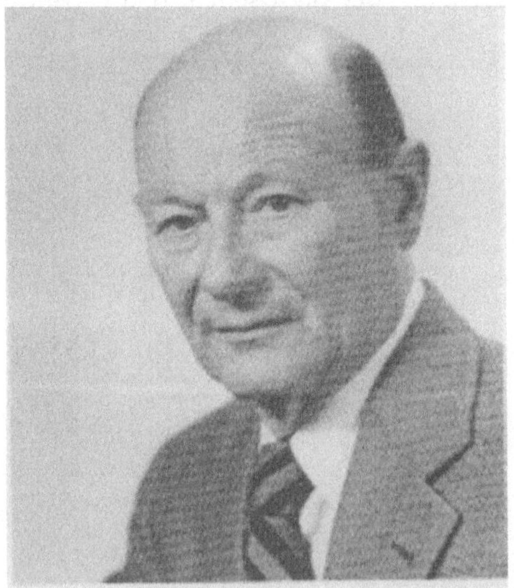

Abb. 47: Walter Schmitt

einem Schuss Opportunismus hatte er sich diesen Status erworben. Schmitt stammte aus Straßburg im Elsass, wo er am 30. Juli 1911 als Sohn eines Bauingenieurs geboren wurde. Kindheit, Jugend und Studium verbrachte er in Berlin. Schon als Student kam er mit den Chirurgen Nordmann, Gohrbandt und Sauerbruch in Kontakt. Nach Staatsexamen und Promotion verdiente er durch Praxisvertretungen seinen Lebensunterhalt, wollte jedoch unbedingt in die Chirurgie, was ihm in Guben/ Niederlausitz für kurze Zeit gelang, denn bald musste er Kriegschirurg an der Ostfront werden, zuletzt Stabsarzt. Bei Kriegsende immerhin schon 34 Jahre alt, verschlug es Schmitt nach kurzer russischer Gefangenschaft mit seiner inzwischen gegründeten Familie nach Ohrdruf und Gotha in Thüringen. Dort hatte er zum ersten Mal die Position eines chirurgischen Oberarztes und Chefarztes inne. Schmitt aber strebte nach Höherem. Eine freie Stelle fand sich an der Chirurgischen Universitätsklinik Greifswald bei Prof. Willi Felix, bei dem Schmitt 1938 in Berlin-Britz Medizinalassistent gewesen war. Trotz ungünstiger Umstände hielt Schmitt durch und habilitierte 1949. Auf eine Professur musste er bis 1953 warten. Zweimal führte Schmitt kommissarisch die Klinik, ohne jedoch als SED-Mitglied berufen zu werden, zu groß waren die Widerstände der noch bürgerlich geprägten Fakultät. Schmitts Greifswalder Jahre waren fachlich geprägt durch die Grundlagenforschung und die Beschäftigung mit der Kinderchirurgie. In diese Zeit fielen auch seine ersten Auslandsaufenthalte in Budapest, Malmö und London. Schmitt galt als zuverlässiger und privilegierter „Reisekader". 1957 war es endlich soweit: Schmitt wurde auf das Ordinariat in Rostock (von 1976 bis 1990 „Wilhelm-Pieck-Universität") berufen. Hier konnte er nun so recht nach seinen Vorstellungen schalten, walten und gestalten. Er selbst bezeichnete sich einmal als „Kärrner der Wissenschaft". In Rostock schuf er Spezialabteilungen mit weitgehender Selbständigkeit. Von großer Wirksamkeit ist Schmitts publizistische Tätigkeit gewesen. Neben seiner in 11 Auflagen erschienen „Allgemeinen Chirurgie" und der „Chirurgie der Infektionen" ist die Neuauflage der Operationslehre „Bier-Braun-Kümmel", zusammen mit Derra und Huber als Herausgeber, zu nennen. Des weiteren war Schmitt von 1972 bis 1985 Chefredakteur des „Zentralblatts für Chirurgie", das er für geschichtliche Beiträge öffnete. Für die Jahre 1967 bis 1969 war er Präsident der Gesellschaft für Chirurgie der DDR. Der Umgang mit Schmitt, auch für die engsten Mitarbeiter, soll nicht einfach gewesen sein. Dennoch konnte er bei seiner Emeritierung 1976 auf eine stattliche Schülerschar zurückblicken (Heinrich, Herzog, Huth, Kalkowski, Kiene, Kuhlgatz, Pietsch). Im Ruhestand ist Schmitt, der in seiner Jugend viel musiziert hatte, als Aphoristiker, Memoirenschreiber und Vortragsreisender hervorgetreten. Am 6. Juni 2005 ist er (94), der ein Jahrhundert durchmessen hatte, in Rostock verstorben.

Dr. Thomas Bruckner, der Held unzähliger Arzt-Romane im Groschensegment, war das Alter ego des gelernten Chirurgen **Willy Erich Josef Schneidrzik**. In Berlin am 10. September 1915 geboren, dort das Falk-Gymnasium und die Friedrich-Wilhelms-Universität besucht, musste der 1941 promovierte Arzt Krieg und Gefangenschaft durchleiden, ehe ihn Prof. Erich von Redwitz (1883–1964) an der Bonner Chirurgischen Universitätsklinik als Assistent aufnahm und ihm eine solide chirurgische Ausbildung angedeihen ließ. Chef Redwitz schickte Schneidrzik zu Studienaufenthalten nach Liverpool, Bristol und London und förderte dessen thoraxchirurgische Spezialisierung, die in die Monographien „Lungen- und Ösophagusresektionen" und „Taschenbuch der praktischen Thoraxchirurgie" mündete (1952 u. 1954). 1953 war Schneidrzik als Oberarzt an die Chirurgische Universitätsklinik Köln zu Prof. Victor Hoffmann (1893–1969) gewechselt und 1957 zu Prof. Josef Vonkennel (1897–1963) an die Universitäts-Hautklinik, um eine Abteilung für Plastische Chirurgie aufzubauen. 1970, da war der Chirurg bereits in der Unterhaltungsliteratur unterwegs, erschien Schneidrziks Fachbuch „Kosmetische Chirurgie". Indes, seine Schreiblust wurde ihm zum Verhängnis: Als die kritischen Romane „Kaserne Krankenhaus" (1956) und „Der Chefarzt" (1959) erschienen, wurde Schneidrzik als Verfasser enttarnt, als „Nestbeschmutzer" diffamiert und entlassen, die akademische Karriere war am Ende. Der schon als Medizinprofessor gehandelte Mann fand Trost in seiner chirurgischen Niederlassung, die er jedoch bald aufgab, um ganz als Schriftsteller sein Brot zu verdienen. Schneidrzik schrieb für Illustrierte und schloss mit dem Bastei-Lübbe Verlag einen langfristigen und lukrativen Vertrag ab. Als Auflagemillionär stand er in einer Reihe mit Heinz G. Konsalik, Johannes Mario Simmel und Jürgen Thorwald. Mit einigen Verfilmungen seiner Arztromane durch das Privatfernsehen war er gar nicht einverstanden und beschritt den Rechtsweg. Der „Meister des Skalpells und der Schreibmaschine", der auch Ratgeberbücher verfasste, galt als Deutschlands schreibfreudigster und erfolgreichster Medizinjournalist. Im Alter von 92 Jahren ist Schneidrzik am 9. Januar 2007 in Köln verstorben.

Ein Traum ging in Erfüllung. Der junge Schoenhals wurde Chirurg. Sein voller Name lautete **Abrecht** Moritz James Karl **Schoenhals**. Er wurde am 7. März 1888 in Mannheim als Sohn eines Generalarztes und einer Engländerin geboren; die Medizin lag ihm wohl väterlicherseits im Blut.

Albrecht wuchs in Freiburg i. Br. auf, maturierte und studierte in Berlin an der Militärärztlichen Akademie (Pépinière), kam dann als Unterarzt an der Charité zu dem Chirurgen Prof. Otto Hildebrand. Bei Ausbruch des ersten Weltkrieges verpflichtete sich Schoenhals als Freiwilliger zum Sanitätsdienst bei der Feldartillerie in Metz. In Kämpfen an der Westfront erlitt er eine schwere Verletzung des linken Armes mit Teillähmung. Im Lazarett schrieb er an seiner Dissertation „Die Dupuytrensche Fingerkontraktur" und promovierte nach Kriegsende. Die Verletzungsfolgen waren mit Funktionsminderung ausgeheilt und erlaubten dem hoffnungsvollen Adepten kein chirurgisches Arbeiten mehr. Eine Welt wäre zusammengebrochen, wenn da nicht Schoenhals zweite Leidenschaft, die Schauspielerei, gewesen wäre. Hier behinderte die Kriegsverletzung nicht. Nach Unterricht bei Eduard von Winterstein und der „Ochsentour" über kleinere Bühnen erklomm Schoenhals den Olymp der deutschen Schauspielkunst in Hamburg, München und Berlin, kam zum Film und spielte an der Seite so großer Stars wie Pola Negri, Lil Dagover, Olga Tschechowa und vielen anderen. Den Avancen der Nazis zeigte er die kalte Schulter, lehnte die Hauptrolle des „Jud Süß" ab, was nicht ohne Folgen blieb. Er zog sich auf sein Anwesen bei Baden-Baden zurück. Nach dem Krieg zog Schoenhals noch einmal den Arztkittel an und arbeitete am Krankenhaus in Baden-Baden, mit etwas Wehmut von seiner internistischen Station auf die chirurgische schauend. Auch der Film rief wieder, sogar Luchino Visconti. Dann aber lebte der Schauspieler und Arzt Dr. Schoenhals, der sich auch schriftstellerisch betätigte, weitestgehend zurückgezogen. Er starb am 4. Dezember 1978 in Baden-Baden und hinterließ seine Witwe, die Schauspielerin Anneliese Born, und einen Sohn.

„Die deutschen Ärzte ehren in Otto Scholz einen Arzt, der sich in fast vier Jahrzehnten chirurgischer Tätigkeit um seine Patienten sowie als Wissenschaftler und akademischer Lehrer insbesondere um die Chirurgie – besonders die Abdominalchirurgie, die Chirurgie der Nieren und Nebennieren, die Unfallchirurgie und die Knochentransplantationen – sowie um die ärztliche Versorgung der Patienten, die Wissenschaft, den Ausbau des Gesundheitswesens und die nationale und internationale Kooperation und Zusammenarbeit in besonderer Weise verdient gemacht hat".

In diesem etwas geschwollenen Stil beginnt die Laudatio zur Verleihung der Paracelsus-Medaille der deutschen Ärzteschaft im Jahre 1997. **Otto Scholz** wurde am 5. Juni 1916 in Geusa, einem Ortsteil von Merseburg, geboren und kam nach dem Abitur in der Domstadt in den „Genuss" all dessen, was die damalige Zeit für einen jungen Menschen bereit hielt: Reichsarbeitsdienst, Wehrmacht, Bataillonsarzt an der Front, dazwischen Studium in einer Studentenkompanie, Staatsexamen und Promotion, wieder hinaus in den Kampf, zweimal verwundet, Lazarettaufenthalt in der Hansestadt Stralsund, die bestimmend für sein späteres Leben werden sollte. Nach dem Zusammenbruch fand Scholz seinen Platz als Arzt aber erst einmal in Leipzig, zunächst in der Gynäkologie, dann als dienstverpflichteter Hilfsvenerologe und schließlich bei seinem Lehrer und Meister Herbert Uebermuth an der Universität, wo er Oberarzt wurde und der Habilitation zustrebte. Dennoch wählte Scholz 1958 den Weg als Chefarzt eines größeren Stadtkrankenhauses, und zwar in Stralsund. 1960 konnte er sich noch extern bei Uebermuth habilitieren, 1969 ernannte ihn die Ernst-Moritz-Arndt-Universität Greifswald zum Honorarprofessor (Abb. 48). Der drahtige Mann mit dem brauen Teint machte auf dem chirurgischen Parkett Bella figura und galt als ordinariabel. Er selbst wusste es besser, stand er doch dem System Marke DDR kritisch gegenüber und war zu keinen über das Maß des Notwendigen hinaus gehenden Zugeständnissen bereit. Andererseits widerstand er auch Abwerbungsversuchen aus der BRD. 15 Jahre lang führte Prof. Scholz die Chirurgische Klinik des Bezirkskrankenhauses am Strelasund, war stellvertretender Ärztlicher Direktor und auch im Ausland angesehen, nicht zuletzt durch seine Tätigkeit für die WHO im Kongo. Seine Assistenten folgten ihm mit Begeisterung, anerkannten seine Besonnenheit, seine Toleranz und wissenschaftliche Kompetenz.

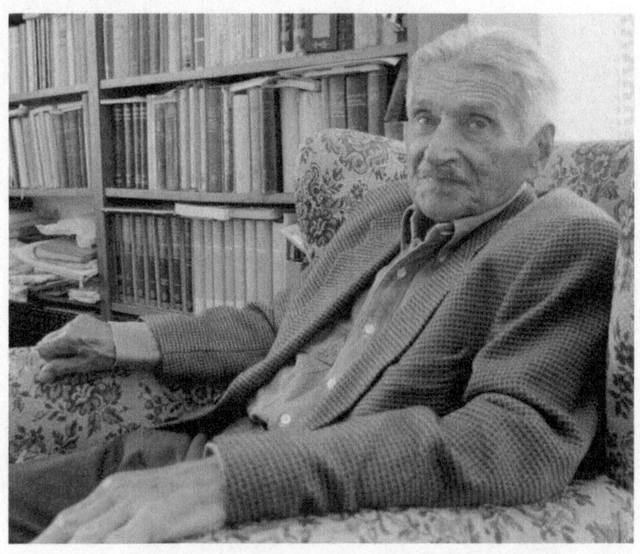

Abb. 48: Otto Scholz

In der Stralsunder Klinik entließ Scholz die Anästhesie, die Urologie und die Traumatologie in die Selbständigkeit. Mit seiner Frau und Kollegin Erika führte Scholz, der „Philosoph unter den Chirurgen und feingeistige Philanthrop" (Schwokowski), eine über 50-jährige glückliche Ehe. Otto Scholz starb wenige Tage nach seinem 94. Geburtstag am 10. Juni 2010 in Stralsund.

Die Erinnerung bleibt. An unzählige Telefonate des Fünfundsiebzigjährigen mit dem über Neunzigjährigen. An Gedankenaustausch über chirurgische Vergangenheit aus persönlichem Erleben. Bei einer Reise durch die Medizin- und Krankenhausgeschichte Sachsens[75] durfte auch das Kreiskrankenhaus Borna nicht fehlen, wo **Gerhard Schreckenbach** 27 Jahre die Chirurgie geleitet hatte (Abb. 49). Schreckenbach, am 3. Juni 1918 in Dresden geboren und dort in die gleiche Schule gegangen wie → Wolfgang Schega, war Schüler und Oberarzt bei den Professoren Ernst Heller (1877–1964) und Franz Mörl (1899–1979) am Klinikum St. Georg in Leipzig. Schreckenbach hatte noch als Mitglied einer Studentenkompanie alle Wirrnisse und Gefährdungen des Krieges durch

---

75 Klimpel, V.: Das heilkundige Sachsen. Eine Reise durch die sächsische Medizin- und Krankenhausgeschichte. Hellerau-Verlag Dresden 2011.

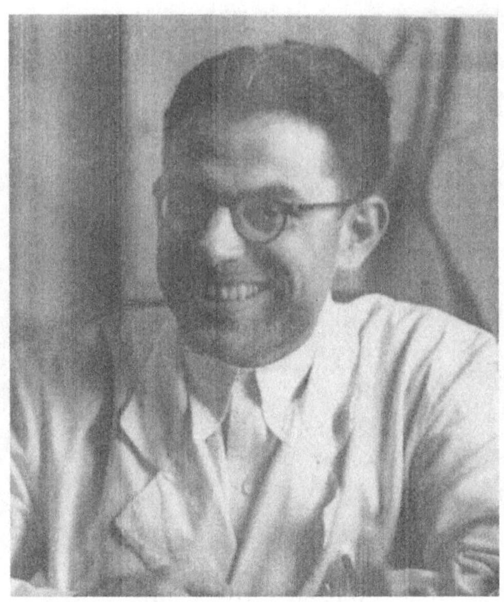

Abb. 49: Gerhard Schreckenbach in jungen Jahren

lebt und seine Laufbahn in der schweren Nachkriegszeit begonnen. Er hat darüber geschrieben und und in vielen Gesprächen anschaulich darüber berichtet. So zeichnete er die Persönlichkeiten nicht nur seiner Lehrer, sondern auch anderer Leipziger Chirurgen wie Sonntag, Wachs oder Rothe. Als fundiert ausgebildeter Allround-Chirurg ging Schreckenbach 1958 als Chef an das Kreiskrankenhaus Borna und konnte dort 1963 den von ihm in die Wege geleiteten Neubau beziehen. Die Beschwernisse des Alters hat der langjährige Witwer und Vater einer Tochter in erstaunlicher Weise gemeistert. Er hat die Öffentlichkeit gesucht und gern den Jüngeren mit Rat und Tat zur Seite gestanden. In seinen letzten Telefonaten wenige Wochen vor seinem Tod imponierte der 98-Jährige noch mit frappierenden Kenntnissen und humorvollen Einlassungen. Am 23. Juli 2016 ist Gerhard Schreckenbach in Borna verstorben.

Wie bei den meisten seiner Generation war auch das Leben von **Karl-Heinz Schriefers** vom zweiten Weltkrieg beeinflusst. Geboren am 18. Dezember 1926 in Schiefbahn am Niederrhein, war ihm das Abitur am Krefelder Gymnasium zunächst versagt, denn er musste die Uniform eines Luftwaffenhelfer und eines Funkers anziehen und in den Krieg ziehen. Knapp der Gefangenschaft entronnen, holte Karl-Heinz 1946 die Reifeprüfung nach und setzte sein altes Vorhaben, Arzt zu werden, in die Tat um. Mainz und Bonn waren die Stätten des Medizinstudenten Schriefers. An der Rheinischen Friedrich-Wilhelms-Universität promovierte er 1953 bei Alfred Gütgemann (1907–1985). Nachdem sich Schriefers in der Pathologie, Inneren Medizin und Frauenheilkunde umfangreiche Vorkenntnisse erworben hatte, wurde Gütgemann dann auch sein Lehrer und langjähriger Chef in Bonn. Schriefers Strebsamkeit und wissenschaftliches Interesse führten 1964 zur Habilitation, 1965 in die Oberarztposition und 1969 zur außerplanmäßigen Professur. Er gehörte auch dem Transplantationsteam um Gütgemann an, das 1965 in Bonn die erste menschliche Leber verpflanzte. 1969 wurde Prof. Schriefers zum Chefarzt der großen chirurgischen Klinik Kemperhof in Koblenz ernannt, wo er 22 Jahre erfolgreich wirkte. Es war ihm vergönnt, die Spitze der deutschen Chirurgie zu erklimmen und 1987/88 Präsident ihrer Dachgesellschaft zu werden, Jahre später Senator auf Lebenszeit. Der auf Fremde immer ernst wirkende Mann war ein „Homo politicus", in Verbänden und in der Standespolitik engagiert, ein scharfsinniger Analytiker, der schon frühzeitig befürchtete, dass sich immer mehr Fachfremde aus dem Gesundheitsmanagement zwischen Arzt und Patienten drängen. Ihn, Schriefers, „beschenkte Gott reichlich mit Zeit" (Augustinus) für sein Wirken als Arzt, Rhetor und Vermittler bis ins hohe Alter. Am 17. Juni 2018 ist er zu Hause im Kreise seiner Familie eingeschlafen.

Sein „Chirurgischer Ratgeber" passte in jede Kitteltasche, ist in fünf Auflagen erschienen, eine auch in Westdeutschland. Der Autor **Reinhard Schroth** wurde am 4. August 1926 in Freiwaldau (Fryvaldov/Jesenik, Tschechien) geboren und hat die Schrecken des Krieges als Falkhelfer, Funker und Kriegsgefangener erlebt, bevor er in Jena studieren und promovieren konnte. In Jena hörte er noch beim legendären Prof. Nicolai Guleke Vorlesungen. Seine erste Assistenz trat Schroth am Stadtkrankenhaus Lichtenstein bei Zwickau an und wechselte mit seinem Lehrer Prof. Heinz Funke (1911–1993) an die Chirurgische Klinik des Bezirkskrankenhauses Görlitz. Schroths Interesse für die Anästhesie fand in Funke einen überzeugten Förderer, so dass Schroth in Görlitz eine der ersten interdisziplinären Intensivstationen in Deutschland aufbauen konnte. Sich mit dem Erreichten nicht begnügend und stets nach Neuem strebend, wandte sich Schroth der operativen Knochenbruchbehandlung zu und konnte noch vor dem Bau der Berliner Mauer und definitiver Abschottung der DDR bei Hans Willenegger in Liestal hospitieren und sich in die Prinzipien der AO einarbeiten. Zudem war es Schroth vergönnt, sich auch an anderen renommierten Kliniken weiterzubilden, so bei Kuntzen in Jena, bei Felix in Berlin, bei →Pässler in Leverkusen und in Leipzig bei Max Bürger und Herbert Uebermuth. Bei Kuntzen habiltierte Schroth 1964 als Externer nach Überwindung mannigfacher bürokratischer Schwierigkeiten. Seine Heimatklinik blieb Görlitz, bis er 1972 vom evangelischen Paul-Gerhard-Stift zum Chefarzt der chirurgischen Abteilung in Wittenberg berufen wurde. Für die Leitung der neu gegründete Frauenklinik gewann Schroth seinen Görlitzer Kollegen Dr. Wolfgang Böhmer (*1936), den späteren Ministerpräsidenten des neuen Bundeslandes Sachsen-Anhalt (2002–2011). Schroth wartete vergeblich auf eine Dozentur. Obwohl wissenschaftlich ausgewiesen, standen einer akademischen Karriere Schroths offen gelebter christlicher Glaube, seine kritische Haltung allgemein und seine Weigerung, aus der Deutschen Gesellschaft für Chirurgie auszutreten, entgegen. Bis zu seinem 68. Lebensjahr operierte Schroth in seiner Klinik, war auch danach noch aktiv, schrieb und hielt Vorträge. Am 13. November 2017 verstarb der Vater zweier Kinder an den Folgen eines Sturzes. Er war 91 Jahre alt geworden.

Eine der ersten Amtshandlungen der jungen Republik Österreich nach dem Zusammenbruch der Donaumonarchie war die Abschaffung des Adelstitels. In den Matura-, Inskriptions- und Promotionsakten unseres Mannes steht jedoch noch **Friedrich (Fritz) Schürer von Waldheim**. Als solcher wurde er am 9. Juni 1896 in Wildalpen in der Steiermark als Sohn eines Apothekers geboren. Er studierte in Wien, wo die so genannte Zweite Medizinische Schule nach wie vor große Anziehungskraft in alle Welt ausübte. Den Steirer zog es in die Chirurgie zu den Altmeistern Anton von Eiselsberg (1860–1939) und Wolfgang Denk (1882–1970). 1935 habilitierte er an der Medizinischen Fakultät Wien (seit 2004 selbständige Medizinische Universität) für Chirurgie und wurde 1939 Professor sowie kurz interimistischer Leiter der I. Chirurgischen Universitätsklinik Wien (bis zur Berufung Schönbauers). Dem Kriegsdienst entging auch Prof. Schürer-Waldheim nicht, war 1939 bis 1945 im Sanitätsdienst der deutschen Wehrmacht, teilweise als Beratender Arzt. Nach dem Krieg sehen wir ihn für ein paar Jahre als Chefarzt am Wilhelminenspital und von 1952 bis 1962 als Primarius am Rudolfspital in Wien. Mit seinem Namen sind in der Fachwelt vor allem das Narkoseüberwachungsgerät „Kardiotron" und das von ihm verfasste Kapitel „Die Chirurgie der Milz" im Kirschner-Nordmannschen Handbuch „Die Chirurgie" verbunden. Aus dem Privaten wäre hinzuzufügen, dass Schürer-Waldheim schon in jungen Jahren vom römisch-katholischen zum altkatholischen Glauben konvertierte und das er, ebenfalls als junger Mann, als Forstarzt – so etwas gab es zu jener Zeit! – in seiner steirischen Heimat gearbeitet hat. Der langjährige Chefarzt des Österreichischen Roten Kreuzes und Inhaber einer chirurgischen Privatpraxis ist am 19. April 1991 im Alter von 94 Jahren in Wien verstorben.

Er war der ideale Nachfolger des peniblen Albert Fromme (1881–1966) in der Direktion der renommierten Chirurgischen Klinik des Stadtkrankenhauses Dresden-Friedrichstadt, und er verstand es wie kaum ein anderer, sein Haus in über zwanzigjähriger Tätigkeit weitgehend von äußeren Einflüssen und politischer Indoktrination frei zu halten. Die

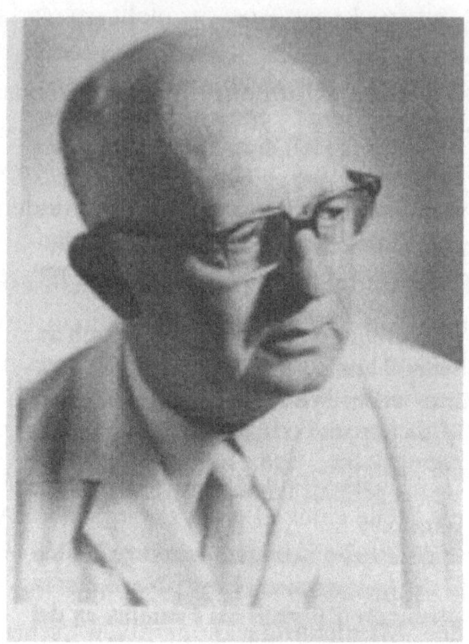

Abb. 50: Hans-Dietrich Schumann

Rede ist von **Hans-Dietrich Schumann**, geboren am 27. Mai 1911 in Plauen, gestorben am 26. April 2001 in Dresden. Der Absolvent der Fürstenschule St. Afra in Meißen studierte in Würzburg, Straßburg, Innsbruck, Rostock und Köln – was für eine Fülle von Eindrücken für den Studiosus im Gegensatz zu Kommilitonen mit nur einem oder höchsten zwei Studienorten! Sein erster chirurgischer Lehrer wurde Zukschwerdt in Straßburg. Den Krieg überlebte Schumann, seit 1939 Dr. med., als Angehöriger einer Sanitätskompanie. In seiner vogtländischen Heimatstadt wurde er Facharzt und wechselte an die Chirurgische Universitätsklinik Rostock, wo er zwei Ordinarien diente, habilitierte, Professor wurde und schließlich die Klinik kommissarisch leitete, bevor er nach Dresden berufen wurde. Respektsperson durch und durch, war Schumann noch ein klassischer Vertreter der Kopf-bis-Fuß-Chirurgie, erkannte jedoch bald die Notwendigkeit der Spezialisierung und entließ die Anästhesie, die Urologie, die Unfallchirurgie und die Gefäßchirurgie in die Selbständigkeit. Wir sehen ihn in kerzengerader Haltung noch in seinem 9. Lebensjahrzehnt auf Kongressen, umgeben von ehemaligen Mitarbeitern, Schülern und Kollegen, diese inzwischen im reifen Mannesalter oder gar schon wie er im Ruhestand, ein wenig Hof haltend und mit trockenen Aperçus nicht geizend (Abb. 50).

Als Frau Dr. med. **Ursula Schumann** ihren 90. Geburtstag feierte – sie sollte 94 Jahre alt werden! – konnte sie auf eine ungewöhnliche Laufbahn zurückblicken. 1913 in eine gutbürgerliche Magdeburger Familie geboren, hatte sie früh den Vater verloren, konnte dennoch die höhere Schule besuchen und das Wunschstudium „Medizin“ absolvieren, in Freiburg i.Br., Köln und Hamburg. In der Hansestadt promovierte Fräulein Schumann 1938 und arbeitete als Medizinalassistentin. Zurück in Magdeburg, begann sie auf der Inneren Abteilung des Altstädter Krankenhauses und wechselte 1941 in die Chirurgie. Hier fand sie in Prof. Max Biebl (1893–1968) einen sie prägenden Lehrer von internationalem Ruf. 1949 erhielt Dr. Schumann die Facharztanerkennung für Chirurgie, 1951 die Stelle einer Oberärztin. Mit dem Ausscheiden ihres Chefs musste sie sich 1962 an die neuen Verhältnisse unter Biebls Nachfolger Prof. Heinz Burmeister (1920–1995) aus der Berliner Charité gewöhnen. Für die „Magdeburger Biographien“ schrieb die Chirurgin Schumann später eine Kurzbiographie über Burmeister. Mit Prof.

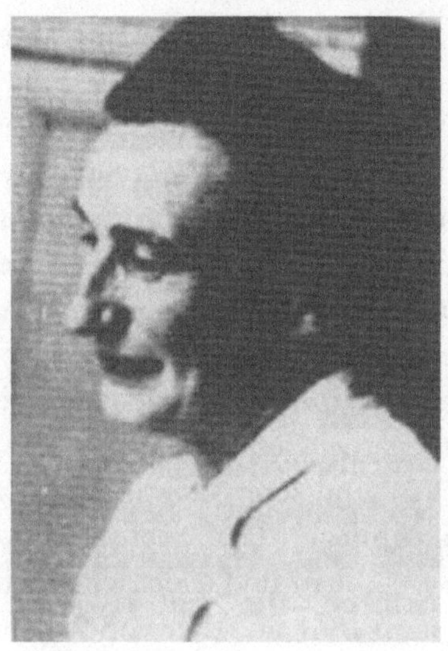

Abb. 51: Ursula Schumann

Winfried Mokros (*1936) hat Frau Dr. Schumann nach ihrem altersbedingten Rückzug als „Teilzeit-Pensionärin" zusammengearbeitet und ausgeholfen, wenn Not am Mann war. Allen ihren Vorgesetzten ist sie eine zuverlässige und loyale Stütze gewesen, alle haben ihr selbständige Aufgaben anvertraut, so den Aufbau eines auch überregional anerkannten Schilddrüsen-Dispensaire und die Leitung der Ausbildung von Arzthelferinnen und Arzthelfern, einer Berufsgruppe zur Kompensation des Ärztemangels in den frühen Jahren der DDR. Ursula Schumann ist unverheiratet geblieben und hat mit ihrer ebenfalls ledigen leiblichen Schwester zusammen im elterlichen Haus gelebt, wo sie 2007 verstarb (Abb. 51).

Günther Seefisch hatte sich in seiner Kindheit oft mit Anspielungen auf seinen Familiennamen auseinanderzusetzen, was jedoch seinem beruflichen Werdegang keinen Abbruch tat. Er wurde am 19. Dezember 1869 in Frankfurt an der Oder geboren und kam bald durch eine Dienstversetzung des Vaters nach Greifswald, maturierte und studierte dort. In der Chirurgie wurde → Heinrich Helferich sein erster Lehrer. Seit 1893 Dr. med., ging Seefisch dann nach Berlin zu Eugen Hahn (1841–1902) an das Krankenhaus am Friedrichshain, wo er Facharzt und Oberarzt wurde. 1905 gelangte er als Chefarzt der Chirurgie am neuerbauten Auguste-Viktoria-Krankenhaus vom Roten Kreuz in Berlin-Weißensee in seine erst selbständige Stellung. 1912 wurde Seefisch zum Chefarzt am Lazarus-Krankenhaus und Diakonissen-Mutterhaus in Berlin berufen, wo er 38 Jahre blieb. Während des ersten Weltkriegs war Dr. Seefisch Leiter eines Feldlazaretts in Berlin, eines Militärkrankenhauses in Gent und Chefchirurg eines Kriegslazaretts in Antwerpen. Nach dem Krieg wurde ihm der Professorentitel verliehen. Als Chirurg war Seefisch wie die meisten seiner Generation noch „Allrounder" mit Vorlieben für die Magen-Darm- und Gallenchirurgie, nicht zu vergessen auch sein in Zusammenarbeit mit dem Internisten Prof. Hans Freiherr von Kress (1902–1973) und dem Praktiker E. Braemer entstandenes „Lehrbuch der Krankenpflege". Prof. Seefisch, Ehrenmitglied der Berliner Chirurgischen Gesellschaft und leidenschaftlicher Jäger, trat 1950 in den Ruhestand und starb 1961 im Alter von 92 Jahren in (West-)Berlin. Der Medizinhistoriker Rolf Winau (1937–2006) und der Chirurg Wolf-Ekkehard Vaubel (1934–2012) zählen Seefisch zu den hundert bedeutendsten Chirurgen Berlins.

An der alten Ziegelei hoch über Meißen blickt man auf die Elbe und den Burgberg. Hier verbringt der ehemalige Chefarzt Dr. **Bodo Seifert** seinen Lebensabend, zum Zeitpunkt der Konzeption dieser Sammlung im 90. Lebensjahr stehend. Hier verfasste Seifert auch seine treffende Kritik an des Arzt-Schriftstellers Tellkamp hochgelobten Roman „Der Turm". Seifert, von den Malaisen des Alters nicht unverschont, führt dem Besucher gern sein geliebtes altes Tasteninstrument vor und spielt kurz Bach und Mozart. Er ist ein musischer Mensch, geboren am 22. Februar 1930 in Roßwein, hat die Dresdner Kreuzschule besucht und als Kruzianer im Chor unter Rudolf Mauersberger gesungen. Nach schweren Kriegs- und Nachkriegsjahren verfolgte Seifert beharrlich sein Ziel, Chirurg zu werden, nahm gern ein zweijähriges Krankenpflegepraktikum in Kauf, um den ersehnten Studienplatz an der Humboldt-Universität in Berlin zu erhalten. Als er dort 1956 das Studium abgeschlossen und promoviert hatte, wurde er für drei Jahre an das Krankenhaus Lauchhammer im Lausitzer Braunkohlenrevier zwangsverpflichtet, obwohl er eine Stellenzusage von Felix an der Charité erhalten hatte. Lauchhammer hinter sich, gelang es Seifert, zur chirurgischen Ausbildung an die Chirurgische Klinik der Medizinischen Akademie „Carl Gustav Carus" in Dresden zu kommen. Diese Schulung unter den

Professoren Hans-Bernhard Sprung (1906–1963) und Richard Kirsch (1915–1971) wusste Seifert trotz am eigenen Leib erfahrener politischer Drangsal noch im Alter in den höchsten Tönen zu loben. So wurde Seifert ein sehr guter Chirurg, war auch wissenschaftlich interessiert und hätte gewiss eine akademische Karriere vor sich gehabt, wenn da nicht seine Parteilosigkeit und distanzierte Haltung zum DDR-System gewesen wären. Ein Weg blieb dem inzwischen zum Oberarzt ernannten Mann offen: den als Chef in der Peripherie. Im Kreiskrankenhaus Zittau fand Seifert als chirurgischer Leiter und zeitweise auch Ärztlicher Direktor ein ihm gemäßes breites Betätigungsfeld. Sorgfältig und sicher in der Diagnostik und im Operieren, immer dem Patienten zugewandt und die Ausbildung der jungen Assistenten im Auge – das waren Seiferts Haupteigenschaften aus der Sicht seiner Mitarbeiter. Die Funktion des Ärztlichen Direktors hatte er längst „wegen unerträglicher Repressalien der übergeordneten Leitung", wie Seifert selbst einmal formulierte, abgegeben. Er erkannte die Notwendigkeit der Verselbständigung von Fachabteilungen wie Anästhesie und Handchirurgie. Letztere erfreute sich durch seinen Schüler Hans-Jürgen Pollack (1943–2016) eines überregionalen Rufes. Bevor Seifert sein Refugium in Meißen bezog, hatte er nach der politischen Wende vorübergehend seinen Wohnsitz in Ostfildern und Deggendorf genommen.

Das war so eine Sache mit ihm. Er hatte zwar, als Not herrschte, den Stuhl des Sauerbruch-Nachfolgers an der „ersten deutschen chirurgischen Universitätsklinik" (aber galt das 1962 noch?) an der Charité in Berlin erhalten, ist aber trotz SED-Mitgliedschaft nicht Präsident der Gesellschaft für Chirurgie der DDR geworden. Vielleicht, weil er stets bescheiden und nie ein Mann der großen Bühnen gewesen ist, wie folgende Anekdote zeigt: Besucher verirren sich in den Gängen der Charité. Da sehen sie auf dem Licht durchfluteten Flur einen Mann am Fenster stehen, weißer Rückenschlusskittel, weiße Hose, Pantoletten. Sie halten ihn für einen Pfleger und fragen nach dem Weg zum Klinikdirektor Prof. Serfling. Der Angesprochen erwidert: „Ich bin Prof. Serfling!" **Hans-Joachim Serfling** kam am 24. Januar 1913 in Halle an der Saale zur Welt, wo er maturierte, studierte und nach Stationen in innerer Medizin und Neurologie Schüler von Prof. Werner Budde an der Chirurgischen Universitätsklinik wurde. Sieben Jahre nach seiner Habilitation wurde Serfling auf das chirurgische Ordinariat in Greifswald berufen, 1962 wurde er Nachfolger von Felix in Berlin. Aus der Greifswalder Zeit, in der dort eine militärmedizinische Akademie bzw. Fakultät unter Leitung des Oberst Dr. med. Ludwig Mecklinger (1919–1994), des späteren Gesundheitsministers der DDR, gegründet wurde, stammt folgende belegte Episode: Mecklinger sagte zu seinem Untergebenen, dem Militärarzt Dr. Karl Heinz Kelch (*1923): „...gehen Sie doch mal zu Professor Serfling in die Vorlesung, der soll doch mal 10 Minuten früher Schluss machen. Na, ich hin in den Hörsaal, da war alles voller Uniformen, ich bin da reingegangen, wie man das so macht mit Ehrenbezeigung und sagte: ‚Herr Professor, darf ich Sie kurz sprechen? Oberst Mecklinger lässt darum bitten, die Studenten heute mal 10 Minuten früher zu entlassen'. Darauf Serfling: ‚Sie können Ihrem Oberst sagen, er könne mich mal am Arsch lecken, wann ich Schluss mache, bestimme ich!'". Sympathisch. Fachlich war er ganz alte Schule, förderte jedoch nach Kräften die Herzchirurgie (Warnke), die Anästhesie (Schädlich) und die Neurochirurgie (Unger). Durch die Mit-Herausgeberschaft des Lehrbuches „Spezielle Chirurgie" von Serfling-Schober-Schmitt (1971ff.) hat sich Serflings Name in der chirurgischen Literatur erhalten.

Harro Seyfarth war nicht der erste und nicht der einzige Chirurg, der zur Orthopädie überwechselte und in diesem Fachgebiet reüssierte, aber er ist im Vergleich zu anderen sehr alt geworden. Sein Leben begann und endete in Sachsen: geboren am 6. Februar 1921 in Chemnitz, gestorben am 13. August 2011 in Leipzig. Es blieb auch ihm nicht erspart nach dem Abitur 1938 in Chemnitz den Waffenrock anzuziehen und bis 1945 am Krieg teilzunehmen, wobei er als Mitglied einer Studentenkompanie immer einmal wieder zum Medizinstudium nach Leipzig zurückkehren konnte. 1945 diente er als Pflichtassistent in einem Reservelazarett und in Krankenhäusern von Chemnitz, nahm er die Gelegenheit war, in Leipzig zu promovieren, und 1951 in Chemnitz seine chirurgische Facharztausbildung abzuschließen. Dabei lernte er den Payr-Schüler Heinrich Kuntzen kennen, dem er bei seiner Berufung nach Jena folgte. Er wurde Oberarzt an der Chirurgischen Universitätsklinik, welche die Orthopädie noch in vollem Umfang mit vertrat. So erwarb Seyfarth 1953 die Facharztanerkennung für Orthopädie, habilitierte 1954 mit einer Studie zur Gelenkresorpotion und wurde 1955 Dozent für Chirurgie. An der Chirurgischen Klinik leitete er von 1957 bis 1959 die orthopädische Abteilung, seit 1959 Professor mit Lehrauftrag. Das besondere Konstrukt in dieser ostthüringischen Region bestand darin, dass sich Seyfarth die Lehre mit Rudolf Elle (1911–1952), dem Chefarzt des orthopädischen Waldkrankenhauses in Eisenberg zu teilen hatte (die Medizinische Akademie in Erfurt verfügte da bereits über eine eigene Orthopädische Hochschulklinik). Prof. Seyfarth wurde indes 1959 zum Ordinarius nach Rostock berufen, wo er 16 Jahre wirkte. In seine sächsische Heimat kehrte er zurück, als er 1975 den Lehrstuhl an der damaligen „Karl-Marx-Universität" in Leipzig übernahm. Was Seyfarths Schaffen an allen Orten auszeichnete, war, dass er die konservativ ausgerichtete Orthopädie zum operativen Fach – mit moderner Endoprothetik und Osteosynthese – hin entwickelte, da kam dann der gelernte Chirurg durch. Er war an der Spitze nationaler und internationaler Fachgesellschaften tätig, erhielt eine Fülle von Auszeichnungen und wurde 1974 in die LEOPOLDINA gewählt.

Je tiefer man gräbt, desto Erstaunlicheres findet man. So geschehen bei dem US-amerikanischen Militärchirurgen **Stephen Smith**, der am 19. Februar 1823 als Sohn eines Kavallerieoffiziers in Skaneateles im Kreis New York geboren wurde und am College of Pysicians and Surgeons an der Columbia Universität N.Y. studiert hatte. Am New Yorker Bellevue Hospital schaffte er es vom chirurgischen Assistenten bis zum Chefarzt. In seinem ursprünglichen Fachgebiet ist Smith hervorgetreten mit

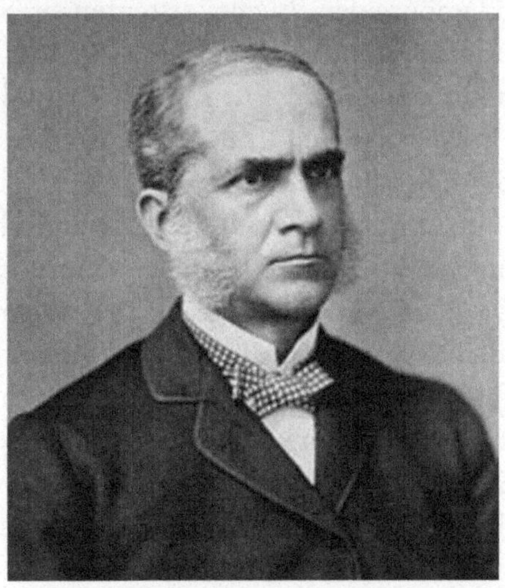

Abb. 52: Stephen Smith

dem „Hand-Book of Surgical Operations“ (1862), seinerzeit ein Bestseller. Ruhm und Ehre jedoch verschaffte ihm sein Engagement im öffentlichen Gesundheitswesen, in der Stadthygiene und gesundheitlichen Aufklärung. Er beteiligte sich an der Schaffung einer Gesundheitsverwaltung für New York City, das war die erste öffentliche Gesundheitsbehörde in den USA. Der Reformer Smith, auf den auch das erste Gesundheitsgesetz der Stadt New York zurückgeht, gründete 1872 die American Public Health Association (APHA)(Abb. 52). Für Dr. Smith war eine Lebenserwartung von 100 Jahren keine Illusion; er lebte sie vor und starb mit über 99 Jahren am 27. August 1922 in New York. Mit 98 Jahren hatte er noch aktiv an der 50-Jahr-Feier der APHA teilgenommen und bei einem Bankett im Hotel Astor zahlreiche Ehrungen entgegengenommen, darunter ein Schreiben des US-Präsidenten Warren C. Harding (1865–1923). Die „Stephen-Smith-Medaille“ wird an Personen mit herausragenden Verdiensten um die öffentliche Gesundheit verliehen.[76]

Seinem Vater folgend, der HNO-Ordinarius in Erlangen war, wurde der am 7. Juli 1925 in Kiel geborene **Gert Specht** Arzt. Davor hatte die Weltgeschichte noch einen furchtbaren Krieg gesetzt, bei dem der Soldat Gert Specht schwer verwundet wurde und in russische Gefangenschaft geriet. Er ließ sich 1948 in die Westzone Deutschlands entlassen und studierte bis 1954 in Kiel Medizin. Als eine der wenigen Universitäten zahlte die in Hamburg den Pflichtassistenten ein Salär, also wechselte Specht, inzwischen promoviert, dort hin. In der Folge sah er eine Vielzahl von Kliniken und erhielt eine so breite Ausbildung, wie man sie sich heute nicht mehr vorstellen kann. Dazu gehörte auch die Thorax- und Kinderchirurgie. Specht schwankte lange Zeit, ob er sich der Kinderchirurgie zuwenden oder gar nach dem chirurgischen Abschluss bei Friedrich Lichtenauer (1908–1969) in Hamburg-Harburg Landarzt werden sollte. Da kam die Aufforderung, bei Helmut Remé (1909–1980) an der Medizinischen Akademie Lübeck (gegr. 1962) die Thoraxchirurgie mit aufzubauen, was nicht zuletzt auf Spechts Erfahrungen in der Lungenklinik von Hamburg-Wintermoor zurückzuführen war. In Lübeck kamen Spechts umfassende chirurgische Kenntnisse zum Tragen. Er fuhr nicht eingleisig und entdeckte zunehmend die Unfallchi-

---

76 https://en.wikipedia.org/wiki/Stephen_Smith_(surgeon) [02.02.2023].

rurgie für sich. 1970 habilitierte er in Lübeck, 1971 folgte er dem Ruf als Chefarzt an das Auguste-Viktoria-Krankenhaus in Berlin-Schöneberg als Nachfolger des Küntscher-Schülers Richard Maatz (1905–1989). Seit 1978 Professor, engagierte sich Specht im Westberliner Teil der Berliner Chirurgischen Gesellschaft, die ihn nach der Wiedervereinigung zum Vorsitzenden und später zum Ehrenvorsitzenden wählte. Mit den Kollegen in der DDR hatte er allen Widrigkeiten zum Trotz stetigen Kontakt gepflegt. Als Specht 1989 in den Unruhe-Stand trat, auferlegte er sich noch wichtige Arbeiten im Einigungsprozess. Doch „mit des Schicksals Mächten ist kein ew'ger Bund zu flechten" (Schiller), und so beeinträchtigte Specht ein Schlaganfall in seinen letzten Lebensjahren. Umsorgt von seiner Familie, starb Gert Specht am 3. Dezember 2018 in einem Seniorenheim in Berlin-Zehlendorf. Er ist 93 Jahre alt geworden.

Sie war eine Vollblut-Chirurgin, wenn man so sagen darf. **Rowena Spencer** wurde in den USA zur ersten Kinderchirurgin, als es nahezu undenkbar erschien, dass eine Frau den Beruf eines Chirurgen ausübt; nicht nur die sprachliche Form war männlich dominiert. Was Rowena Spencer aus der Masse ihrer Kollegen beiderlei Geschlechts heraushebt und ihr einen ständigen Platz in der chirurgischen Ruhmeshalle einräumt, ist ihre Pionierarbeit in der operativem Behandlung so genannter siamesischer Zwillinge („conjoined twins"). Rowena Spencer kam am 3. Juli 1922 in Shreveport, Louisiana, zur Welt, gefolgt von zwei Schwestern. Ihre Kindheit ist gekennzeichnet von mehreren Ortswechseln, zuerst nach New Orleans, dann nach Los Angeles. In Jonesville L.A. absolvierte Rowena die High School und begann 1939 ihr Studium an der Louisiana State University, von der sie 1943 an die Johns Hopkins School of Medicine in Baltimore wechselte. Hier erhielt sie Unterricht bei dem Medizintechniker Vivien T. Thomas (1910–1985), einem kongenialen Partner des Herzchirurgen Alfred Blalock (1899–1964), und promovierte 1947. Die weiteren Schritte auf dem Werdegang dieser ungewöhnlichen Frau erfolgten an Johns Hopkins, an der Kinderklinik in Philadelphia und an der Tulane University in New Orleans. Dr. Spencer erwarb die Anerkennungen für Allgemein-, Gefäß- und Kinderherzchirurgie, hospitierte am Karolinska Institut in Stockholm und wurde 1957 Professorin an der Louisiana State University sowie an der Tulane University, wobei die Missbildungschirurgie ihr Arbeitsschwerpunkt war. Die Trennung siamesischer Zwillinge 1955 machte sie schlagartig in der ganzen Welt bekannt. Seit 1969 arbeitete Prof. Spencer außerdem in ihrer Privatpraxis in New Orleans bis zu ihrem Abschied 1984. Der Hurrikan „Katrina“ zwang sie 2005 zum Verlassen von New Orleans in Richtung Texas. Immer noch publizierend, ließ sich Rowena Spencer 2009 in Alexandria, Virginia, nieder, wo sie am 13. Mai 2014 hochgeehrt verstarb.

Auch im Osten hatte man seinen Werdegang verfolgt, seine Arbeiten über Spurenelemente, Schock und Peritonitis gelesen und nach seinem mit Schwaiger und →Rodeck verfassten „Kurzen Lehrbuch der Allgemeinen Chirurgie“, soweit es die Grenzkontrollen passiert hatte, gelernt. **Ingolf Staib** wurde am 12. April 1929 in Heidelberg geboren, hat dort auch studiert und 1954 promoviert. Vorkenntnisse für seine künftige Tätigkeit als Chirurg erwarb er sich am Pharmakologischen Universität-Institut und in New York. Da war er bereits Assistent bei Max Schwaiger an der II. Chirurgischen Universitätsklinik in Köln-Merheim. Schwaiger nahm ihn dann bei seiner Berufung mit nach Marburg, wo Staib 1965 habilitierte und Oberarzt wurde. Inzwischen apl. Professor, wurde Ingolf Staib 1972 als Chefarzt für Chirurgie an die Städtischen Kliniken Darmstadt berufen, wo er 21 Jahre wirkte und hohes Ansehen genoss. In der Vereinigung Mittelrheinischer Chirurgen war er nicht nur aktives Mitglied, sondern 1985 auch ihr Tagungspräsident in Darmstadt. Am 30. Februar 2020 ist Prof. Staib im Alter von 90 Jahren in Darmstadt verstorben. Der Chefchirurg in Esslingen, Prof. Ludger Staib, ist sein Sohn.

„Thomas Starzl, pioneering transplant surgeon, dies at 90“ titelte die „Pittsburgh Post-Gazette“ am 5. März 2017. Es ist nicht übertrieben zu sagen, dass dieser Mann der Chirurgie zu einem großen Sprung nach vorn verholfen hat. Dem Menschen ein neues Körperorgan einzupflanzen – unvorstellbar zuvor. **Thomas Earl Starzl** stammte aus einer kultivierten Familie, sein Vater war Journalist und Schriftsteller. Geboren am 11. März 1926 in Le Mars in Iowa, wollte er zunächst Geistlicher werden, jedoch wurden Krankheit und Tod der Mutter an Brustkrebs zum Schlüsselerlebnis und veranlassten den jungen Mann zum Biologie-, dann zum Medizinstudium. Sein Weg führte ihn über Fulton nach Chicago, wo die er die notwendigen Examina ablegte und in der Anatomie und Neurophysiologie arbeitete. Über Baltimore, Miami und Chicago kam Starzl, inzwischen Facharzt für Chirurgie, als Professor und Direktor der Chirurgischen Klinik an die Universität von Denver in Colorado. Nach 18-jähriger Tätigkeit wechselte Prof. Starzl 1981 an die Universität von Pittsburgh/Pennsylvania, von wo aus sich sein Ruf in der Welt verbreitete. 1963 führte Starzl die weltweit erste Lebertransplantation durch, die jedoch nicht erfolgreich war. Nach intensiven, technischen, laborchemischen und immunosupressiven Verbesserungen gelang Starzl 1967 die erste erfolgreiche orthologe Lebertransplantation mit einer Überlebenszeit des Patienten von über einem Jahr. Nun kamen von überall auf der Welt Kollegen zu ihm, um zu lernen und in ihren Ländern dann diese anspruchsvolle Operation einzuführen. Starzl war seinerzeit der international am meisten zitierte Autor auf diesem Gebiet. Vor allem ist die immer bessere Vermeidung von Abstoßungsreaktionen mit seinem Namen verbunden. Ehrendoktorate und Mitgliedschaften in nationalen und internationalen Wissenschaftsgesellschaften blieben nicht aus. So ernannte ihn 1970 die Deutsche Gesellschaft für Chirurgie zu ihrem Ehrenmitglied. Lange rüstig, starb Thomas Starzl kurz vor seinem 91. Geburtstag am 4. März 2017 in Pittsburgh.

„Arterielle Natur der Hämorrhoiden“, „Defäkation“, „Kontinenzorgan“, „gastrointestinales Sphinktersystem“ – Begriffe, die untrennbar verbunden bleiben mit dem Namen von **Friedrich Stelzner**, geboren am 4. November 1921 in Oberlohma (Horni Lomany, Tschechien) bei Franzensbad in Nordböhmen, gestorben am 5. Juni 2020 in Bonn. In Wort und Schrift begleitete er, der, unterbrochen von Kriegseinsätzen, in Berlin, Würzburg, Gießen und München studiert hatte, mehr als eine Chirurgengeneration. Im Nachhinein gab die bei dem Berliner Anatomen Curt Elze (1885–1972) mit dem Prädikat „Summa cum laude“ erfolgte Promotion einen ersten Hinweis darauf, dass dereinst aus dem strebsamen jungen Mann ein „kluger und originärer Forscher mit wegweisenden Einsichten“ werden würde. Nach dem Krieg ging Stelzner nach Erlangen in die Chirurgie, Otto Goetze (1886–1955) wurde sein Lehrer, dem er viel verdankte und dem er stets ein ehrendes Gedenken bewahrte. 1952 habilitierte er bei Goetze, da zeigte sich mit dem Thema schon die besondere Hinwendung zum Rektum, dessen Anatomie und Erkrankungen. Auf Empfehlung von Goetze trat Stelzner 1955 als Oberarzt in die Chirurgische Universitätsklinik Hamburg unter Ludwig Zukschwerdt ein, dessen Nachfolger er 1968 wurde. Zwischenzeitlich hatte er seine Kenntnisse in der kolorektalen Chirurgie am St. Mark's Hospital in London vertiefen können und 1960 sein Standardwerk „Die anorektalen Fisteln" veröffentlicht. Nach Hamburg hatte Stelzner noch zwei weitere Lehrstühle inne: den in Frankfurt am Main und den in Bonn, wo er 1987 emeritiert wurde (Abb. 53). Auch als Emeritus war Stelzner aktiv, viel unterwegs zu Vorträgen, auf Kongressen immer dabei mit Wortmeldungen. Ja, es gab ihn noch lange, den Alt-Präsidenten der Deutschen Gesellschaft für Chirurgie (1985), Mitglied der LEOPOLDINA, Dr. h.c. mult. und Träger des Bundesverdienstkreuzes. 1998 waren seine Memoiren „Lebenswellen, Lebenswogen eines Chirurgen" erschienen, ein lebendiges Zeitbild mit vielen Details und Aperçus zu Interna aus der Chirurgenwelt, die er durchaus kritisch sah. Ein Jahr zuvor hatte sich der unermüdliche Forscher noch einer Tour durch die deutschen Chirurgenkongresse zwischen 1949 und 1983 unterzogen

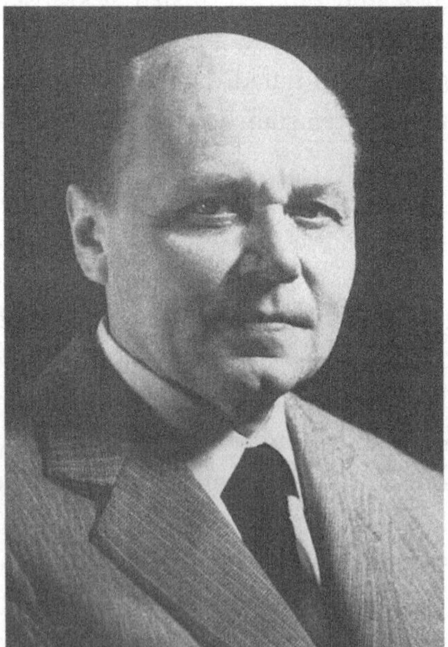

Abb. 53: Friedrich Stelzner

und die „Kongressberichte im Wandel" veröffentlicht. Der Zufall fügte es, dass der Schreiber dieser Zeilen 2014 bei einem Round Table in Berlin neben dem 20 Jahre Älteren sitzen und sich kurz mit ihm unterhalten konnte.

In Bad Hersfeld war der Chirurg **Werner Stengel** (nicht zu verwechseln mit dem gleichnamigen deutschen Ingenieur) eine Institution, war er doch zwanzig Jahre lang Chefarzt und Ärztlicher Direktor des örtlichen Krankenhauses. Geboren am 12. Juni 1911 in Nürnberg, studierte er u. a. in Berlin, wo er 1937 die ärztliche Approbation erhielt. Nach internistischem Praktikum bei Gerhardt Katsch in Greifswald zog es Stengel wieder nach Berlin, um Chirurg zu werden. Das geschah zunächst bei Herbert Peiper (1890–1952) am Charlottenburger Westend-Krankenhaus, dann bei Wilhelm Fick (1898–1981) am Rudolf-Virchow-Krankenhaus. Inzwischen zu einer Sanitätseinheit eingezogen und an der Front eingesetzt, geriet Stengel in Gefangenschaft und wurde erst 1948 entlassen. Sein Weg führte ihn folgerichtig wieder ans Rudolf-Virchow-Krankenhaus in Berlin, wo nunmehr →Wilhelm Heim sein Chef wurde. Während der Zeit bei Heim (1949–1956) wurde Stengel Oberarzt und hospitierte für ein Jahr bei Arist Stender (1903–1975) Neurochirurgie am Westend-Krankenhaus. 1957 erfolgte die Berufung zum Chefarzt der Chirurgie am Kreiskrankenhaus in Bad Hersfeld, die ärztliche Direktion schloss sich an. Hier hat er auch einen Klinik-Neubau durchgesetzt. Zahlreiche Publikationen aus dem gesamten Gebiet der Chirurgie und neue Instrumente stammen von ihm. Der Rotarier, Musikfreund- und Förderer war noch lange auf den verschiedensten Feldern aktiv und starb im biblischen Alter von 98 Jahren am 22. Oktober 2009 in Bad Hersfeld.

Zwei Brüder waren es, beide im estnischen (livländischen) Dorpat geboren, beide Chirurgen. Der ältere erreichte ein Lebensalter von 76 Jahren, der jüngere, um den es sich hier handelt, wurde 91 Jahre alt. Die Rede ist von **Alexander Stieda**, geboren am 30.Mai 1875 im heutigen Tartu (Dorpat) mit seiner alten Universität. Der Vater war Ordinarius für Anatomie an der Universität Königsberg gewesen und gab seinen Söhnen das Rüstzeug für die spätere chirurgische Laufbahn mit auf den Weg. Alexander folgte seinem Bruder Alfred (1869–1945) an die Alma Mater Freiburgensis und an die Albertus-Universität in Königsberg, wo er 1898 abschloss und promovierte. Nach einem Jahr Pathologie im sächsischen Chemnitz (Nauwerck) wählte Stieda die Chirurgische Universitätsklinik Halle zu seiner Ausbildungsstätte. Dass die Stadt an der Saale zu seinem Lebensmittelpunkt werden sollte, ahnte er nicht. Seine chirurgischen Lehrer wurden Fritz Gustav von Bramann, der 1888 in

San Remo den Luftröhrenschnitt bei Kaiser Friedrich III. vorgenommen hatte, und Victor Schmieden. In Halle habilitierte Stieda, wurde Oberarzt und Professor. Von 1919 bis 1950 wirkte er als Chefarzt der Chirurgie am Hallenser Krankenhaus Weidenplan. In diesen 31 Jahren lehnte Stieda u.a. einen Ruf nach Dorpat ab, hielt er sich in den USA auf und vertrat den neuen Chef Fritz Voelcker (1872–1955) häufig in der Hauptvorlesung. Nach Sanitätserfahrungen im ersten Weltkrieg sehen wir ihn im zweiten großen Morden als Beratenden Chirurgen. Danach erhielt Stieda in Halle eine Professur mit vollem Lehrauftrag; die Emeritierung erfolgte 1950. Weltanschaulich war Stieda deutschnational, Mitglied des Kyffhäuserbundes, des Alldeutschen Verbandes und des Stahlhelms. Als letzterer 1933 in die SA integriert wurde, verweigerte Stieda den Übertritt. Andererseits war er als förderndes Mitglied der SS registriert. Obwohl er 1945 in die DDR-CDU eingetreten war, verließ er nach der Emeritierung Halle und übersiedelte nach Bayern. Fachlich gehörte der mehrfach Dekorierte zu den Pionieren der Neurochirurgie. Am 12. August 1966 endete in Holz bei Gmund am Tegernsee sein Leben.

Googelt man den Namen **Max Strauss**, so erhält man unzählige Einträge über den ältesten Sohn des Politikers Franz Josef Strauß. Kein Ergebnis zum gleichnamigen Chirurgen. Ein wenig weiter helfen „Die Verfolgten" von Rebecca Schwoch.[77] Demzufolge wurde Max Strauss am 9. März 1877 im fränkischen Kronach – Ursprungsort der Malerfamilie Cranach! – geboren, war verheiratet und hatte ein Kind. Die chirurgische Ausbildung dürfte er an der Universität Greifswald bei Paul Leopold Friedrich (1864–1916), dem Begründer der 8-Stunden-Regel zur Wundversorgung, erhalten haben, denn von dort kam er 1907 nach Nürnberg. Hier ist Strauss dann durch seine herausgehobene Stellung im Ärztlichen Verein bekannt geworden. In Nürnberg sind zwei Wohnsitze und Praxisorte bekannt, wo Strauss als Chirurg und Orthopäde tätig war. Trotz seiner Verdienste im Ärztlichen Bezirksverein Nürnberg, u.a. als Bibliothekar, ist er im Rahmen der „Säuberungen" am 26. März 1933 aus dem Verein ausgeschlossen worden. Seine Rentenbeiträge seien 1936 nach einer Abfindung erloschen. Das muss auch das Jahr

---

[77] Schwoch, R.: Die Verfolgten. In: H. Bauer, E. Kraas, H.-U. Steinau (Hrsg.): Deutsche Gesellschaft für Chirurgie 1933–1945. Kaden-Verlag Heidelberg 2019.

seiner Emigration gewesen sein, da war er 59 Jahre. Mit Datum vom 21. 11. 1936 sind Name und Wohnung von Dr. Strauss in einem Adressbuch von New York City angegeben. Aus dem Jahre 1940 ist seine Übersiedlung nach Newark, New Jersey, dokumentiert. Mit 94 Jahren ist Max Strauss im Februar 1972 in Forest Hill/New York verstorben.

„Leber-Stucke“ aus Würzburg – wer kannte ihn nicht. **Kurt Stucke** , der Norddeutsche aus Bramsche, geboren am 28. April 1911, hatte eine bunte chirurgische Vergangenheit hinter sich, als er 1952 zu → Wachsmuth nach Würzburg kam. Diese begann nach Studium und Promotion bei Stich in Göttingen, einem Studienaufenthalt in Toulouse und dem unvermeidlichen Sanitätsdienst während des gesamten zweiten Weltkriegs. Den letzten chirurgischen „Schliff“ erhielt Stucke nach dem Krieg in Göttingen bei Hans Hellner (1900–1976), bei dem er 1948 habilitierte und der ihn zu Studienaufenthalten nach Schweden, der Schweiz, nach London und Paris schickte. Am längsten – 1952 bis1976 – verweilte Stucke jedoch als Oberarzt und Professor, weitgehend selbständig, in Würzburg bei den Chefs Wachsmuth und Kern. So eingleisig, wie es der eingangs erwähnte Beiname erscheinen lässt, ist Stucke als Chirurg nicht gewesen, bearbeitete er doch praktisch und wissenschaftlich auch das Gebiet der Unfallchirurgie. Mit 92 Jahren ist Kurt Stucke am 2. April 2003 in Würzburg verstorben.

Von dem wegen seiner jüdischen Abstammung verfolgten Chirurgen **Hans-Egon Süßbach**, der sich in den USA Egon Susbac nannte, wissen wir wenig. Auch die Notizen in dem DGCH-Band „Die Verfolgten“ sind spärlich. Immerhin gibt es ein Geburts- und Sterbedatum und auch den Ort: das sind der 1. Mai 1900 in Botzanowitz in Oberschlesien und der 24. Januar 1992 in Riverside/Kalifornien. Was sich sonst in diesem fast einhundert Jahre währenden Leben ereignete, lässt sich mehr erahnen denn verifizieren. Man weiß, dass Dr. Süßbach 1926 in Berlin approbiert wurde und 1933 als Assistenzarzt der Chirurgie des Städtischen Krankenhauses Berlin-Neukölln entlassen wurde. Der Sauerbruch-Schüler Willi Felix kommt als sein Lehrer in Betracht. Das Datenbuch „Verfolgte Ärzte“ der Berliner Charité weist aus, dass Süßbach dann wohl noch eine Weile in einer chirurgischen Praxis tätig gewesen ist, bevor er in die USA emigrierte. Ob, wo und wann er in den Staaten als

Chirurg oder als praktischer Arzt gearbeitet hat, ist nicht bekannt, wohl aber sein Tod nach Vollendung des 92. Lebensjahres.

William Herbert Sweet kam aus dem Bundesstaat Washington im fernen Westen der USA, wo er am 13. Februar 1910 in Kerriston als Sohn eines Chirurgen geboren wurde. Aus zahlreichen Beschreibungen geht hervor, dass William Herbert ein hochbegabtes Kind gewesen sein muss. So legte er bereits im Alter von 14 Jahren das Abitur ab. Dennoch zeigte sich sein beruflicher Weg noch nicht klar ab. Zunächst folgte er seiner musikalischen Leidenschaft und studierte ein Jahr lang Klavier, sah dann aber seine Zukunft nicht als Berufsmusiker und arbeitete ein weiteres Jahr „zur Selbstfindung" in einem Sägewerk. Dann siegte des Vaters Vorbild, und William Herbert studierte Medizin, die längste Zeit an Harvard in Cambridge/Massachusetts, er besuchte aber auch die Universitäten von Oxford in New York und von Würzburg in Deutschland, wo er 1936 das deutsche Staatsexamen ablegte und in Kontakt zu dem Chirurgen Fritz König (1866–1952) kam. Nach dem im gleichen Jahr erfolgten Examen in Harvard („Summa cum laude"!) sowie neurophysiologischer und internistischer Vorbildung begann Dr. Sweet die neurochirurgische Ausbildung bei Percival Bailey (1892–1973), ebenfalls Harvard. Im zweiten Weltkrieg diente er als Freiwilliger in einem britischen Sanitätskorps und war an mehreren Einsatzorten neurochirurgischer Berater. Der Facharzt für Chirurgie, Neurologie und Neurochirurgie bekam 1961 die Leitung der Neurochirurgie am Boston General Hospital anvertraut. Den Höhepunkt seiner Karriere stellte die Berufung zum Professor für Allgemein- und Neurochirurgie an der Harvard University im Jahre 1964 dar. Sweet, ein höchst akribischer Operateur, hatte 1954 die erste Carotis-Endarteriektomie in den USA vorgenommen, die Hypothermie bei Hirnoperationen eingeführt, sich der Schmerzchirurgie gewidmet und auch die Neuroradiologie mit eigenen Forschungen bereichert. Bis ins hohe Alter aktiv, hat er seine letzte wissenschaftliche Arbeit 1999 veröffentlicht, da war er 89 Jahre. Unter den vielen Ehrungen, die ihm in den USA und in aller Welt zuteil geworden sind, befindet sich auch die Ehrenmitgliedschaft der Deutschen Gesellschaft für Neurochirurgie. Zweimal verheiratet und Vater zweier Kinder, verstarb Prof. Sweet drei Wochen vor seinem 91. Geburtstag in Harvard.[78]

Schon der Medizinstudent lernt seinen Namen in der Anatomie kennen: **Tenon, Jacques-René** (Abb. 54). Die TENON-Kapsel gehört zum Faszienapparat des Auges. Die Augenärzte kennen den Mann wegen seiner Augenmorphologie und der Kataraktoperationen. Der französische Chirurg, Pathologe und Politiker wurde am 21. Februar 1724 als ältestes von 11 Kindern eines Chirurgen in der Gemeinde Sépeaux in Burgund geboren. Mit seinem Leben tauchen wir in die Zeit der französischen Revolution ein. Kindheit und Jugend verbrachte er in der Kleinstadt Courtenay, bevor die Familie nach Paris übersiedelte. Hier studierte er ab 1741 Medizin und wurde von dem dänischstämmigen Anatomen Jacob Winslow (1669–1760) in dieses Fach eingewiesen. Während des

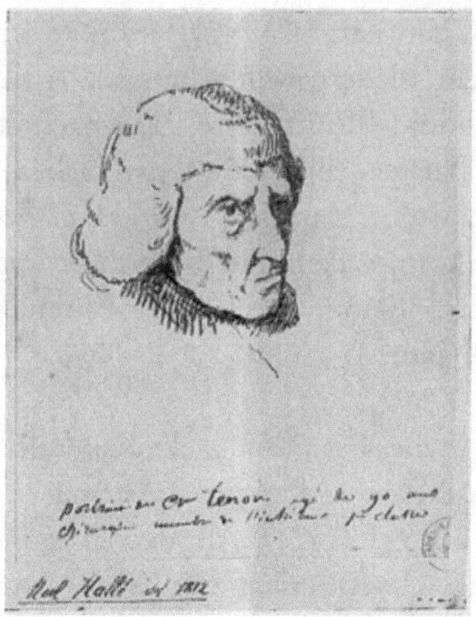

Abb. 54: Jacques Tenon mit 90 Jahren

österreichischen Erbfolgekrieges (1740–1748) diente er als Militärchirurg in Flandern. Danach schloss er seine chirurgische Ausbildung am Pariser Hôpital de la Salpêtriere und sammelte in den Krankenabteilung des Frauengefängnisses „bittere Erfahrungen". 1757 folgte er dem Ruf

[78] https://news.harvard.edu/gazette/story/2006/03/william-herbert-sweet [06.02.2023].

auf den pathologischen Lehrstuhl des Pariser Collège de Chirurgie. Zwei Jahre später wurde er in die Königliche Akademie der Wissenschaften aufgenommen. 1788 veröffentlichte er die aufsehenerregende Schrift „Mémoire sur les hôpitaux de Paris“ (Gedanken über Pariser Krankenhäuser), in der er sich kritisch mit den Verhältnissen der Ausstattung, Unterbringung und Behandlung in den Spitälern der französischen Hauptstadt auseinandersetzte. Vorausgegangen waren die bauliche und personelle Umgestaltung des Hôtel-Dieu, eines der wichtigsten Krankenhäuser der Stadt. Mit der Revolution trat Tenon als Deputierter des Konvents in die Politik ein. Dank seiner Denkschrift wurde er Vorsitzender des Ausschusses für öffentliche Sicherheit sowie Vorstand der Kommission für die Pariser Krankenhäuser. In dieser Eigenschaft setzte Tenon 1791 auch die Etablierung einer großen Enquète-Kommission für das Gesundheits-und Krankenhauswesen durch. Unvergessen ist auch Tenons Einsatz für die Pockenimpfung. Da er mit dem blutigen Verlauf der Revolution nicht einverstanden war, verlor er seine politischen Förderer und wurde nicht wiedergewählt. Tenon zog sich nach Massy südlich von Paris zurück und „privatisierte“. Die nach ihm benannte Haltekapsel des Auges hat er erst 1806 beschrieben. Nach Napoleons Niederlage haben russische Marodeure sein Haus bedrängt und geplündert. Der Professor konnte Leib und Leben nur durch die Flucht nach Paris retten. Hier starb Tenon, Mitglied der Ehrenlegion, am 16. Januar 1816 im Alter von 92 Jahren.

„Legende“, „chirurgische Pionierin“, „bedeutende Chirurgin des 20. Jahrhunderts“ – mit diesen und anderen Attributen konnte sich die im Alter von 92 Jahren am 9. Juli 2016 während eines Urlaubsaufenthalts in Zermatt verstorbene US-Amerikanerin **Jessie Lamoin Ternberg** zu recht schmücken. Sie stammte aus einer bäuerlichen Familie, wurde 1924 in Corning/California geboren, wuchs in Fairmont/Minnesota auf, machte 1946 am Grinnel College/Iowa ihren Bachelor und promovierte 1950 mit einem biochemischen Thema an der Universität von Texas. Nach Assistenzen in Boston und St. Louis/Missouri graduierte sie 1953 an der Washington University School of Medicine in St. Louis zum M.D. Am Barnes Hospital in St. Louis erfüllte sie sich ihren langgehegten Wunsch, Chirurgin zu werden, und wurde dann sogar chirurgische Chefärztin, eine der ersten und wenigen damals in den USA. Mit Eintritt in die Chirurgische Universitätsklinik Washington eröffnete sich für Dr. Jessie Ternberg eine beispiellose Karriere zur Spezialisierung und des akademischen Aufstiegs bis zur Professorin und Dekanin der Medizinischen Fakultät. Prof. Jessie Ternberg zählte zu den ersten Chirurginnen in den USA, die minimal-invasiv operierten, und war von 1971 bis 1990 Leiterin des Kinderchirurgischen Departements der Washington-Universität St. Louis. *„Wenn man mit Dr. Ternberg im OP-Saal war, dann war die wichtigste Person im Raum immer der Patient"*, so ihre Kolleginnen und Kollegen. Obwohl unverheiratet und kinderlos, galt ihre besondere Liebe den kranken Kindern. Privat fühlte sie sich im Kreise ihrer Geschwister, Nichten, Neffen und Freude wohl. Prof. Jessie Ternberg erhielt eine Fülle von Ehrungen und Auszeichnungen, national wie international. Schon zu ihren Lebzeiten wurde der „Jessie-L.-Ternberg-Award" ausgelobt.

Versetzen wir uns über 300 Jahre zurück, und zwar in die Niederlande im Zeitalter der medizinischen Aufklärung. Da wurde dem Amsterdamer Chirurgen Isaac Titsingh und seiner Ehefrau Elsje am 14. Januar 1685 der Sohn **Abraham Titsingh** geboren, der wie der Vater und zwei seiner Brüder Chirurg wurde. Die Titsinghs waren ein altes Amsterdamer Patriziergeschlecht und hatten im Rat Sitz und Stimme. Der junge Abraham erhielt naherliegender Weise die ersten Unterweisungen bei seinem Vater. Ob und wo er vielleicht auch eine Universität besucht hat, bleibt offen. Jedenfalls ist er bereits mit 26 Jahren „Meister der Chirurgie" und wird 1730 Overmann (Vorsitzender) der Amsterdamer Chirurgengilde, verewigt auf einem Rembrandt nachempfundenen Gruppenbild. Ein anderes Gemälde zeigt Abraham Titsingh, wie er vor eben dieser Chirurgengilde über Lithotomie doziert. Der Maler ist Jan Mauritius Quinkhard (1688–1772). In den Akten wird Abraham Titsingh als „Wundarzt, Geburtshelfer, Militärchirurg und Venerologe" geführt. Auf letzterem Gebiet muss er sich besondere Verdienste erworben haben, denn häufig wird sein Hauptwerk „Cypria" erwähnt, ein Grundriss der Heilkunde, insbesondere der Syphilis. Auch ein Lehrbuch der Entbindungskunst und anderes hat Titsingh jun. geschrieben. Sicher ist, dass er mit Hermann Boerhaave (1668–1738), Professor der Medizin und Botanik und Begründer des modernen klinischen Unterrichts („bedside teaching"!), befreundet war und diesen mehrfach in Leiden besucht hat. Boerhaave wiederum hat sich bei seinen Amsterdam-Aufenthalten oft im Hause Titsingh aufgehalten. Dort dürfte immer reges Treiben geherrscht haben, denn der Chirurg ist zweimal verheiratet und Vater von neun Kindern gewesen. Ihm war ein für die damalige Zeit ungewöhnlich langes Leben beschieden gewesen; er starb im Alter von 91 Jahren am 9. September 1776 in Amsterdam.

Es gibt mehrere gute Gründe, **Janet Graeme Travell** in diese Erinnerungsblätter aufzunehmen: Ihre Rolle als erste Leibärztin im Weißen Haus zu Washington, ihre über zweijährige Tätigkeit als Chirurgin, ihre Innovationsfreudigkeit im therapeutischen Bereich und last but not least ihr hohes Alter. Die am 17. Dezember 1901 in New York City geborene Arzttochter fühlte sich durch den Beruf des Vaters schon frühzeitig zur Medizin hingezogen, studierte und promovierte an der Universität ihrer Heimatstadt und erhielt hier auch eine vielseitige medizinische Ausbildung. Als junge Doktorin absolvierte Jane Travell eine chirurgische Weiterbildung am New York Hospital und arbeitete als ambulante Chirurgin für die Stadtpolizei von New York. Ihr breites wissenschaftliches Interesse führte sie, die 1929 einen Investmentbanker geheiratet hatte und später zwei Töchter bekam, in die Innere Medizin und Pharmakologie. In letzterem Fach erhielt sie ihre erste Professur, der weitere an unterschiedlichen Hochschulen folgten. Mit John F. Kennedy trat Prof. Travell zum ersten Mal in persönlichen Kontakt, als dieser noch Senator war. Grund war dessen im zweiten Weltkrieg erlittene Wirbelsäulenverletzung mit chronischen Schmerzen, verstärkt durch die Addisonsche Erkrankung. Travell war schon zuvor mit einer

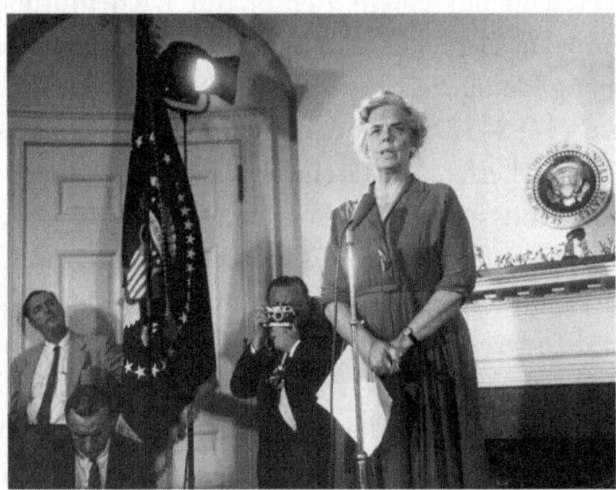

Abb. 55: Janet G. Travell

neuartigen Methode zur Behandlung neuromuskulärer und myofaszialer Schmerzen bekannt geworden: der Trigger-Punkt-Methode. Mit der Infiltration von Lokalanästhetika in die Schmerzzonen hatte sie ungewöhnliche Erfolge (Abb. 55). So folgte sie Kennedy bei Antritt seiner Präsidentschaft 1961 als erste Frau in der Funktion eines „Personal Physician" ins Weiße Haus. Frau Prof. Travell durfte sich auch „erste persönliche orthopädische Chirurgin" (sic!) des Präsidenten nennen. Nach Kennedys Ermordung übernahm dessen Nachfolger Lyndon B. Johnson die Ärztin in sein Team, zumal diese in der Angiologie, Kardiologie und Schmerztherapie gleichermaßen zu Hause war. Was die Trigger-Therapie betrifft, so erschien noch Anfang des 21. Jahrhunderts eine zweibändige neue Auflage in deutscher Sprache („Handbuch der Muskel-Triggerpunkte", zus. m. D. u. L. Simons). Im Alter von 95 Jahren verstarb Janet Travell an Herzversagen in Northampton/Massachusetts. Es war der 1. August 1997.

Nach → Stelzners lesenswerten Erinnerungen hat zwei Jahre später auch **Michael Trede** sein Leben Revue passieren lassen. Der Titel lautet „Der Rückkehrer" in Anspielung auf Emigration und Studium in England und Repatriierung nach Deutschland. Viele Chirurgen veröffentlichen allein oder mit Ghostwritern (wie Sauerbruch) ihre Memoiren, nicht allen ist die schriftstellerische Gabe so zu eigen wie einst Rudolf Nissen mit seinem Buch „Helle Blätter – dunkle Blätter". Trede wird diesem hohen Maßstab gerecht. Er nennt sein Werk im Untertitel „Skizzenbuch eines Chirurgen", weil er in seinem Leben viel gezeichnet und gemalt hat, auch Operationsitus. Als sein Schüler Hans Detlev Saeger 1993 den Dresdner Lehrstuhl übernommen hatte und eine Tagung der Sächsischen Chirurgenvereinigung leitete, lernte der Verfasser Prof. Trede als „echten englischen Gentleman" kennen. Das bewegende Leben dieses Mannes, dargestellt von ihm selbst, offenbart neben dem persönlichen, von weltgeschichtlichen Brüchen beeinflussten Schicksal in gleichem Maße die chirurgische Entwicklung in der zweiten Hälfte des 20. Jahrhunderts. Nach seiner Rückkehr nach Deutschland 1955 wurden zunächst die geteilte Stadt Berlin und Prof. Fritz Linder an der neu gegründeten Freien Universität bestimmend für Trede. Mit der Berliner Chirurgischen Gesellschaft blieb er bis zu seinem Lebensende verbunden, wurde ihr Ehrenmitglied. Mit Linders Herzchirurgie kam

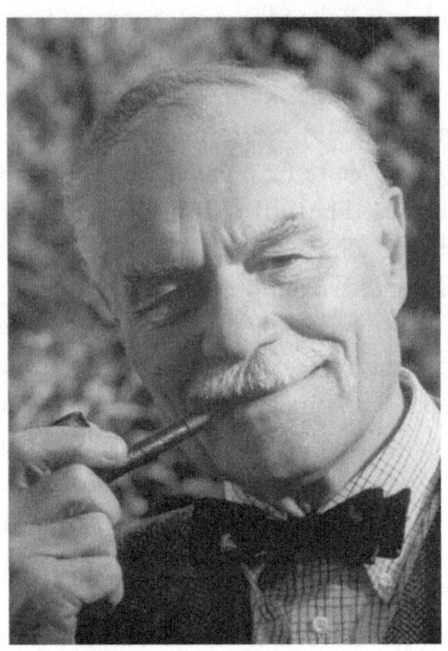

Abb. 56: Michael Trede

Trede in Berlin in enge Berührung und konnte hier seine in Großbritannien gewonnen Erfahrungen aus der Thorax- und Gefäßchirurgie einbringen. Mit Linders Berufung nach Heidelberg wechselte auch Trede dorthin, wo er 1962 habilitierte. Vorausgegangen war ein Forschungsjahr in Los Angeles bei → Longmire. 1972 wurde Trede auf den Lehrstuhl in Mannheim berufen, den er bis zu einem Alter von 70 Jahren innehatte (Abb. 56). Die Deutsche Gesellschaft für Chirurgie wählte ihn 1993/94 zu ihrem Präsidenten, gekrönt von dem 111. Kongress in München. Michael Trede, der Bergsteiger, Violinist, Maler, Mitglied der LEOPOLDINA, Träger des Verdienstordens der Bundesrepublik Deutschland, Dr. h.c. mult. und vielfaches Ehrenmitglied wissenschaftlicher Gesellschaften, starb mit 90 Jahren am 11. Mai 2019 in Mannheim (geboren am 10. Oktober 1928 in Hamburg-Eppendorf). Bis fast zuletzt hat er sich für die Belange der Chirurgie interessiert und am gesellschaftlichen Leben teilgenommen.

Die frühzeitige Beschäftigung mit der Tieranatomie hat ihm später viel genutzt. Der Vater von **Emanuel Trojan** war Ordinarius für Zoologie an der Deutschen Universität in Prag. In der tschechischen Hauptstadt wurde Emanuel Trojan junior am 1. Januar 1919 geboren, maturierte am Deutschen Staatsgymnasium und studierte von 1936 bis 1941 unter nicht einfachen Umständen an der Medizinischen Fakultät der Deutschen Universität zu Prag. Nach Staatsexamen und Promotion wurde Trojan 1941 in die deutsche Wehrmacht eingezogen, der er bis zum Ende des Krieges dienen musste. Als Vertriebenem gelang es ihm, eine Ausbildungsstelle am Wiener Unfallkrankenhaus bei Lorenz Böhler zu erhalten, Facharzt und Oberarzt zu werden. Hospitationen führten Trojan nach Straßburg und Paris. Zehn Jahre lang war er 1. Oberarzt bei dem Böhler-„Enkel" Prof. Otto Russe (1913–1983) im Neubau des berühmten Unfallkrankenhauses Wien XII in Meidling. Seit 1966 habilitiert, leitete er die Unfallstation der I. Chirurgischen Universitätsklinik Wien (Fuchsig), die 1977 den Status einer selbständigen Universitätsklinik mit Lehrkanzel erhielt. 1989 wurde der weltweit anerkannte Unfallchirurg emeritiert. Trojan hat die gesamte Traumatologie praktisch und wissenschaftlich befruchtet, Grundsätze der konservativen und operativen Frakturbehandlung erneuert und viel Handchirurgie betrieben. So ist seine Biographie in dem Buch „Ein Leben für die Handchirurgie" enthalten. All dies wurde anlässlich einer Festveranstaltung zu seinem 100. Geburtstag im Van-Swieten-Saal der Medizinischen Universität Wien im Januar 2019 noch einmal herausgearbeitet und gewürdigt. Emanuel Trojan, u.a. Ehrenmitglied der Deutschen und der Französischen Gesellschaft für Unfallchirurgie, war am 27. November 2011 im Alter von 92 Jahren in Wien gestorben.

Oft sind es Todesanzeigen und Nachrufe, die einen zufällig auf die Spur eines verdienstvollen Chirurgen bzw. einer Chirurgin führen, der oder die ungewöhnlich alt geworden ist. So geschehen bei **Georg Dietrich Tschirdewahn**, geboren am 15. Februar 1921 in Breslau, 90-jährig gestorben am 28. August 2011 in Ankum-Bersenbrück. Er legte in Breslau das Abitur ab, wurde zu einer Studentenkompanie eingezogen, ging seine ersten chirurgischen Schritte als Hilfsarzt an der Front und an der Chirurgischen Universitätsklinik Breslau (Killian). Approbation und Promotion erfolgten 1944 bzw. 1945 in Breslau. Nach Krieg und Gefangenschaft kam Dr. Tschirdewahn über Gelsenkirchen, Bergisch-Gladbach, Hildesheim, Dortmund und Kleve, wo er auch Oberarzt gewesen war, 1963 als chirurgischer Belegarzt an das Marienhospital von Ankum-Bersenbrück in Nordniedersachsen. 1959 hatte er sich in Linz noch einem handchirurgischen Kurs unterzogen. Am Niels-Stensen-Klinikum/Marienhospital in Ankum-Bersenbrück wurde Tschirdewahn 1975 erster chirurgischer Chefarzt. 1986 ging er in den Ruhestand. Zu runden Geburtstagen und in Nachrufen wurde stets seine Fürsorge für die Patienten, sein unermüdliches Engagement für den Klinikverbund und sein hohes Ansehen in der Bevölkerung hervorgehoben. Dass ihm das Bundesverdienstkreuz verliehen wurde, dürfte nicht zuletzt auf seinen Einsatz im DRK-Rettungsdienst des Landekreises Osnabrück zurückzuführen sein, den er mit aufgebaut hatte.[79]

Der St. Petersburger Arzt **Fjodor Grigorjewitsch Uglow**, Mitglied der russischen Akademie der Wissenschaften, feierte am 5. Oktober 2004 seinen 100. Geburtstag und stand zu diesem Zeitpunkt immer noch im

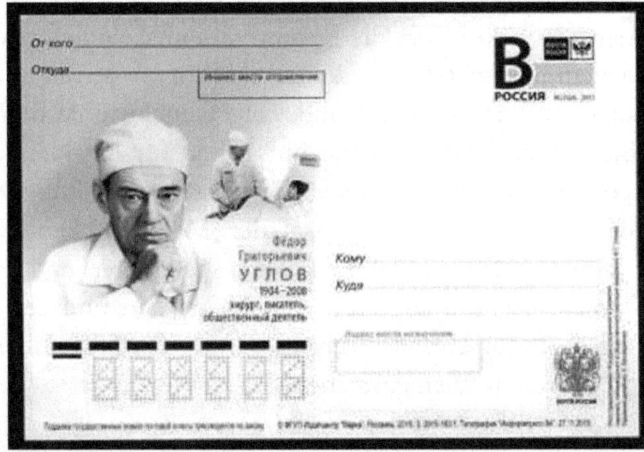

Abb. 57: Fjodor G. Uglow

Operationssaal! Er wurde am 5. Oktober 1904 im Dorf Tschugejewo am Fluss Lena in Sibirien geboren. Trotz der ärmlichen Verhältnisse in einer achtköpfigen Familie gelang es den Eltern, fünf von sechs Kindern auf eine Hochschule zu schicken. Bei Fjodor war das die Medizinische Universität von Irkutsk, die er 1929 abschloss. Seine weitere Ausbildung erhielt Uglow an der Universität von Saratow an der Wolga, um dann entsprechend staatlicher Lenkung Bezirksarzt in einem Dorf an der unteren Wolga und in Abchasien zu werden. Die gewünschte chirurgi-

[79] Chirurgenverzeichnis. Hrsg. v. H. Junghanns. 6. Aufl. Springer-Verlag Berlin-Heidelberg 1980, S. 736–737.

sche Ausbildung erfolgte im Metschnikow-Krankenhaus im damaligen Leningrad. Von 1933 bis 1937 wirkte Uglow als chirurgischer Chefarzt an einem Leningrader Distriktkrankenhaus und besuchte das Graduiertenkolleg des Leningrader Medizinischen Instituts, wo er 1939 promovierte. Im „Großen Vaterländischen Krieg" war Uglow Leitender Chirurg an der finnischen Front. Seit 1949 habilitiert (in der Sowjetunion hieß das „Doktor der medizinischen Wissenschaft" = Dr. sc. med.), wurde er 1950 Professor und Chefarzt an der Pawlow-Klinik der Medizinischen Universität Leningrad (Abb. 57). Uglow, der auch unbeschadet die Mächtigen im Kreml beraten hat, galt als Gesundheitsfanatiker und rief den Mensch zu: *„Hören Sie auf zu saufen und zu rauchen, sonst helfen Ihnen keine anderen Ratschläge!"* Auf seinem chirurgischen Fachgebiet zählte Uglow zu den ersten Herzchirurgen des Landes. Neben Lehrbüchern zur Herz- und Lungenchirurgie schrieb er auch Belletristik wie „Herz des Chirurgen", „Unter dem weißen Mantel", „Ein Mann ist nicht genug für ein Jahrhundert" oder „Schatten auf den Straßen". Erst im Alter von 102 Jahren hat sich Prof. Uglow aus der klinischen Tätigkeit zurückgezogen. Das Leben dieses Ausnahmechirurgen endete am 22. Juni 2008 in St. Petersburg. Diese 104 Jahre böten Stoff für einen abendfüllenden Film.

Für einen Arzt heißt es, „von der Pike auf gedient zu haben", wenn er vor dem Studium Hilfskrankenpfleger gewesen war und sich mit dem Dienst am Kranken vertraut gemacht hatte, bevor er eine Universität bezog. Bei **Reinhold Rudolf Unger** aus Bernburg an der Saale ist dies der Fall gewesen. Am 20. April 1923 hier geboren und zur Schule gegangen, griff sofort nach dem Abitur die Wehrmacht nach dem jungen Mann und schickte ihn zum Afrikakorps, der „Wüstenfuchs" Rommel ließ grüßen! Nach Krieg und Gefangenschaft trat er nun für ein Jahr die oben beschriebene Tätigkeit am Kreiskrankenhaus seiner Heimatstadt an, um anschließend an der Martin-Luther-Universität Halle-Wittenberg zu studieren. Seit 1951 fertiger Doktor der Medizin, absolvierte Unger diverse Pflichtassistenzen an den Uni-Kliniken in Halle und begann 1953 die chirurgische Ausbildung bei Prof. Werner Budde (1886–1960). Unter dessen Nachfolger Franz Mörl (1899–1979) wurde er 1957 Facharzt für Chirurgie, und als Buddes Oberarzt → Hans Joachim Serfling 1958 auf den Greifswalder Lehrstuhl berufen wurde, folgte er diesem als Oberarzt. Er hatte sich schon unter Budde für die

Neurochirurgie interessiert und wurde in diesem Bestreben von Serfling unterstützt, so dass Unger 1961 Facharzt für Neurochirurgie wurde und 1961 eine halbselbständige neurochirurgische Abteilung mit 60 Betten aufbauen konnte. Unger begleitete dann 1958 abermals seinen Chef Serfling, als dieser zum Nachfolger von Willy Felix (1892–1962) an die Charité in Berlin berufen wurde. In der alten Sauerbruch-Klinik nun gelang es ihm, trotz zeitbedingter widriger Umstände eine leistungsfähige Neurochirurgie zu entwickeln, sich 1973 zu habilitieren und 1979 Professor zu werden – erst so spät, weil er nicht der karrierefördernden Staatspartei angehörte. Unger war eher einer der Stillen im Lande und hat sich doch einen Namen in der nationalen und internationalen Fachwelt verschafft. Vielfältig waren seine Arbeitsgebiete: Echoenzephalographie, Mikrochirurgie, Hydrozephalus-Ventilage, Laser-Technik, Kryochirurgie, Palacos-Defektdeckung, Schädel-Hirn-Trauma u.a. Stets ist er

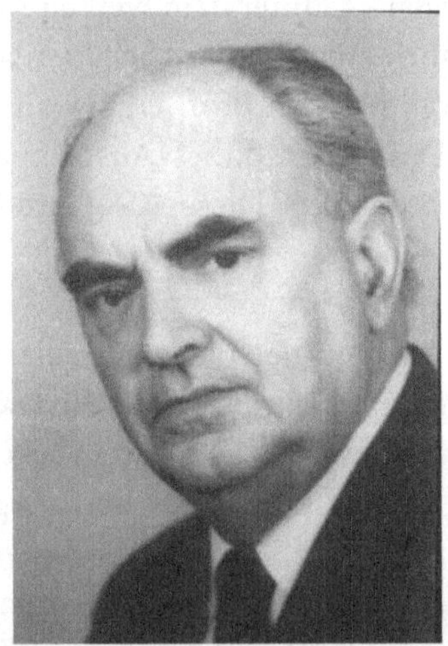

Abb. 58: Reinhold Rudolf Unger

auch Vorkämpfer für die Verselbständigung der Neurochirurgie gewesen. Als ehemaliger Vorsitzender der Gesellschaft für Neurochirurgie der DDR (1981–1987) hat er die Auflösung dieser Gesellschaft und Überleitung ihrer Mitglieder in die gesamtdeutsche Deutsche Gesellschaft für Neurochirurgie 1990 mitgestaltet (Abb. 58). Bitter kam es ihn an, als seine ehemalige Abteilung in der Charité 1995 aufgrund der Neuformierung der Berliner Kliniken geschlossen wurde. Die Neurochirurgie kam zum Virchow-Klinikum. Fast 99-jährig ist Reinhold Rudolf

(„RR“) Unger am 21. Dezember 2021 in Berlin verstorben. Liebenswürdig sei er immer gewesen, habe nie die Kontenance verloren, im Umgang wie im Operieren geradlinig und akkurat, sagen seine Mitarbeiter.[80]

Auch unter dem Namen Hugo von Lucca bekannt, stände er weiter oben im Alphabet. Korrekter ist **Ugo dei Borgognoni**. Nimmt man das nicht endgültig belegte Geburtsjahr 1160, dann gehört dieser Mann selbst bei etwas späterer Geburt zweifellos in die Gruppe der uralten Chirurgen, denn er ist nachweislich erst 1259 in Bologna gestorben. Diese Stadt in der Emilia Romagna muss sein Zentrum gewesen sein, denn dort war er seit 1214 Stadtwundarzt, und von hier aus nahm er am fünften Kreuzzug teil. Anschließend wieder Stadt- und Gerichtsarzt in Bologna, hat Ugo Borgognoni auch Chirurgie an der Universität gelehrt. Die berühmte Bologneser Chirurgenschule geht auf ihn, Roland von Parma, Wilhelm von Saliceto und seinen **Sohn Teodorico dei Borgognoni**, der ebenfalls ein bekannter Chirurg und über 90 Jahre alt geworden ist, zurück. Von Ugo selbst ist nichts Schriftliches überliefert. Sein Sohn jedoch hat die Behandlungsprinzipien seines Vaters aufgezeichnet, aus denen hervorgeht, dass er Schlafschwämme zur Narkose benutzte, mit Weinverbänden die Wundeiterung verhinderte, Quecksilbersalben bei Hauterkrankungen empfahl und sich der Fraktur-und Luxationsbehandlung gewidmet hat. Hochbetagt verbrachte Ugo die Borgognoni seinen Lebensabend bis zum Tode im Dominikanerkonvent seines Sohnes, der auch Bischof war.

Mit der Wahlheimat des Verfassers eng verbunden ist der Name **Günther Vetter**, der am 1. Mai 1920 in Dresden zur Welt kam, in Zittau das Abitur ablegte und in Leipzig studierte – seinem Jahrgang entsprechend in einer Studentenkompanie. Nur allzu oft war er gezwungen, den Hörsaal mit einem der vielen Kriegsschauplätze zu tauschen. Dennoch konnte Vetter bei Kriegsende an der Alma Mater Lipsiensis promovieren und nach kurzer Tätigkeit in einer Allgemeinpraxis 1947 in Dresden die ersehnte chirurgische Ausbildung am Stadtkrankenhaus

80 Synowitz, H.J.: Zum Gedenken an Prof. Dr. med. Reinhold Rudolf Unger. Berliner Ärzt:Innen 2022, Ausgabe 02, S. 33.

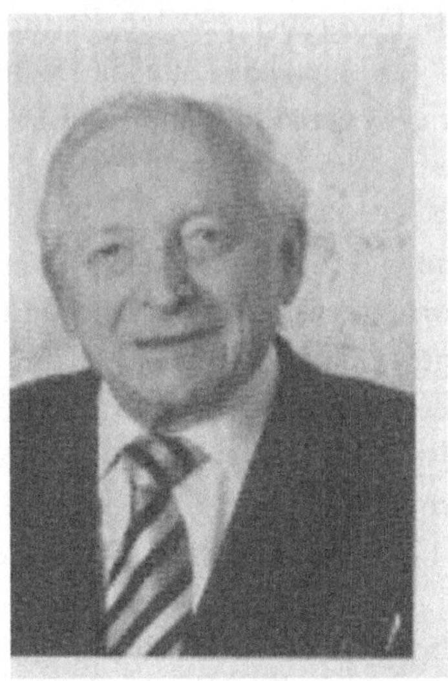

Abb. 59: Günther Vetter

Dresden-Johannstadt, das 1954 zur Medizinischen Akademie „Carl Gustav Carus“ erhoben wurde, beginnen. Sein Lehrer wurde Hans Bernhard Sprung, bei dem er sich 1957 habilitierte und den er als 1. Oberarzt häufig vertreten musste, denn Sprung litt an einer chronisch-progredienten Lebererkrankung. Dozent Vetters verließ 1958 die DDR und ging als Oberarzt an das Bürgerhospital in Frankfurt am Main zu Charlotte Mahler (1894–1973). In deren Nachfolge leitete der Allround-Chirurg, seit 1970 Professor an der Johann-Wolfgang-von-Goethe Universität, die Chirurgische Klinik Bürgerspital von 1965 bis 1985 (Abb. 59). In dieser Zeit entließ er die Kinder- und die Unfallchirurgie in die Selbständigkeit, widmete sich stark der Notfallmedizin, der ärztlichen Fortbildung und Begutachtung. Mit Dresden und den Sprung-Schülern stand Vetter in lebenslangem Kontakt und vermittelte in Wort und Schrift historisch interessierten Kollegen viele persönliche Einblicke in die Nachkriegschirurgie in Dresden und in die Verhältnisse beim Wiederaufbau der zerstörten Johannstädter Klinik. Am 10. Mai 2014 ist Günther Vetter (94) im hessischen Bad Vilbel gestorben.

Während dies geschrieben wird, hat Prof. **Karsten Vilmar** sein 90. Lebensjahr längst vollendet. Der Bremer wurde am 24. April 1930 geboren, legte am Alten Gymnasium der Hansestadt das Abitur ab und studierte ohne Ortswechsel durchgehend in München. Nach Staatsexamen und Promotion kehrte Vilmar in seine Heimatstadt zurück, wo er Pflichtassistenz und Fachausbildung absolvierte und dem Städtischen Krankenhaus St. Jürgen-Straße jahrzehntelang die Treue hielt. Hier erwarb er den Facharzttitel eines Chirurgen und Unfallchirurgen, hier wurde er leitender Oberarzt und hier machte er seine ersten und entscheidenden Schritte in die ärztliche Selbstverwaltung. Als Mitglied der Ärztekammer Bremen wurden die Funktionen, in die er gewählt wurde, immer höhere bis hin zum Präsidenten der Kammer. Auch dem Marburger Bund stand Vilmar über Jahre vor. Die Wahl vom Vizepräsidenten zum Präsidenten der Bundesärztekammer 1978 war so gesehen nur folgerichtig. 21 Jahre führte er diese höchste Vertretung der deutschen Ärzteschaft. 1998 wurde Vilmar zum Honorarprofessor der Justus-von-Liebig-Universität in Gießen ernannt (Abb. 60). Bei seinem Ausscheiden aus dem Amt des Präsidenten der Bundesärztekammer widmete

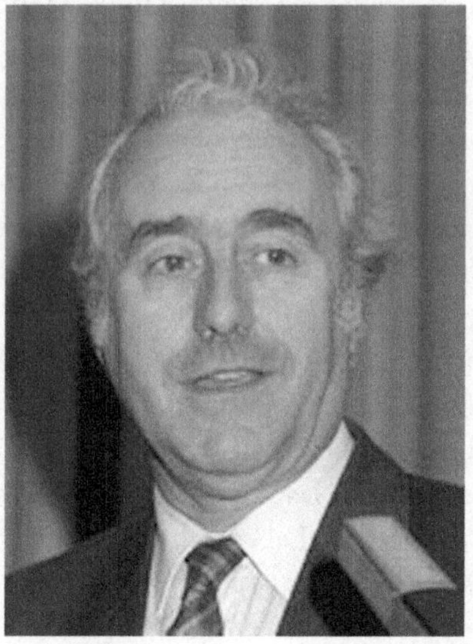

Abb. 60: Karsten Vilmar

ihm das Verbandsorgan eine Laudatio mit der Überschrift „Ein Mann, der sein Ziel nie aus den Augen verliert“. Vilmars Ziel war das Wohl der Patienten u n d des Arztes. Er hat manches Hierarchische im Medizinbetrieb abgemildert und viel für die internationale Zusammenarbeit getan. Die Organtransplantation hatte in ihm einen vehementen Fürsprecher. Reich an Ruhm und Ehrungen, hat ihm seine vielleicht ironisch gemeinte, vielleicht aber auch nur unbedachte Äußerung vom „sozial verträglichen Frühableben" viel Verdruss gebracht. Dieser Ausspruch wurde zum Unwort des Jahres 1998 erklärt. Es ist wohl nicht falsch zu sagen, dass Vilmar trotz grundsolider chirurgischer Ausstattung mehr Standespolitiker denn Chirurg gewesen ist.

„Hart und unerbittlich" sei er gewesen, und doch haben sich seine Assistenten auf Grund seiner chirurgischen Brillanz und seines Charismas ihm gern gefügt: Prof. **Bruno Vogt** aus Zürich. Dort am Limmat wurde er am 4. August 1927 geboren, dort hat er studiert und nach Semestern in Fribourg und Paris noch bei Altmeister Alfred Brunner (1890–1972), dem Sauerbruch-Schüler, seine chirurgische Ausbildung begonnen. „Frei geschwommen" hat er sich dann bei Hans Ulrich Buff (1913–2004) am Bürgerspital in Solothurn, wo er auch Oberarzt wurde. Zurück in der akademischen Arena, habilitierte sich Vogt 1964 bei Åke Senning (1915–2000) in Zürich, lernte die Mayo-Klinik, Harvard und das Massachusetts General Hospital in den USA kennen und stand als künftiger Gefäßchirurg ganz unter dem Einfluss von → M.E. DeBakey. Sein Debüt als Chefarzt der Chirurgischen Klinik in Luzern begann 1966 mit einem Paukenschlag, als er einen vollständig abgetrennten Arm eines 16-Jährigen replantierte. Obwohl Vogts Spezialgebiet die Gefäßchirurgie war, galt er auch als ein Pionier der laparoskopischen Chirurgie. Die Erhaltung des Mutterfaches Chirurgie war ihm Herzenssache, und so operierte er im Bauch ebenso virtuos wie an den Gefäßen. Gab es traumatologische Probleme, hatte Vogt bei Buff gelernt, wie damit umzugehen ist. Ausgleich fand er beim Reiten und Fliegen. Zwar war er bis ins hohe Alter gern gesehener Gast bei Gesprächsforen und Kongressen, doch waren Vogts letzte drei Lebensjahre belastet von Krankheit. Am 31. Oktober 2019 ist er im Alter von 92 Jahren verstorben.[81]

Der „Hellner-Nissen-Vossschulte" war in der vordigitalen Zeit eines der beliebtesten Lehrbücher der Chirurgie in Deutschland. Als das Land noch geteilt war, konnte man das Buch nur im Westen käuflich erwerben, in den Osten gelangte es ab und zu auf verschlungenen, ja manchmal geradezu abenteuerlichen Wegen. **Karl Vossschulte**, auf dem Taufschein gesellte sich noch der zweite Vorname Aloisius hinzu, zählte zu

---

[81] https://saez.ch/article/doi/saez.2020.18536 [24.02.2021].

den Pionieren der Nachkriegs-Thoraxchirurgie in Deutschland. Er wurde am 1. Juni 1907 als Arztsohn im westfälischen Beckum geboren und studierte in Freiburg i.Br., Kiel, München, Wien und Düsseldorf. An der Medizinischen Akademie in Düsseldorf erhielt er auch seine chirurgische Ausbildung und wurde Meisterschüler von Emil Karl Frey. Vossschulte habilitierte 1941 und folgte Frey 1943 an die Münchner Universitätsklinik. Er sah sich immer als „Sauerbruch-Enkel“. 1951 wurde Vossschulte auf das Ordinariat an der Justus-Liebig-Universität Gießen berufen, das er 25 Jahre innehatte. In dieser Zeit verhalf er der Neurochirurgie, der Anästhesie, der Urologie und der Unfallchirurgie zur Selbständigkeit. Er selbst konzentrierte sich auf die Herz- und Lungenchirurgie, war lange Zeit Chefredakteur der Zeitschrift „Thoraxchirurgie und Vaskuläre Chirurgie“, beschäftigte sich aber auch mit der Pankreas- und Pfortaderchirurgie. Über das breite Betätigungsfeld seiner

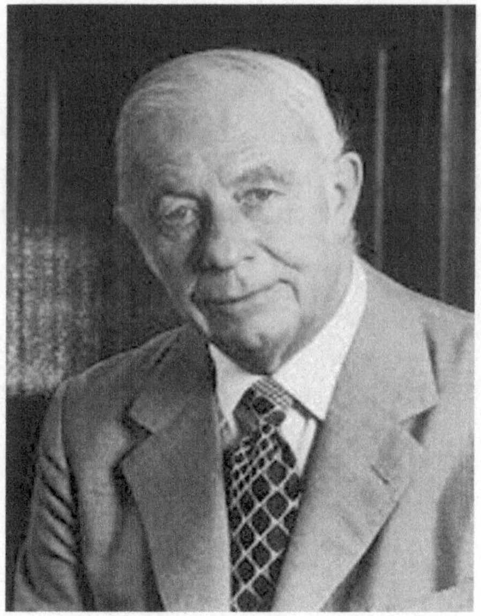

Abb. 61: Karl Vossschulte

Klinik gibt die Festschrift zu seinem 65. Geburtstag Auskunft, die ihm seine Schüler unter dem Titel „Chirurgie historisch gesehen“ gewidmet haben. Den Gipfelpunkt seiner chirurgischen Laufbahn erreichte Vossschulte, dem operativ-technische Brillanz ebenso zu eigen war wie organisatorische Begabung, als er 1968 Präsident der Deutschen Gesellschaft für Chirurgie wurde und 1969 die 86. Tagung der Gesellschaft in München leitete (Abb. 61). Im Festband zum 100. Kongress der Gesellschaft 1983 widmete sich Vossschulte noch einmal seinem Lieblingsthema, der Chirurgie von Brusthöhle, Lunge, Mittelfell etc. Der gläubige Katholik starb kurz vor seinem 94. Geburtstag am 6. April 2001 in Gießen und fand seine letzte Ruhestätte auf dem Mönchsfriedhof des Klosters Arnsberg bei Lich.

„Als ich meinen ältesten Sohn Klaus, der gerade mit dem Studium begann, einmal in München zur Eröffnungssitzung der Deutschen Gesellschaft für Chirurgie mitgenommen hatte, fragte ich ihn, welchen Eindruck die Kongressteilnehmer auf ihn gemacht hätten. Seine Antwort lautete: ‚Gute Köpfe, aber eiskalt und steinhart'".

Soweit eine Passage aus den Lebenserinnerungen des Chirurgen und Nobelpreisträgers Werner Forßmann. Wen könnte wohl Forßmann junior gemeint haben? Aus der ersten Reihe vielleicht K.H. Bauer, R. Zenker, L. Zukschwerdt oder **Werner Wachsmuth**, der Mann, der mit dem Jahrhundert lebte ?! Dieser, als Professorensohn am 29. März 1900

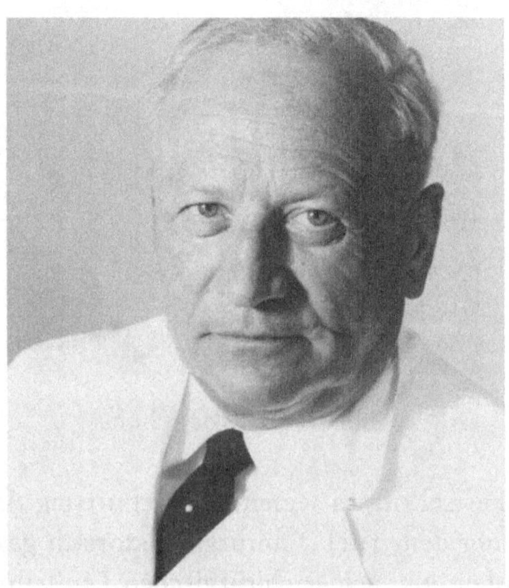

Abb. 62: Werner Wachsmuth

in Rostock geboren, erhielt nach dem Studium an mehreren deutschen Universitäten und der Promotion in Frankfurt am Main seine chirurgische Ausbildung bei Enderlen in Heidelberg und von Redwitz in Bonn, bei dem er 1930 habilitierte. Zu Beginn der „braunen Zeit“ trat Wachsmuth „die Flucht ins Berufsheer“ an, wurde Sanitätsoffizier am Standort München und dort 1936 a.o. Professor der Chirurgie. Im zweiten Weltkrieg sehen wir ihn als Beratenden Chirurgen beim Heeressanitätsinspekteur. Als Chefarzt des Standort- und Speziallazaretts Brüssel rettete Wachsmuth 5000 belgische Geiseln vor der Deportation. Aus britischer Gefangenschaft heimgekehrt, erhielt er 1946 den Ruf auf den verwaisten Würzburger Lehrstuhl, von dem er nach 23 Jahren entpflichtet wurde. Als Allrounder und Vertreter einer „Alles- unter-einem-Dach-Chirurgie“ verselbständigte Wachsmuth dennoch die Anästhesie, die Neurochirurgie und Urologie. Zusammen mit dem Anatomen Titus von Lanz (1897–1967) gab er das Mammutwerk „Praktische Anatomie“ in drei Bänden heraus und setzte sich damit ein wissenschaftlich-literarisches Denkmal. In den letzten Dekaden seines Lebens beschäftigte sich der umfassend gebildete Mann öffentlichkeitswirksam mit ethischen und juristischen Fragen der Chirurgie und erhielt 1978 die Ehrendoktorwürde der juristischen Fakultät der Universität Göttingen. An Wachsmuth war man nicht vorbei gekommen, als es 1966 um die Wahl des Oberhauptes der deutschen Chirurgen ging, und so saß er 1967 auf dem Sessel des Präsidenten der 84. Tagung der Deutschen Gesellschaft für Chirurgie in München (Abb. 62). Mit 90 Jahren ist Wachsmuth am 7. Juni 1990 in Würzburg verstorben. Zu seinem 100. Geburtstag hat sein Schüler und Nachfolger → Kern eine nur im Privatdruck erschienene Erinnerungsbroschüre herausgegeben, in der 16 ehemalige Mitarbeiter zu Wort kommen und Einiges zu dem Menschen Wachsmuth, zu seinem Wissen, seiner Durchsetzungsstärke und seiner Humanität verlauten lassen.

Wenn wir richtig rechnen, ist er 104 Jahre und zwei Monate alt geworden, der amerikanische Chirurg **Ellsworth Wareham**. Er wurde am 3. Oktober 1914 in Texas als Sohn eines Farmers geboren und starb am 15. Dezember 2018 in Loma Linda in Kalifornien. Aufgewachsen ist er in Alberta in Kanada, gehörte den Sieben-Tage-Adventisten an und nahm als Marinearzt am zweiten Weltkrieg teil. Seinen Lebensmittelpunkt hat er an der Universität von Loma Linda im „Blauen Gürtel“ der USA gefunden, ein Gebiet mit besonders vielen langlebigen Menschen. Dort hatte Wareham studiert, dort war er Chirurg geworden und dort hat er bis zum Alter von 74 Jahren operiert. Prof. Wareham zählte zu den bekanntesten Herz- und Thoraxchirurgen seines Landes, war Pionier der offenen Herzchirurgie und der Kinderherzchirurgie. Sein berühmtester Schüler war Leonard Lee Bailey (1942–2019), der 1984 die aufsehenerregende und umstrittene Transplantation eines Pavian-Herzens auf ein menschliches Neugeborenes wagte. Wareham erwies sich neben seinen chirurgischen Meriten als „Hohepriester der Langlebigkeit", trat er doch für ein gesundes Leben ohne Alkohol und Tabak ein und drehte den populärwissenschaftlichen Film „Dr. Ellsworth's Geheimnis ewiger Jugend". Dies bedeutete jedoch nicht, dass er die Herzchirurgie vernachlässigte. So gründete Wareham ein Herzchirurgie-Übersee-Team und half im Vietnamkrieg auf amerikanischer Seite, bis die Vietkong Saigon eingenommen hatten. Auch in Pakistan operierte er und führte den ersten Eingriff mit einer Herz-Lunge-Maschine in diesem Lande durch. Hohe Ehrungen blieben nicht aus, u.a. von den US-Präsidenten Johnson und Nixon sowie aus dem saudi-arabischen Königshaus. Geistig klar war Wareham bis zu seinem Tod. Er hinterließ vier Kinder, darunter drei Ärzte, acht Enkelkinder und sechs Urenkel.

Der Verfasser begegnete **Wilfried Wehner** [nicht zu verwechseln mit dem gleichnamigen Dresdner Professor der Urologie (1937–2021)] zum ersten Mal als Student an der Leipziger Klinik von Uebermuth, wo er abwechselnd mit → Helmut Wolff und anderen Oberärzten Verbandskurse abhielt. Später sah man sich dann noch einmal an Wehners Arbeitsstelle in Karl-Marx-Stadt (Chemnitz) und zuletzt 1992 beim Falk®-Symposium in Basel. Am 20.12.1932 geboren, den Krieg in all seinen Schrecken miterlebend, musikalisch begabt, entschloss sich der Abiturient 1951 zum Medizinstudium in Leipzig. In der Freien Deutschen Jugend (FDJ) engagiert, formulierte der Student 1953 auftragsgemäß den Antrag der Leipziger Studenten, der Leipziger Universität den Namen von Karl Marx zu verleihen. Dreißig Jahre später als arrivierter Professor der Chirurgie gab er der Leipziger Universitäts-Zeitung ein Interview zu Karl Marx und „über die schöpferische Anwendung des Marxismus-Leninismus im sozialistischen Gesundheitswesen der DDR".[82] Bei Uebermuth habilitierte er zur Fettembolie; die Arbeit ist dann auch als Buch erschienen. Als der Magdeburger Lehrstuhl für Chirurgie frei wurde, berief man Wehner 1971 zum Nachfolger von Prof. Werner Lembcke. Es muss ein kurzes Intermezzo gewesen sein, das noch der chirurgiehistorischen Aufarbeitung harrt, denn bereits 1973 sieht man Prof. Wehner als Chefarzt der Unfallchirurgie am Bezirkskrankenhaus Karl-Marx-Stadt (Chemnitz). Ab 1990 widmete er sich der Integrativen Medizin und der Hyperthermie in der gisunt®-Klinik seines Sohnes Prof. Holger Wehner (*1959) in Wilhelmshaven. Im Alter von 88 Jahren zog er sich aus dem Klinikbetrieb zurück, war aber in der „Forschungsfördergesellschaft für Komplementärmedizin" weiter aktiv. Prof. Wilfried Wehner starb einige Monate vor Vollendung seines 90. Geburtstages am 7. April 2022 in Wilhelmshaven. In chirurgischer Erinnerung bleiben vor allem die in vielen Auflagen erschienenen „Grundlagen der Ersten Hilfe" (zus. mit M. Schädlich).

Wo er auftauchte, zog **Siegfried Weller** die Blicke auf sich: große Gestalt, markanter Kopf, weiße Haartolle. Der bekannte Unfallchirurg ist 91 Jahre alt geworden und hatte ein äußerst erfolgreiches Leben hinter sich, als er am 27. August 2019 in Tübingen verstarb. Geboren wurde er am 28. Juli 1928 im schwäbischen Welzheim. Im Rückblick erscheint sein Weg geradlinig und zielstrebig, wenn auch wie in jedem anderen Leben Höhen und Tiefen sich abgewechselt haben dürften. Studienorte waren Würzburg, Innsbruck und Heidelberg. Nach Promotion und Approbation ging Weller für zwei Jahre nach New York City, um sich anschließend der gestrengen Facharztausbildung bei Hermann Krauss an der Freiburger Chirurgischen Universitätsklinik zu unterziehen. Dank seines Fleißes und seiner Neigung wurde Dr. Weller von seinem Chef mit dem Aufbau einer unfallchirurgischen Abteilung betraut, die er ab 1966 selbständig leitete; seine Habilitation war 1962 mit einer Arbeit zur Morphologie und Funktion des Gelenkknorpels erfolgt. 1969 wurde Prof. Weller zum Direktor die Berufsgenossenschaftlichen Unfallklinik in Tübingen berufen, die er während seiner 27-jährigen Tätigkeit zu einer international angesehenen Einrichtung entwickelte, Anziehungspunkt für Hunderte von Hospitanten. Folgerichtig gehörte

---

[82] Universitäts-Zeitung (UZ) der Karl-Marx-Universität Leipzig v. 23.9.1983, Nr. 34, S. 5.

Weller 1970 zu den Gründungsmitgliedern der deutschen Sektion der Arbeitsgemeinschaft für Osteosynthesefragen (AO). 1978 war er Präsident der Deutschen Gesellschaft für Unfallchirurgie, und als er 1982 Präsident der Deutschen Gesellschaft für Chirurgie gewesen war, schickte er einige Kongressberichte, die damals noch im Rahmen von Langenbecks Archiv erschienen und recht voluminös waren, an ostdeutsche Kollegen. Weller war ein unermüdlicher Arbeiter, von dem die Rede ging, dass er seinen Arbeitstag um 5 Uhr in der Früh begann und nicht vor Einbruch der Dunkelheit beendete. Hohe Ehrungen blieben nicht aus, so die Auszeichnung mit dem Bundesverdienstkreuz, die Ehrendoktorwürden der Humboldt-Universität Berlin und der Universität von Madras in Indien sowie die Benennung des 2012 eröffneten Forschungsinstituts der BG-Klinik Tübingen als „Siegfried-Weller-Institut". Am 27. August 2019 ist der Vater von zwei Töchtern im Alter von 91 Jahren in Tübingen verstorben. Sein Leitsatz war: „Wie lange ich lebe, liegt nicht in meiner Macht; dass ich aber, so lange ich lebe, wirklich lebe, das hängt von mir ab" (Seneca).

Dr. med. **Johannes Wilde** kam 1966 als Oberarzt an die Abteilung für Thorax- und Kardiochirurgie zu Eberhard Hasche in Bad Berka und steht bei dieser Niederschrift im 95. Lebensjahr. Der 1927 in Leipzig geborene und heute wieder dort lebende Chirurg wurde noch im letzten Kriegsjahr eingezogen, floh aus der Gefangenschaft und legte 1946 das Abitur ab. Sein Medizinstudium absolvierte Johannes in Leipzig, wo der berühmte Internist und Alternsforscher Max Bürger sein Doktorvater wurde. Da er sich sowohl der Wissenschaft als auch der Chirurgie verpflichtet fühlte, ging er zunächst in die Mikrobiologie zu Prof. Georg Wildführ (1904–1984), den der Autor zu seiner Studienzeit als Dekan erlebte. Anschließend wurde Dr. Wilde Chirurg bei Herbert Uebermuth in Leipzig und Heinrich Kuntzen in Jena, bei dem er sich 1963 habilitierte. Dem Ruf Prof. Hasches zu folgen und an die Zentralklinik auf der Harth in Bad Berka zu kommen, hatte vermutlich auch mit dem Wechsel von Kuntzen auf Becker in Jena zu tun. Hasche hatte ihn für die Forschung vorgesehen und als Oberarzt eingestellt. Wilde kümmerte sich um die fachübergreifende Erforschung des Bronchialkarzinoms in der Zentralklinik sowie später um die finanziellen Mittel für den ersten CO_2-Laser (Knoth). 1987 erschien sein Buch „Bronchialkarzinome" (zus. m. B. Allgayer, R. Berzon u. H. Dürschmied). Doz. Wilde gehörte zu den medizinischen Vertretern beim Rat für Gegenseitige Wirtschaftshilfe, dem östlichen Pendant zur westlichen EWG, und leitete dort die Forschungsgruppe „Bronchial-Karzinom". Nach Hasches Tod führte Wilde die Tierexperimentelle Abteilung außerhalb der Klinik. Die Forschung hat dann ein aufstrebender Tschechoslowake übernommen, der nach der „Wende" bei der Hartmann AG in Heidenheim anheuerte. Wilde war von Prof. Hasche als Sekretär der Sektion Thoraxchirurgie der Gesellschaft für Chirurgie der DDR, deren Vorsitzender Hasche damals war, eingesetzt worden. Bei dem Zwerchfell-Symposium 1969 in Bad Berka hielt er einen Vortrag über die Relaxatio diaphragmatica. Operativ in den Hintergrund tretend, vertrat Wilde als einziger Habilitierter der Klinik den krankheitsbedingt zunehmend verhinderten Chef in administrativen Angelegenheiten und verblieb auch nach dem Ableben von Prof. Hasche an der Klinik, ab 1988 als Chefarzt des Zentrallabors der Zentralklinik. 1992 schied Dozent Wilde altersbedingt aus dem Berufsleben aus. Er lebt gegenwärtig als Pensionär in Leipzig.

Emma K. Willits wurde am 20. September 1869 in Macedon /N.Y. geboren und in einer Quäkerschule streng erzogen. 1892 begab sie sich nach Chicago und trat in das Women's Medical College ein. Nach dem vierjährigen Studium der Medizin erhielt sie 1896 an der nunmehrigen Northwestern University ihr Diplom. Das praktische Jahr leistete MD Emma Willits am Women's Hospital von Chicago ab. Ein Jahr später, 1897, wurde sie Assistenzärztin am Frauen- und Kinderkrankenhaus von San Francisco und spezialisierte sich auf Allgemein- und Kinderchirurgie. Sie soll die dritte Frau in den USA gewesen sein, die Chirurgin wurde, und die erste, die eine chirurgische Klinik leitete, zuerst die für Kinderchirurgie, dann von 1921 bis 1934 als Vorsteherin des Departements für Allgemeine Chirurgie in San Francisco. Emma Willits hatte ihre Kenntnisse an der Mayo-Klinik in Rochester/Minnesota und an den beiden Chirurgischen Universitätskliniken in Wien (v. Eiselsberg, v. Hochenegg) vervollkommnet. Außerdem betrieb sie eine Hausarztpraxis und war konsultierende Chirurgin bis zur Aufgabe ihrer Tätigkeit im Jahre 1941. Willits lebte Jahrzehnte offen mit ihrer Partnerin Elizabeth Ristine zusammen, und zwar in einem noblen Haus in Palo Alto, das ihr der Stararchitekt Lionel H. Pries (1897–1968) gebaut hatte. Frau Dr. Willits erreichte das stolze Alter von 95 Jahren und starb einsam am 9. April 1965 in San Francisco.

Im Sog großer geschichtlicher Ereignisse vollzogen sich Ausbildung und berufliche Tätigkeit bei **Elsa Winokurow** geb. Rammelmeyer, die am 20. April 1883 als Tochter deutscher Eltern in Moskau geboren wurde, dort die Peter-Paul-Mädchenschule besuchte und ein Zusatzexamen als Hauslehrerin ablegte. Gegen den Willen ihrer Eltern setzte sie ihr Medizinstudium durch und pendelte zwischen Moskau, Zürich, Berlin, Bonn und Frankfurt am Main. In Zürich, wo Elsa 1904 das Physikum ablegte, geriet sie in russische revolutionäre Kreise und lernte Leo Trotzki (1897–1940) kennen. 1901 hatte sie den russischen Kommerzienrat Dimitri Winokurow geheiratet. Frau Winokurow schloss 1908 in Moskau ihr Studium ab, promovierte im gleichen Jahr in Bonn, erlangte aber erst 1922 in Frankfurt am Main das deutsche Staatsexamen und die Approbation. Vorausgegangen waren eine chirurgische Ausbildung am Stadtkrankenhaus von Moskau und eine Chefarzttätigkeit in einem chirurgischen Lazarett in Moskau (1914–1917). In dieser Zeit bildete Dr. Winokurow mit zwei weiteren Kolleginnen und Krankenschwestern ein rein weibliches Chirurgenteam und war für insgesamt 4000 Schwerkriegsverletzte verantwortlich. Während der Revolution verstarb Winokurows einzige Tochter an Typhus. Dr. Winokurow ließ sich scheiden, um das Land verlassen und die deutsche Staatsbürgerschaft erhalten zu können. In Deutschland fasste sie am Annastift in Hannover, der zweitgrößten orthopädischen Heilanstalt des Reiches, Fuß und widmete sich der orthopädischen Chirurgie (1925–1930). Sie brachte es bis zur Vertreterin ihres Chefs Prof. Bruno Valentin (1885–1969), der in der Nazizeit als Jude verfolgt wurde und emigrieren musste. Valentin verdanken wir die maßgebliche deutschsprachige „Geschichte der Orthopädie“ (1961ff.). Nach 1930 ließ sich Frau Dr. Winokurow in Hannover und Goslar nieder und vertrat zeitweise den Oberarzt der chirurgischen Abteilung des Städtischen Krankenhauses in Goslar. Sie praktizierte bis zum 78. Lebensjahr und starb fas 100-jährig im März 1983 in Hannover.

Der Lehrstuhlinhaber für Chirurgie an den München vorausgegangenen Universitäten in Ingolstadt und Landshut, **Aloys von Winter**, stammte noch aus dem militär- und wundärztlichen Stand. Am 27. April 1761 in Hügelheim bei Rastatt geboren, hatte er noch die militärchirurgische Schule in Mannheim absolviert, die von 1754 bis 1799 bestand, und dann die Universitäten von Freiburg i.Br., Wien und Ingolstadt besucht, wo er 1791 promovierte. 1798 folgte Winter dem Ruf auf die Lehrkanzel in Ingolstadt und zog mit der Fakultät 1800 nach Landshut um. Aufgrund seiner Aufgaben als Begleitarzt des bayrischen Kronprinzen und späteren Königs Ludwig I. und als Leibchirurg von König Maximilian I. Josef demissionierte Winter 1807. Im gleichen Jahr wurde er geadelt. Später hatte Winter seinen Wirkungskreis als Obermedizinalrat in der obersten bayrischen Gesundheitsverwaltung sowie in eigener Privatpraxis, die dem Vernehmen nach eine Praxis aurea gewesen sein soll. Ein solches Curriculum Revue passierend, kann von einer wissenschaftlichen Bedeutung dieses Mannes keine Rede sein. Prof. von Winter war ein chirurgischer Praktiker auf dem Niveau seiner Zeit und hat lediglich einige Kasuistiken über Aneurysmen und Gelenkerkrankungen veröffentlicht.

Elisabeth Winterhalter wird gelegentlich als „Deutschlands erste Chirurgien“ apostrophiert, obwohl sie streng genommen Gynäkologin war. Aber da in der letzten Hälfte des 19. Jahrhunderts und darüber hinaus beide Fächer noch Hand in Hand gingen, mag das in Ordnung gehen. Elisabeth Hermine Winterhalter wurde am 17. Dezember 1856 als jüngstes von 13 (!) Kindern eines Arztes in München geboren. Ärzte hatte es in der Familie seit Generationen gegeben, ihr als Frau aber wurden alle nur erdenklichen Steine in den Weg gelegt, als sie Medizin studieren wollte. Da half erst einmal die Pädagogik. Nach Volks- und Klosterschule absolvierte Elisabet das Bayerische Lehrerinnenseminar in München und wurde ab 1874 Hilfslehrerin im Künstlerviertel Schwabing, wo sie eine bisher nicht gekannte Freiheit erfuhr. Fast zehn Jahre hat sie dort an einer Grundschule gearbeitet, die Medizin nicht aus dem Blick verlierend. 1884 immatrikulierte die junge Frau in Zürich, da ihr deutsche Universitäten versperrt blieben. Sie legte 1888 das Physikum ab, ging für ein Semester nach Bern und beendete 1889 in Zürich das Studium. In der Stadt am Limmat hat Fräulein Winterhalter 1890 promoviert und dort auch ihre Lebensgefährtin, die Kunstmalerin Ottilie Roederstein (1859–1937) kennen und lieben gelernt (Abb. 63). In Deutschland war es ohne landeseigenes Examen schwierig, eine Arbeit als Ärztin zu finden, ganz und gar als Chirurgin, da konnten auswärtige Zeugnisse so gut sein wie sie wollten. In Paris fand Dr. Winterhalter in Prof. Pierre Constantin Budin (1846–1907) und in München in Prof. Robert Ziegenspeck (1856–1918) verständnisvolle Mentoren, die sie in die Geheimnisse der Gynäkologie und Geburtshilfe einweihten und ihr die technischen Fertigkeiten beibrachten. Als sich Frau Dr. Winterhalter 1891 als Gynäkologin in Frankfurt am Main niederließ, war das streng genommen illegal, wurde aber dank des Schutzes eines ortsansässigen Frauenarztes und eines Chirurgen toleriert; ihnen assistierte Frau Winterhalter auch beim Operieren. Es gilt als gesichert, dass Elisabeth Winterhalter 1895 als erste Frau in Deutschland eine Laparotomie durchgeführt hat.

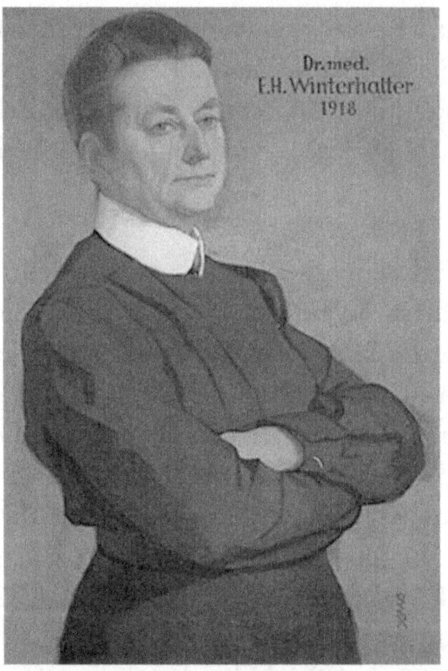

Abb. 63: Elisabeth Winterhalter, gemalt von Ottilie Roederstein

Da ihre Praxis jedoch nicht florierte und sie sich immer schon wissenschaftlich interessierte, arbeitete Dr. Winterhalter am Frankfurter Senckenberg-Institut mit dem Pathologen Carl Weigert (1845–1904) über die Neuroanatomie des Ovars. Dabei entdeckte sie „Ein sympathisches Ganglion im menschlichen Ovarium..." (1896), das als „Winterhalter-Ganglion" seinen Platz in der medizinischen Terminologie fand. Im Alter von 47 Jahren unterzog sich Elisabeth Winterhalter in Heidelberg der ärztlichen Vorprüfung und dem Staatsexamen und erhielt 1904 endlich die deutsche Approbation. Ihre Aktivitäten gingen über das Medizinische hinaus: Frau Dr. Winterhalter zählte zu den Gründerinnen des Vereins „Frauenbildung – Frauenstudium" und einer Frauenpoliklinik in Frankfurt am Main. 1907 verlegten Winterhalter und Roederstein ihren Wohnsitz nach Hofheim im Taunus; die Stadt verlieh 1929 beiden die Ehrenbürgerschaft. Dr. Winterhalter beendete 1951 ihre ärztliche Tätigkeit und erreichte das hohe Alter von 95 Jahren, dabei ihre Lebensgefährtin um 15 Jahre überlebend. Am 12. Februar 1952 ist sie in Hofheim gestorben.

„Ossi, Ossi, wie weit bist Du?“ Auch wenn ihn sein Oberarztkollege Kurt Paschold aus dem benachbarten OP-Saal so kumpelhaft nach dem Fortgang eines chirurgischen Eingriffs fragte, so stellte **Oskar Wolf** eine Ausnahmeerscheinung unter der vielköpfigen Klinikmannschaft der Erfurter Chirurgie dar. Das geschah Jahrzehnte bevor das Wort „Ossi“ eine ganz andere Bedeutung bekommen sollte. Hier handelte sich nur um die volkstümliche Verkürzung des Vornamens. Oskar Wolf, Jahrgang 1927, hatte sich unter drei Chefs im Laufe seiner Karriere nicht geringen Zwängen zu fügen, und er tat das mit Anstand. Auf einem Gruppenfoto aus dem Jahr 1956 steht er noch in der zweiten Reihe. Neben dem Klinikdirektor und Ordinarius Egbert Schwarz (1890–1966) hatten sich schon die Oberärzte und künftigen Professoren Paschold, Rodeck und Usbeck positioniert. Auf jenem zwei Jahre nach der Gründung der Medizinischen Akademie Erfurt gefertigten Lichtbild der chirurgischen Mitarbeiter sind weiterhin die Professoren in spe Reichelt und Dieterich (später erster Ordinarius für Urologie in Leipzig) sowie Dozent Arlt zu erkennen. Wolf war in diesem Kreis einer der Leiseren, er machte seinen Weg, soweit das von außen einzuschätzen war, ohne das allfällige Fingerhakeln mit Kollegen. Er hat diese Klinik, abgesehen von einigen kurzen Hospitationen, nie verlassen, hat immer fleißig und akkurat gearbeitet, habilitiert und sich der Gefäßchirurgie gewidmet. Die längste Zeit seiner Laufbahn, die ihm schließlich die Berufung zum a.o. Professor bescherte, hat er unter dem dominanten Klinikchef Prof. Werner Usbeck (1920–2007) verbracht, was mit Sicherheit nicht einfach war. Doch der vernünftige Umgang zweier erwachsener Männer miteinander machte nicht nur Wolfs langes Verbleiben an der Klinik möglich, sondern auch sein ungestörtes und zunehmend selbständigeres Arbeiten als Abteilungsleiter. Im 91. Lebensjahr ist Prof. Oskar Wolf 2018 in Erfurt gestorben.

Wer sich mit der ostdeutschen Chirurgie der letzten 50 Jahre beschäftigt, der kommt um einen Namen nicht herum: **Helmut Wolff.** Zwar hat er die 90-Jahres-Marke knapp verfehlt, doch verdienen seine Persönlichkeit und seine Leistungen die Erwähnung an dieser Stelle unbedingt. Am Anfang standen Umsiedlung, Flucht und Trennung von den Eltern des am 8. Oktober 1928 in Marikow/Wolhynien, damals Ukrainische Sowjetrepublik, geborenen Bauersohnes. Er gelangte nach Sachsen und besuchte mit 17 Jahren die ABF[83] in Zwickau, wollte ursprünglich Agronom oder Pharmakologe werden, entschied sich aber dann für die Medizin. Wolff engagierte sich in der Antifa-Jugend und trat noch vor dem Studium in die SED ein. Das medizinische Staatsexamen absolvierte er mit „sehr gut" 1956 an der Karl-Marx-Universität Leipzig und promovierte im gleichen Jahr zum Dr. med. Nach einem Jahr in der Physiologischen Chemie bei Erich Strack (1897–1988) fand er in dem Chirurgen Herbert Uebermuth seinen großen Meister und Förderer, der ihn 1964 zur Habilitation führte. Als der Oberarzt und Dozent 1972 zum Ordinarius an die Medizinische Akademie nach Dresden berufen wurde, ging ihm bereits der Ruf eines unermüdlichen Arbeiters und Forschers voraus. Die Lebertransplantationen, bereits in Leipzig begonnen, verließen in Dresden das Stadium des Tierexperiments und waren 1977 gekrönt von der ersten erfolgreichen Transplantation am Menschen in der DDR und im gesamten so genannten Ostblock. Zeitgenossen sehen ihn noch heute „wie einen Berserker" arbeiten und hören seinen Kommandoton durch die Gänge und OP-Säle hallen. Er sei ein wahrlich strenger Herr gewesen, unbequem, konsequent und leidenschaftlich, auf der anderen Seite warmherzig und verständnisvoll seinen Patienten gegenüber, zu denen er sich oft setzte und bei den Gesprächen mit ihnen die Zeit vergaß. In der Berliner Charité, wohin Wolff 1978 als dritter Nachfolger von Sauerbruch berufen worden war, folgten Pankreas-, Nieren-, Herz- und Lungentransplantationen. Immer an seiner Seite: Frau Dr. Karin Wolff, ihres Zeichens Anästhesistin. Wolff setzte den Charité-Neubau durch, war vielleicht „der erste Chirurg der DDR" (auch wenn das andere nicht gern hörten), von 1984 bis 1985 Erster Vorsitzender der Gesellschaft für Chirurgie der DDR mit Ausrichtung des Kongresses im März 1985 in Berlin und Chefredakteur des traditionsreichen

83 Arbeiter-und Bauern-Fakultät = Vorstudienanstalt in der DDR von 1949–1963 zur Vorbereitung auf ein Hochschulstudium.

„Zentralblatt für Chirurgie". Stets galt neben seiner originären chirurgischen Tätigkeit sein Interesse der Traditionspflege in der Chirurgie. Seine Veröffentlichungen erreichten die stattliche Zahl von 364, darunter zahlreiche Monografien und Lehrbücher. 415 mal stand Wolff als Vortragender am Rednerpult. Nach den politischen Umbrüchen von 1989/1990 hatte sich der Charité-Chef einiger persönlicher Angriffe zu

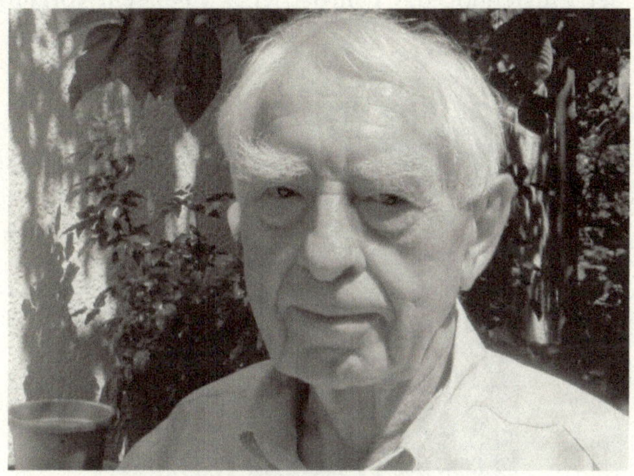

Abb. 64: Helmut Wolff

erwehren und ließ sich 1992 emeritieren. Gleichwohl gilt er als Integrationsfigur der 40 Jahre geteilten deutschen Chirurgie, hat sich um die Wiedervereinigung der gespaltenen Berliner Chirurgischen Gesellschaft verdient gemacht, deren Ehrenmitglied er 2013 wurde, und hat 2002 für sein Lebenswerk den Jubiläumspreis der Deutschen Gesellschaft für Chirurgie erhalten (Abb. 64). Von seinen Aktivitäten bis ins hohe Alter hinein zeugen seine Beratertätigkeiten und die Leitung der „Teupitzer Gespräche" über 20 Jahre hinweg. Nach einem Schlaganfall verstarb Helmut Wolff am 24. Oktober 2017 im BG Unfallkrankenhaus Berlin-Biesdorf.[84]

---

[84] http://de.wikipedia.org/wiki/Helmut_Wolff [05.07.2022]; http://www.saphenion.de/news/nachruf-fuer-unseren-alten-chef: Charité-Chirurg-Prof.Helmut Wolff [18.04.2022]; Nachruf Prof. Dr. Dr. med. h.c. Helmut Wolff v. Prof. Klaus Gellert, Berlin[Manuskr. o.D.].

Es ist äußerst selten, dass sich die Pädiaterin und die Chirurgin in einer Person vereinen wie bei **Ilse Wolfrom** (Abb. 65). Als jüngstes von vier Kindern wurde sie am 17. Dezember 1922 in Vegesack bei Bremen geboren. Nach dem Abitur 1941 wurde Ilse kriegsdienstverpflichtet, u.a. Straßenbahnschaffnerin. Sie arbeitete sie als Hilfspflegerin in Freiburg i.Br. und begann dort das ersehnte Medizinstudium, das mit dem Physikum und der Einstellung des Lehrbetriebes 1944 sein vorläufiges Ende

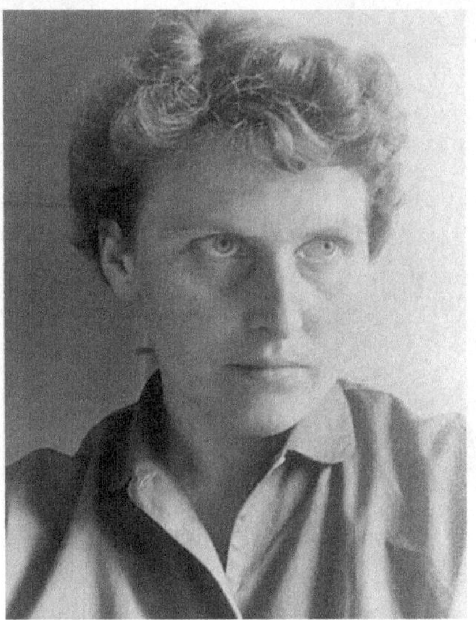

Abb. 65: Ilse Wolfrom

fand. Dem Bombentod in Freiburg knapp entronnen, arbeitete Fräulein cand. med. Wolfrom als Schwesternhelferin in Dresden-Klotzsche, wo sie im Inferno von 1945 unermüdlich tätig war und Tag und Nacht verwundete und verbrannte Menschen versorgte. Auf einem Fußmarsch erreichte sie im April 1945 Freiburg. Da männliche Kriegsheimkehrer beim Studium bevorzugt wurden, konnte Ilse Wolfrom erst nach unbezahlten Famulaturen 1947 in Mainz inskribieren. Es folgten 1949 Staatsexamen und 1950 Approbation. In der Bremer Kinderchirurgie wurde Fritz Rehbein zwar ihr erster Lehrer, doch sahen die Perspektiven trübe aus. Deshalb entschied sich Dr. Wolfrom, nach Schweden zu gehen, lernte die Landessprache und arbeitete sieben Jahre dort, u.a. bei dem Kinderchirurgen Theodor Ehrenpreis in Stockholm. Dieser empfahl ihr eine Hospitation bei der englischen Kinderchirurgin Isabella Forshall in

London. So qualifiziert, erwarb Dr. Wolfrom in Oldenburg die Facharztanerkennung für Pädiatrie, wechselte nach Bad Kreuznach und widmete sich am dortigen Diakonissenkrankenhaus der Chirurgie (seit 1962 Fachärztin) und speziell der Kinderchirurgie (seit 1970 Fachärztin). Sie gründete am Diakonie-Krankenhaus eine kinderchirurgische Abteilung und leitete diese bis zu ihrer Pensionierung 1985. Bei Niederschrift steht die Frau, die aufgrund ihrer Dresdner Kriegerlebnisse zu den SpenderInnen für die Frauenkirche gehört, im 99. Lebensjahr. Durch Überlieferungen in der Familie besitzt sie Kenntnisse über die wahren Verursacher des Reichstagsbrandes am 27. Februar 1933.

Der türkische Arzt **Mahmut Gazi Yasargil** machte in der Schweiz und in Amerika als Neurochirurg Karriere. Am 6. Juli 1925 in Lice geboren, besuchte er das Gymnasium in Ankara, wo der später berühmte türkische Dichter Can Yücel (1926–1999) sein Schulfreund war. Das 1931 an der Universität von Ankara begonnene Medizinstudium setzte Gazi 1944 an der Friedrich-Schiller-Universität in Jena und 1945 in Basel fort (Promotion 1950). Nach Stationen in Interlaken und Basel kam Dr. Yasargil 1953 an die Universität Zürich, der er bis 1993 treu blieb. Hier wurde der Neurochirurg Prof. Hugo Krayenbühl (1902–1985) sein Lehrer und Förderer; ihm durfte er 1973 als Lehrstuhlinhaber in Zürich nachfolgen. Als Gastarzt hatte Yasargil von 1965 bis 1967 an der Universität von Vermont in den USA gewirkt und dort seine Fähigkeiten in der mikrochirurgischen Operationstechnik weiter entwickelt. Die Mikro-Neurochirurgie war es auch, die Prof. Yasargil zu Weltruhm verhalf. Seine Technik wurde immer ausgefeilter, seine Operationsergebnisse besser als anderswo. Tausende von Neurochirurgen aus aller Welt hospitierten bei ihm. Die Operationsschwester Dianne Bader-Gibson wurde seine engste Mitarbeiterin – und Ehefrau! Yasargil eignete nicht nur eine operative, sondern auch eine didaktische Meisterschaft, die ihren Ausdruck in der sechsbändigen „Microneurosurgery“ fand (1984–1996 bei Thieme in Stuttgart). Dutzende von Mitgliedschaften und Ehrungen auf internationaler Ebene waren die Folge. Auch nach seiner Emeritierung 1993 blieb Yasargil „im Geschäft“, nahm einen Ruf an die Universität von Arkansas in Little Rock/USA an und übernahm 2014 – da war er 89 Jahre! – in seiner Heimat in Istanbul noch einmal der Leitung der Neurochirurgie an der Yeditepe Universität. Manche hielten Yasargil zusammen mit Harvey Cushing für den bedeutendsten Neurochirurgen des 20. Jahrhunderts, war er doch schon 1999 von der Internationalen Neurochirurgen-Vereinigung zum „Mann des Jahrhunderts der Neurochirurgie" ausgerufen worden. Nun lebt er behaglich im Lande Tells.

Im Stammbaum von **Christian Erasmus Zöckler** ragt sein Großvater Theodor Zöckler (1867–1949) heraus. Der war evangelischer Theologe in Galizien und Gründer der Zöcklerschen Anstalten, genannt „Bodelschwingh des Ostens". Seinen Spuren folgte der Enkel, der Chirurg wurde, später in vielfacher literarischer Weise, z.B. in „Ein Leben für die Kinder: das Bethel des Ostens", 2005, oder „Theodor Zöckler und die ukrainische protestantische Bewegung", 2019. Erasmus Zöckler wurde am 14. Mai 1925 im pommerschen Bromberg, dem heutigen Bydgoszcz, geboren. 1943 hatte man ihn noch zu den Gebirgsjägern eingezogen und als Feldarzt eingesetzt, ohne dass er ein abgeschlossenes Studium vorweisen konnte, das war der Krieg. Von 1945 bis 1949 befand sich Zöckler in sowjetischer Gefangenschaft. Den Hauptteil seines Studiums und seiner chirurgischen Ausbildung absolvierte Zöckler in Göttingen bei Hans Hellner (1900–1976) und bei dem Herzchirurgen Josef Koncz (1916–1988), dessen Oberarzt er wurde. Auch bei Prof. Helmuth Denck (1927–2001) in Wien-Lainz hat er hospitiert. Als Facharzt für Chirurgie und Herz-, Thorax- und Gefäßchirurgie ging Zöckler 1971 an das sich profilierende Klinikum in Bad Oeyenhausen, wo er bis 1989 Chefarzt des Krankenhaus-Zweckverbandes gewesen ist. Prof. Zöckler ist in Hilfskomitees aktiv gewesen und hat sich um die Patientenaufklärung verdient gemacht: „Und nichts als die Wahrheit", 2002, „Sagen Sie mir die Wahrheit. Mehr Menschlichkeit am Krankenbett", 2013. Nicht zuletzt seinen Erinnerungen „Zur Entscheidung verurteilt. Möglichkeiten und Grenzen ärztlichen Handelns" von 1997 verdankt Erasmus Zöckler unsere Aufmerksamkeit. Soweit bekannt, erfreut er sich bei Manuskriptschluss im Alter von 95 Jahren guter Gesundheit.

Dem Sachsen Prof. Dr. **Martin Zwicker**, geboren am 31. Januar 1920 in Leipzig, war ebenfalls ein langes und erfülltes Leben beschieden. Nach dem Abitur studierte er ein Semester Medizin in Würzburg, wurde in die Uniform der Wehrmacht gesteckt und in den Krieg geschickt. Als Mitglied einer Studentenkompanie durfte er zwischenzeitlich an der Leipziger Universität weiterstudieren und 1944 das Staatsexamen und die Doktorprüfung ablegen, um noch im letzten Kriegsjahr als Truppenarzt an die Front geschickt zu werden, wo er prompt in russische Kriegsgefangenschaft geriet. Nach der Entlassung hatte er das Glück, eine chirurgische Assistentenstelle am renommierten Heinrich-Braun-Krankenhaus in Zwickau unter Kulenkampff zu erhalten. 1949 wechselte Dr. Zwicker an die Charité in Berlin, erlebte dort Sauerbruch in seinen letzten Jahren, wurde bei diesem 1950 noch Facharzt, dann das kurze Intermezzo von → Madlener und schließlich Felix, bei dem er 1953 habilitierte, 1. Oberarzt und 1956 Professor wurde. „Äußere Umstände" veranlassten Prof. Zwicker, noch vor dem Mauerbau die DDR zu verlassen. Neue Heimat wurde Soest, wo er, inzwischen an die Universität Münster umhabilitiert, von 1960 bis 1985 als Chefarzt der Chirurgie und Ärztlicher Direktor des Stadtkrankenhauses wirkte. Prof. Martin Zwicker starb am 9. September 2012 in Soest im Alter von 92 Jahren. Er hat ein umfangreiches Literaturverzeichnis aus dem Spektrum der gesamten Chirurgie und den Anfängen der Anästhesie hinterlassen.

Finis

„Wer lange lebt, hat viel erlebt, hat viel erfahren; ihm ist auch viel widerfahren, in Wechselwirkung von Erbe, Inwelt und Umwelt..." Der dieses so schön formulierte, war selbst ein hundertjähriger Arzt. Geistig präsent bis ante finem: Prof. Hans Eberhard Bock (1903–2004), sein einziger Fehler – er war Internist!

Von vielen der hier vorgestellten Persönlichkeiten wissen wir nicht, wie es um ihre Gesundheit in den letzten Lebensjahren bestellt gewesen ist, ihre Lebensleistung hatten sie schon zuvor vollbracht. Andere wieder bewahrten ihre Lebenskraft bis zum Verlassen dieser Welt. Diese Beispiele belegen, dass Alter nicht zwangsläufig Verfall bedeutet, ohne dass die biologischen Vorgänge in Abrede zu stellen sind. Zählten die tatkräftigen, vom Schicksal der Hinfälligkeit und Senilität verschonten betagten Chirurgen früher zu den Ausnahmeerscheinungen, so häuft sich ihre Zahl, wie gegenwärtig den „Personalia" von Ärzteblättern und Fachorganen zu entnehmen ist. Bei der über Jahrhunderte währenden Dominanz des männlichen Geschlechts in der Chirurgie ist die Anzahl hochbetagter und vitaler Frauen in diesem Beruf bemerkenswert. Sie wurden nicht zuletzt bei den Recherchen für das Buch „Chirurginnen" des Verfassers aufgespürt. Auffallend ist der hohe Anteil von Chirurgen, die am zweiten Weltkrieg teilnehmen mussten. Auffallend sind ferner die Schicksale von Personen als Geächtete und Verfolgte während der Zeit des Nationalsozialismus. Andererseits wurde ein Blick über den deutschen Horizont hinaus zu den Chirurginnen und Chirurgen anderer Länder geworfen und festgestellt, dass im anglo-amerikanischen Schrifttum zahlreiche bedeutende hochbetagte Chirurgen gelistet sind.[85] Um es noch einmal zu sagen: Die bloße Dauer des Lebens kann allein nicht als Leistung genommen werden. Korrelieren jedoch beide, dann

85 https://www.ranker.com/list/notable-surgeon_s/reformed [23.01.2021]

kommen wir zur Biographien wie den vorliegenden. Reife Leistung heißt **reife Lebensleistung!**

„Ich begreife nicht, wie so viele Menschen sich über das Alter beklagen und vor dem Alter fürchten. Ich finde in den Lebenseinschränkungen, die es verlangt, so viel Behagliches, Beruhigendes, Friedliches, dass ich, als geborener Optimist, auch diese Lebenszeit für die beste halte, wie noch jede, die ich früher durchmaß..." Besser könnte ein solches Buch nicht abgeschlossen werden, als mit dieser aus einem Altersbrief entnommenen Feststellung eines Arztes, den wir alle kennen. Es ist Dr. Heinrich Hoffmann (1809–1894), der Verfasser des „Struwwelpeter" und einer der ersten Kinderpsychiater in Deutschland.

Letztlich ist es doch so, wie der alttestamentarische Prophet Joel sagte: *„Alte und Junge haben Träume und Visionen"*, kurz – Alte träumen noch wie Junge!

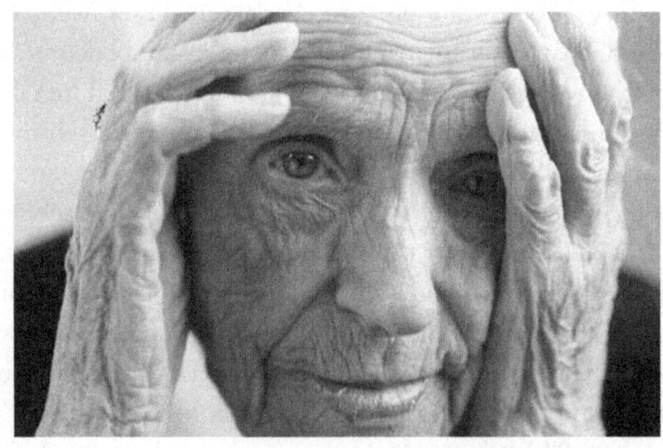

Personenregister

Personen, denen ein eigener Beitrag gewidmet ist, erscheinen im Fettdruck

Auswahlbibliographie

Biographisches Lexikon der hervorragenden Ärzte der letzten fünfzig Jahre. Hrsg. v. I. Fischer. 2 Bde. Berlin-Wien 1932/33. — Biographisches Lexikon der hervorragenden Ärzte der letzten fünfzig Jahre. Hrsg. v. I. Fischer †. Bde. II–IV: Nachträge und Ergänzungen, bearbeitet u. herausgegeben v. P. Voswinckel. Bd. III Aba-Kom. Georg Olms Verlag Hildesheim-Zürich-New York 2002. – Biographische Enzyklopädie deutschsprachiger Mediziner. Hrsg. v. D. v. Engelhardt. 2 Bde. K.G. Saur. München 2002. – Chirurgie im Norden. Zur 200. Tagung der Vereinigung Norddeutscher Chirurgen in Hamburg 2017. Hrsg. v. R. Döhler, H.-J. Schröder u. E.S. Debus. Kaden Verlag. Heidelberg 2017. – Deutsche Gesellschaft für Chirurgie 1933–1945. Rebecca Schwoch: Die Verfolgten. Hrsg. v. H. Bauer, E. Kraas u. H.-U. Steinau. Kaden Verlag. Heidelberg 2019. – Die Medizin in Selbstdarstellungen. Hrsg. v. L.R. Grote. 8 Bde. Felix Meiner Leipzig 1923–1929. – Enzyklopädie Medizingeschichte. Hrsg. v. W.E. Gerabek, B.D. Haage, G. Keil u. W. Wegner. Walter de Gruyter. Berlin-New York 2005. – Getrennte Wege – ungeteilte Chirurgie. Beiträge zur Chirurgie in der DDR. Hrsg. v. S. Kiene, R. Reding u. W. Senst. EDITION SAPIENTA. Ausgburg 2009. – Handbuch der praktischen Geriatrie. Hrsg. v. W. Doberauer, A. Hittmair, R. Nissen u. F.H. Schultz. Enke Stuttgart 1965. – Klimpel, V.: Zugeeignet. Medizinhistorische und andere Erinnerungen aus fünf Jahrzehnten. Kaden Verlag. Heidelberg 2018. – Killian, H.: Meister der Chirurgie und die Chirurgenschulen im gesamten deutschen Sprachraum. 2. Aufl. Georg Thieme Verlag. Stuttgart 1980. – Klassiker der Medizin. Hrsg. v. D. v. Engelhardt u. F. Hartmann. 2 Bde. Verlag C.H. Beck. München 1991. – Klimpel, V.: Chirurginnen. Kaden Verlag. Heidelberg 2020. – Raute, M.: Jude – venia entzogen 1934. Schicksale deutsch-jüdischer Chirurgen nach 1933. Leipziger Universitätsverlag 2014. – Röding, H.: 100 von 1000 Jahren. Hrsg. v. F. Marusch u. H.J.C. Wenisch. Kaden Verlag. Heidelberg 2011. – Sayk, J.: Von den Masurischen Seen über

Königsberg nach Jena und Rostock. Stationen eines Arztes und Forschers. Altstadt Verlag Rostock 1998. – Schmitt, W.: Eilig verschwindet die Zeit. Erinnerungen eines Chirurgen. Reich Verlag Rostock 2003. – Schwokowski, Chr.: Überliefertes, Erlebtes und Erkenntnisse. Reflexionen zur Chirurgie an der Universität Leipzig. Leipziger Universitätsverlag. Leipzig 2015. – Stelzner, F.: Lebenswellen, Lebenswogen eines Chirurgen. Ecomed Landsberg1998. – Trede, M.: Der Rückkehrer. Skizzenbuch eines Chirurgen.[2] ecomed Landsberg 2001. Vasold, M.: Pest, Not und schwere Plagen. Seuchen und Epidemien vom Mittelalter bis heute. C.H. Beck München 1991. – Wiedemann, H.-R.: Altersbriefe bedeutender Menschen in Handschrift und Druck. Hansisches Verlagskontor H. Scheffler. Lübeck 1984. – Wiedemann, H.-R.: Langlebigkeit und geistige Vitalität. Vorbilder aus Vergangenheit und Gegenwart. 2. Aufl. Verlag DrägerDruck. Lübeck 1997. – WIKIPEDIA® – Die freie Enzyklopädie o.J. – Winau, R. u. E. Vaubel: Chirurgen in Berlin. 100 Porträts. De Gruyter. Berlin-New York 1983.

Daneben sei auf die jeweils aktuellen Fußnoten verwiesen.

Außerdem dankt der Verfasser vielen Angehörigen und Weggefährten, die in Interviews und schriftlichen Äußerungen manche Lebensläufe ermöglicht oder ergänzt haben.

Abbildungsnachweis

Titel/Frontispiz: wikipedia; **Abb. 1:** wikipedia; **Abb. 2:** Horst Isermann, Psychische Störungen im Alter. moderne medizin (1978) 6: 396; **Abb. 3:** wikipedia; **Abb. 4:** wikipedia; **Abb. 5:** Verlag Schwabe & Co., Basel; **Abb. 6:** wikipedia; **Abb. 7:** Arch. Verf.; **Abb. 8:** Arch. Verf.; **Abb. 9:** Tadeusz Rolke/Agencja Gazenta; **Abb. 10:** Arch. Verf.; **Abb. 11:** wikipedia; **Abb. 12:** Prof. Rainer Bähr, Karlsruhe; **Abb. 13:** Arch. Verf.; **Abb.14:** Stiftung August Bier für Ökologie und Medizin; **Abb. 15:** Arch. Verf.; **Abb. 16:** https://news.cuanschutz.edu/departemant-of-surgery/bedn-eisemann-med; **Abb. 17:** wikipedia; **Abb. 18:** Arch. Verf.; **Abb. 19:** wikipedia; **Abb. 20:** Arch. Verf.; **Abb. 21:** Deutsche Gesellschaft für Kinderchirurgie; **Abb. 22:** Prof. Frank Marusch, Potsdam; **Abb. 23:** wikpedia; **Abb. 24:** wikipedia; **Abb. 25:** Ernst Kern „Soldat an der Ostfront", mit persönlicher Widmung; **Abb. 26:** Universitätsarchiv Mainz; **Abb. 27:** Arch. Verf.; **Abb. 28:** KAB-Archiv für Geschichte der Deutschen Neurochirurgie, Würzburg; **Abb. 29:** Arch. Verf.; **Abb. 30:** wikipedia; **Abb. 31:** wikipedia; **Abb. 32:** Arch. Verf.; **Abb. 33:** MKG (2000) 4: 351–352; **Abb. 34:** Arch. Verf.; **Abb. 35:** Wikipedia; **Abb. 36:** Arch. Verf.; **Abb. 37:** Arch. Verf.; **Abb. 38:** https://d-nb.info/1013997700/04; **Abb. 39:** Prof. Rainer Bähr, Karlsruhe; **Abb. 40:** neurochirurgie-kassel; **Abb. 41:** Arch. Verf.; **Abb. 42:** Arch. Verf.; **Abb. 43:** Arch. Verf.; **Abb. 44:** Schulthess-Klinik Zürich; **Abb. 45:** Arch. Verf.; **Abb. 46:** Deutsche Gesellschaft für Plastische, Rekonstruktive und Ästhetische Chirurgie e.V.; **Abb. 47:** Lydia Reich, Rostock; **Abb. 48:** wikipedia; **Abb. 49:** Arch. Verf.; **Abb. 50:** Arch. Verf.; **Abb. 51:** Arch. Verf. **Abb. 52:** wikipedia; **Abb. 53:** wikipedia; **Abb. 54:** wikipedia; **Abb. 55:** wikipedia; **Abb. 56:** Verlag Waldkirch, Mannheim; **Abb. 57:** Arch. Verf.; **Abb. 58:** neurochirurgie-karlsruhe; **Abb. 59:** Arch. Verf.; **Abb. 60:** wikipedia; **Abb. 61:** Dustri-Verlag Dr. Karl Feistle; **Abb. 62:** wikiwand; **Abb. 63:** wikipedia; **Abb. 64:** wikipedia; **Abb. 65:** wikipedia